U0319340

健康评估导学与同步训练

主　编　诸葛毅　俎德玲

副主编　胡建伟　李胜琴　潘淑慧　胡　静

编　委　诸葛毅（衢州职业技术学院医学院）
　　　　俎德玲（衢州市中心医院）
　　　　胡建伟（金华职业技术学院医学院）
　　　　李胜琴（衢州职业技术学院医学院）
　　　　潘淑慧（浙江医学高等专科学校护理系）
　　　　胡　静（金华职业技术学院医学院）
　　　　吴忠勤（衢州职业技术学院医学院）
　　　　魏自太（衢州职业技术学院医学院）
　　　　范晓江（衢州职业技术学院医学院）
　　　　凌杨青（浙江省海宁卫生学校）
　　　　齐向红（衢州市中心医院护理部）
　　　　朱希松（衢州市中心医院放射科）
　　　　陈芳建（衢州市中心医院检验科）
　　　　郑和豪（衢州市中心医院心电图室）
　　　　徐淑芬（衢州市中心医院）
　　　　郑迎夏（衢州市中心医院）

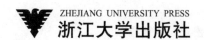

ZHEJIANG UNIVERSITY PRESS
浙江大学出版社

图书在版编目(CIP)数据

　健康评估导学与同步训练/诸葛毅,俎德玲主编.
—杭州:浙江大学出版社,2016.2
　ISBN 978-7-308-15510-6

　Ⅰ.①健…　Ⅱ.①诸…②俎…　Ⅲ.①健康-评估-
高等职业教育-教学参考资料　Ⅳ.①R471

　中国版本图书馆 CIP 数据核字(2016)第 001992 号

健康评估导学与同步训练

诸葛毅　俎德玲　主编

策划编辑	张　鸽(zgzup@zju.edu.cn)
责任编辑	冯其华(zupfqh@zju.edu.cn)
责任校对	张凌静　林允照
封面设计	续设计
出版发行	浙江大学出版社
	(杭州市天目山路148号　邮政编码310007)
	(网址:http://www.zjupress.com)
排　　版	杭州星云光电图文制作有限公司
印　　刷	富阳市育才印刷有限公司
开　　本	787mm×1092mm　1/16
印　　张	14
字　　数	340 千
版 印 次	2016 年 2 月第 1 版　2016 年 2 月第 1 次印刷
书　　号	ISBN 978-7-308-15510-6
定　　价	32.00 元

前　言

健康评估是现代护理学的主干课程,在护理专业基础课程和临床专科护理课程之间起着衔接作用,又是学习临床护理相关课程的重要基础。《健康评估导学与同步训练》作为健康评估课程的配套教材,其内容的选择不仅符合高职高专护理专业教材的思想性、科学性、先进性、启发性、适用性的要求,同时还兼顾护士执业考试的相关内容。《健康评估导学与同步训练》突出了护理工作的特色,体现护理专业健康评估所需的基本理论、基本知识和基本技能,内容包括健康评估方法学习指导、身体评估学习指导、常见症状评估临床思维指导、常用实验检查临床思维指导、影像学检查临床思维指导、心电图检查学习指导、社会与心理评估临床思维指导、护理诊断与评判思维实践指导、健康评估记录实践指导、常见疾病健康评估的临床思维指导、护理评估记录范例、综合练习、健康评估课程整体设计。

遵循高职护理教育的培养目标,以人的健康为中心,以护理工作任务为导向,以护理程序为框架,以整体护理思想为主线,以护理教育质量为核心,将学习过程、工作过程与学生的能力和个性发展有机地联系起来,《健康评估导学与同步训练》能够帮助学生在学习健康评估课程的同时,获得护理专业迫切需要的职业基本能力,掌握从生理、心理、社会等多个层面对患者进行健康评估的技能,为日后临床护理课程的学习及毕业后走上护理工作岗位打下基础。

本书编者主要来自浙江省各大专科院校和三级甲等医院,他们中有护理学专业和临床医学专业的教授、主任护师、主任医师和中青年骨干,教学经验和临床经验丰富。相信本书能帮助读者储备所需知识,并提供学习上的帮助。本教材在编写过程中,得到了各编写单位的大力支持,在此表示感谢。

本教材不仅可作为高职高专院校护理专业与助产专业学生的教科书,还可供护理专业教师及广大护理人员学习和参考。

全体编者齐心协力,为本教材的编写付出了辛勤的劳动,但限于学识、能力和时间,书中难免存在不足之处,欢迎读者批评指正。

编　者
2015 年 9 月

目　录

第一章　健康评估方法学习指导

【教学内容】

1. 收集健康资料的方法。
2. 身体评估的基本方法。

【教学重点与难点】

1. 教学重点：主观性资料、客观性资料、症状、体征的概念；收集健康资料的会谈技巧；身体评估的基本方法。
2. 教学难点：收集健康资料的会谈技巧。

【教学基本要求】

1. 了解功能性形态异常的变化。
2. 熟悉功能性健康形态的分类。
3. 熟悉会谈的注意事项和非语言性沟通的技巧。
4. 掌握收集健康资料的会谈技巧。
5. 掌握健康史的内容。
6. 掌握身体评估的基本方法：视诊、触诊、叩诊、听诊、嗅诊。
7. 掌握主观性资料、客观性资料、症状、体征的概念。

【知识要点】

一、基本概念

1. 主观性资料
2. 客观性资料
3. 主诉
4. 系统回顾
5. 护理诊断
6. 健康史
7. 现病史
8. 问诊
9. 症状
10. 体征

11.视诊

12.触诊

13.叩诊

14.听诊

15.嗅诊

二、思考提示

1.简述现病史所包括的内容。

2.简述护理诊断的步骤。

3.简述问诊的重要性。

4.简述触诊的注意事项。

5.简述听诊的注意事项。

6.简述叩诊的注意事项。

7.简述视诊的注意事项。

8.简述嗅诊的注意事项。

【知识链接】

一、基本概念

1.主观性资料:指通过与被评估者会谈所获得的资料,包括被评估者的主诉、亲属的代诉及经提问而获得的有关被评估者健康状况的描述。

2.客观性资料:指通过视诊、触诊、叩诊、听诊或器械检查等所获得的有关被评估者健康状况的资料。

3.主诉:是被评估者感觉最主要、最明显的症状或体征及其性质和持续时间。

4.系统回顾:是指通过询问被评估者各系统或各项健康功能形态、相关症状的有无及其特点,全面、系统地评估被评估者以往发生的健康问题及其与本次健康问题的关系。

5.护理诊断:是关于个人、家庭、社区对现存的或潜在的健康问题或生命过程的反应的一种临床判断,其是护理人员为达到预期治疗结果而选择相关护理措施的基础。

6.健康史:是关于被评估者目前及既往的健康状况、影响健康状况的有关因素及对自身健康状况的认识与反应等主观性资料和客观性资料。

7.现病史:指围绕被评估者主诉详细描述被评估者自患病以来疾病的发生、发展、诊疗、护理的全过程,是健康史的主体部分。

8.问诊:指护理人员通过与被评估者及有关人员的交谈、询问,以获取被评估者所患疾病的发生和发展情况、诊治经过、既往身心健康状况等健康史的过程。

9.症状:是被评估者患病后对机体功能异常的主观感觉或自身体验。

10.体征:是被评估者患病后机体的体表或内部结构发生的可以观察到或感触到的改变,如肝大、心脏杂音等。

11.视诊:是评估者以视觉来观察被评估者全身或局部状态的一种评估方法。

12.触诊:是评估者通过手与被评估者体表局部接触后的感觉或被评估者通过自我触摸的方式发现自身某部位有无异常的一种评估方法。

13. 叩诊:是评估者用手指叩击被评估者某部位的表面,使之震动而产生声响,并根据震动和声响的特点来判断被评估部位的脏器状态有无异常的一种评估方法。

14. 听诊:是指评估者利用听觉听取被评估者身体各部位发出的声音而判断被评估部位的脏器正常与否的一种诊断方法。

15. 嗅诊:是指评估者利用嗅觉辨别被评估者呼出的或其身上散发出的气味的一种检查方法。

二、思考提示

1. 现病史的内容:①患病时间与起病情况;②主要症状发生和发展情况;③有无伴随症状及伴随症状的描述;④诊治经过;⑤一般情况;⑥健康问题对患者的影响。

2. 护理诊断的步骤:①收集资料;②整理资料,包括资料的分类及核实;③分析资料,包括找出异常或相关因素/危险因素;④选择护理诊断。

3. 问诊的重要性:①是获得诊断依据的重要手段;②是了解病情的主要方法;③为进一步检查提供线索。

4. 触诊的注意事项:①触诊前应向患者解释检查的目的和需要配合的事项,检查时手应保持温暖,动作轻柔,避免引起患者精神和肌肉紧张,致使其不能很好地配合而影响检查效果。②触诊时,检查者与患者都应采取适宜的体位,这样才能获得满意的检查效果。一般情况下,检查者应站在患者的右侧,面向患者,以便随时观察患者的面部表情;患者取仰卧位,双手自然置于身体两侧,双腿稍屈,腹肌尽可能放松,如检查肝、脾、肾时也可嘱患者取侧卧位。③做下腹部触诊时,可根据需要嘱患者排尽大小便,以免将充盈的膀胱误认为腹腔包块而影响诊断。④触诊时要手脑并用,结合病变的解剖部位和毗邻关系,边触摸边思考,反复斟酌,以判断病变的性质和来源。

5. 听诊的注意事项:①听诊时,环境要安静、温暖、避风。寒冷会引起患者肌束颤动,出现附加音,影响听诊效果。②检查时应根据病情嘱患者采取适当的体位,对衰弱不能起床的患者,为减少患者翻身的痛苦,使用膜型听诊器为佳。③听诊前应注意听诊器耳件的方向是否正确,管腔是否通畅;听诊器的体件要紧贴于被检查部位,避免与皮肤摩擦而产生附加音。④听诊时注意力要集中,听诊心脏时要摒除呼吸音的干扰,听诊肺部也要排除心音的干扰。

6. 叩诊的注意事项:①叩诊时,环境应安静,以免影响叩诊音的判断。检查时应吩咐患者充分暴露被检部位,放松肌肉。②叩诊时应注意对称部位的比较与鉴别。③叩诊时不仅要注意叩诊音的变化,还要注意不同病灶的震动感差异,两者应相互配合。④叩击动作要灵活、短促而富有弹性。叩击后右手应立即抬起,以免影响叩诊音的振幅与频率。一个部位每次只需连续叩击2~3下,如未能获得明确声响,可再连续叩击2~3下。⑤叩击力量要均匀适中,使产生的声响一致,才能正确判断叩诊音的变化。叩击力量的轻重应视不同的检查部位和病变组织的性质、范围大小或位置深浅等具体情况而定。

7. 视诊的注意事项:①视诊应在充足的自然光线下进行,被观察的部位要充分暴露。通常灯光下难以辨别出轻微的皮肤黄染、发绀、皮疹及出血点等。②搏动或肿块的轮廓常需在侧面光线下才能观察清楚。③检查深暗部位(如咽部、耳道、鼻腔等)需借助深部照明工具,如手电筒、额镜等。对于特殊部位(如鼓膜、眼底等)则需用某些仪器(如耳镜、眼底镜等)帮助检查。

8.嗅诊的注意事项:①嗅诊时,评估者应位于被评估者侧面,并用手将被评估者呼气扇向自己鼻部,然后仔细判断气味的性质。②嗅诊时应排除外界或被评估者由外界沾染来的气味的影响。

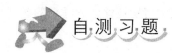 自测习题

一、单项选择题

1.收集资料最重要的方式是　　　　　　　　　　　　　　　　　　　　　　　　（　　）

　　A.查阅记录　　　　　　　　B.护理体检　　　　　　　　C.观察

　　D.交谈　　　　　　　　　　E.获得门诊资料

2.主观性资料是指　　　　　　　　　　　　　　　　　　　　　　　　　　　　（　　）

　　A.被评估者的诉说　　　　　B.医生的判断　　　　　　　C.护士的主观判断

　　D.陪伴者的诉说　　　　　　E.家人的诉说

3.最准确、最可靠的健康资料来源于　　　　　　　　　　　　　　　　　　　　（　　）

　　A.患者　　　　B.医生　　　　C.护士　　　　D.陪伴者　　　　E.病友

4.会谈时,最先向被评估者　　　　　　　　　　　　　　　　　　　　　　　　（　　）

　　A.做自我介绍　　　　　　　B.做开放性提问　　　　　　C.承诺

　　D.表示同情　　　　　　　　E.做身体评估

5.可使用医学术语的是　　　　　　　　　　　　　　　　　　　　　　　　　　（　　）

　　A.客观性资料记录　　　　　B.主观性资料记录　　　　　C.询问患者家属时

　　D.与患者交谈时　　　　　　E.以上均可

6.下列属于现病史的内容是　　　　　　　　　　　　　　　　　　　　　　　　（　　）

　　A.青霉素过敏史　　　　　　B.病后检查及治疗情况　　　C.过去手术、外伤情况

　　D.婚姻、生育情况　　　　　E.家庭遗传病情况

7.下列哪一项不是护理诊断的类型　　　　　　　　　　　　　　　　　　　　　（　　）

　　A.现存的护理诊断　　　　　　　　　　　B.有危险的护理诊断

　　C.健康的护理诊断　　　　　　　　　　　D.潜在并发症:心排血量减少

　　E.有皮肤完整性受损的危险

8.患者刘某入院后,责任护士对其进行健康评估,以下资料收集方法不妥的是　　（　　）

　　A.通过与家属交谈获得患者某些信息

　　B.通过观察患者的非语言行为了解客观性资料

　　C.通过与患者交谈获得其健康资料

　　D.通过医生病历获得可靠的体格检查资料

　　E.通过借助简单的辅助工具对患者进行细致的观察和系统的检查

9.患者,男性,45岁,因患消化性溃疡住院治疗。下列主诉书写最为规范的是　　（　　）

　　A.腹痛伴食欲减退、乏力 2d

　　B.节律性上腹部疼痛,伴反酸 3 个月,黑便 2d

C. 腹痛伴低热 2d

D. 右下腹疼痛伴呕吐 3 次

E. 黑便 2d

10. 下列关于主诉的描述中,错误的是 （　　）

    A. 患者最主要、最痛苦的感受　　　　　　　B. 患者最明显的症状或体征

    C. 医护人员对患者的诊断用语　　　　　　　D. 患者本次就诊的原因

    E. 患者检查的阳性结果

11. 护理对象最重要的主观性资料是 （　　）

    A. 症状　　　　B. 实验室检查　　C. 超声检查　　　D. 身体评估　　　E. 护理病历

12. 下列关于听诊方法的叙述中,正确的是 （　　）

    A. 听诊器膜型体件适用于听取低调声音

    B. 听诊器钟型体件适用于听取高调声音

    C. 直接听诊法因不需要听诊器可广泛使用

    D. 听诊器的使用是诊断腹部病变的重要手段

    E. 间接听诊法可对器官运动的声音起到放大作用

13. 以下哪一项是采集病史的重要手段 （　　）

    A. 问诊　　　　　　　　B. 实验室检查　　　　　　　C. 阅读护理记录

    D. 体格检查　　　　　　E. 以上都不是

14. 下列属于主观性资料的是 （　　）

    A. 面色发绀　　B. 腹部胀痛　　C. 体温 38℃　　D. 心动过速　　E. 呼吸困难

15. 主诉内容描述不正确的是 （　　）

    A. 反复左上腹钝痛 1 年　　　　　　　　　B. 发现锁骨上肿块 3 个月

    C. 进行性吞咽困难 2 个月　　　　　　　　D. 劳累后心悸 2 年加重伴下肢水肿

    E. 不规则发热 1 个月

16. 此次患病之前发生的有关健康问题的资料属于 （　　）

    A. 主观性资料　　　　　　B. 客观性资料　　　　　　C. 既往资料

    D. 目前资料　　　　　　　E. 基本资料

17. 下列有关护理诊断原因的陈述中,恰当的是 （　　）

    A. 有皮肤完整性受损的危险:与护士不及时给患者翻身有关

    B. 知识缺乏:与缺乏相关信息来源有关

    C. 有受伤的危险:与护士未加床档有关

    D. 社交障碍:与患者缺乏道德有关

    E. 以上均正确

18. 下列关于问诊的叙述中,错误的是 （　　）

    A. 问诊是采集健康史的重要手段

    B. 问诊一般从主诉开始,有目的、有序地进行

    C. 问诊要全面,对重症患者更应详细询问后再处理

    D. 问诊中应注意与患者的非语言性沟通

E. 问诊时应避免使用医学术语

19. 为了保证问诊结果的有效性,问诊过程中不应该采取以下哪一种方式 （　　）

    A. 澄清相关内容 　　　　　　　　　　　　B. 复述患者的内容

    C. 对患者相关问题进行解析 　　　　　　　D. 对患者的主诉马上提出疑问

    E. 可以以恰当的方式打断患者的叙述

20. 以下哪一项是生理情况下不会出现的叩诊音 （　　）

    A. 鼓音　　　　B. 清音　　　　C. 实音　　　　D. 浊音　　　　E. 过清音

21. 用于检查胆囊压痛点的方法是 （　　）

    A. 滑动触诊法　　　　　B. 双手触诊法　　　　　C. 深压触诊法

    D. 冲击触诊法　　　　　E. 浅部触诊法

22. 正常肺部的叩诊音是 （　　）

    A. 清音　　　　B. 浊音　　　　C. 实音　　　　D. 鼓音　　　　E. 过清音

23. 有机磷农药中毒患者呼气时气味可呈现 （　　）

    A. 尿臭味　　　B. 恶臭味　　　C. 腥味　　　D. 酒味　　　E. 蒜味

24. 叩诊呈现过清音,提示 （　　）

    A. 肺结核　　　B. 肺炎　　　C. 肺气肿　　　D. 胸腔积液　　　E. 心包积液

25. 叩击左下胸的胃泡区及腹部时产生的叩诊音是 （　　）

    A. 鼓音　　　　B. 清音　　　　C. 实音　　　　D. 浊音　　　　E. 过清音

二、多项选择题

1. 正常人胸部的叩诊音有 （　　）

    A. 清音　　　　B. 浊音　　　　C. 实音　　　　D. 鼓音　　　　E. 过清音

2. 收集现病史内容的要点是 （　　）

    A. 起病情况及患病时间　　　　B. 主要症状及特点　　　　C. 病因与诱因

    D. 病情的发展演变及伴随症状　　E. 诊断、治疗及护理经过

3. 与老年患者交谈时,正确的做法是 （　　）

    A. 帮助其采取舒适的体位　　　B. 减慢语速　　　　C. 提高音量

    D. 缩短交谈距离　　　　　　　E. 情绪激动时给予抚慰

4. 下列有关主诉的描述中,正确的是 （　　）

    A. 发热、咳嗽 3d 　　　　　　　　　　B. 发现右颈部肿块 1 月余

    C. 上腹部闷胀、隐痛伴反酸、嗳气 3 年 　　D. 反复腹痛 4 年,黑便 2 次

    E. 劳累性呼吸困难 3 年,加重 5d

5. 以下属于既往史内容的是 （　　）

    A. 既往健康状况　　　　　B. 过敏史　　　　C. 烟酒嗜好

    D. 疫区接触情况　　　　　E. 曾患疾病的时间及诊治情况

6. 下列内容属于思维能力评估的是 （　　）

    A. 判断力　　　B. 定向力　　　C. 嗅觉能力　　　D. 记忆力　　　E. 语言能力

（诸葛毅）

第二章 身体评估学习指导

【教学内容】

1. 一般状态评估。
2. 皮肤、淋巴结评估。
3. 头、颈部评估。
4. 胸部评估。
5. 血管评估。
6. 腹部评估。
7. 脊柱和四肢评估。
8. 肛门、直肠和生殖器评估。
9. 神经系统评估。

【教学重点与难点】

1. 重点：一般状态评估的方法；生命体征、皮肤评估的内容；肺部评估的内容及视诊、触诊、叩诊、听诊方法的正确运用；心脏评估的内容及视诊、触诊、叩诊、听诊方法的正确运用；血管评估的内容及方法，常见的异常脉搏，周围血管体征。

2. 难点：肺部评估的方法；心脏评估的方法；血管评估的内容及方法；腹部评估的触诊方法。

【教学基本要求】

1. 掌握一般状态评估的内容和方法，以及生命体征、发育与体型、面容与表情、体位、步态。掌握皮肤评估的内容，浅表淋巴结评估的顺序及淋巴结肿大的临床意义。掌握胸部的骨性标志及体表分区；正常及异常胸廓；乳房触诊；肺部评估的内容及视诊、触诊、叩诊、听诊方法的正确运用；心脏评估的内容及视诊、触诊、叩诊、听诊方法的正确运用。掌握血管评估的内容和方法，以及常见异常脉搏和周围血管体征。掌握腹部的体表标志及分区，腹部评估的主要内容及视诊、触诊、叩诊、听诊方法的正确运用。

2. 熟悉头颈部评估的内容及方法，以及颈部血管、甲状腺、气管的评估。熟悉脊柱评估的内容和方法，四肢关节及运动功能。熟悉肛门、直肠评估的内容和方法。

3. 了解颅神经检查、神经反射评估的内容和方法。

实践一　一般状态检查、皮肤、浅表淋巴结评估

【知识要点】

一、基本概念

1. 自主体位

2. 被动体位

3. 强迫体位

4. 蹒跚步态

5. 慌张步态

6. 二尖瓣面容

7. 蜘蛛痣

8. 满月面容

9. 生命体征

10. 肥胖

11. 斑疹

12. 丘疹

13. 斑丘疹

14. 玫瑰疹

15. 荨麻疹

16. 瘀点

17. 紫癜

18. 瘀斑

19. 血肿

20. 肝掌

21. 水肿

22. 魏尔啸淋巴结（Virchow 淋巴结）

23. 体型

24. 间歇性跛行

25. 压疮

二、思考提示

1. 简述水肿如何分度。

2. 简述浅表淋巴结的检查顺序。

3. 试述淋巴结肿大的临床意义。

4. 试述常见的异常营养状态及其临床意义。

5. 试述意识障碍的临床表现。

6. 一般检查包括哪些项目？

7.判断年龄的依据有哪些?

8.简述测量血压的方法。

9.简述正常成人的血压参考值。

10.简述成人体型分型及其特点。

11.简述急性病容、慢性病容的特点,并举例说明其常见疾病。

12.简述甲状腺功能亢进面容与黏液性水肿面容的特点和常见疾病。

13.简述常见强迫体位的表现和常见疾病。

14.简述压疮的临床分期。

【知识链接】

一、基本概念

1.自主体位:指患者可以自由活动而不受限制的位置。

2.被动体位:指患者不能自己调整或变换肢体的位置。

3.强迫体位:指为了减轻疾病的痛苦,患者被迫采取的体位。

4.蹒跚步态:指走路时身体左右摇摆似鸭状的步态。蹒跚步态见于佝偻病、大骨节病、进行性肌营养不良及双侧先天性髋关节脱位患者等。

5.慌张步态:指起步后小步急速趋行,身体前倾的步态。慌张步态见于震颤性麻痹患者。

6.二尖瓣面容:指面色晦暗,两颊紫红,口唇发绀。二尖瓣面容见于风湿性心脏病伴二尖瓣狭窄患者。

7.蜘蛛痣:为皮肤小动脉末端分支扩张所形成的血管痣,形似蜘蛛。蜘蛛痣好发于上腔静脉分布的区域,大小不一,直径可如帽针头大到数厘米以上,常见于急、慢性肝炎或肝硬化患者等。

8.满月面容:指面如满月,皮肤发红,常有痤疮,女性有小须。满月面容见于肾上腺皮质功能亢进及长期应用糖皮质激素的患者。

9.生命体征:指评价生命活动存在与否及其质量的各项指标,包括体温、脉搏、呼吸和血压。

10.肥胖:是指体内中性脂肪积聚过多,体重增加超过标准体重的20%及以上。

11.斑疹:指只有局部皮肤颜色变化,一般不高起于皮肤表面,也无皮肤凹陷的皮肤损害。斑疹见于斑疹伤寒、丹毒、风湿性多形性红斑患者等。

12.丘疹:是一种较小的实质性皮肤隆起伴有颜色改变的皮肤损害。丘疹见于药疹、麻疹、猩红热、湿疹患者等。

13.斑丘疹:指在斑疹的底盘上出现的丘疹。斑丘疹见于猩红热、风疹及药疹患者等。

14.玫瑰疹:常于胸腹部出现的一种鲜红色、小的(直径多为 2~3mm)圆形斑疹,压之褪色。玫瑰疹是伤寒和副伤寒的特征性皮疹。

15.荨麻疹:又称风团,是局部皮肤暂时性的水肿性隆起,大小不等,形态不一,颜色苍白或淡红,消退后不留痕迹,是皮肤速发型变态反应所致。荨麻疹见于异性蛋白性食物、药物或其他物质过敏及虫咬伤等。

16.瘀点:皮下出血斑点直径小于 2mm,称为瘀点。

17.紫癜:皮下出血斑点直径达 3~5mm,称为紫癜。

18.瘀斑:皮下出血斑点直径大于 5mm,称为瘀斑。

19.血肿:指片状出血伴皮肤显著隆起。

20.肝掌:指慢性肝病患者的大、小鱼际及指腹处皮肤常发红,加压后可褪色。

21.水肿:指皮下组织的细胞内及组织间隙内液体积聚过多。

22.魏尔啸淋巴结:指左侧锁骨上窝出现的大而坚硬、无压痛的淋巴结,此时应考虑胃癌或食管癌转移所致,因此处为胸导管进入颈静脉的入口。魏尔啸淋巴结是胃癌、食管癌转移的标志。

23.体型:是身体各部位发育的外观表现,包括骨骼、肌肉的成长与脂肪分布状态等。

24.间歇性跛行:患者在行走过程中,因下肢突发性酸痛、软弱无力,而被迫停止行进,需小憩后方能继续走动。间歇性跛行见于高血压、动脉硬化患者。

25.压疮:又称压力性溃疡,为局部组织长期受压,发生持续性缺血缺氧、营养不良所致的皮肤损害。压疮易发生于身体受压较大的骨突部位,如枕部、耳廓、肩胛部、脊柱、肘部、髋部、骶尾部、膝关节内外侧、内外踝及足跟等。

二、思考提示

1.水肿分为三度:①轻度水肿。仅见于眼睑、眶下软组织、胫骨前、踝部皮下组织,指压后可出现组织轻度下陷,平复较快。②中度水肿。全身组织均可见明显水肿,指压后可出现较深的组织下陷,平复较慢。③重度水肿。全身组织严重水肿,身体低位皮肤紧张发亮,甚至有液体渗出;此外,胸腔、腹腔等浆膜腔内可见积液,外阴部亦可见严重水肿。

2.浅表淋巴结检查的一般顺序:耳前、耳后、乳突区、枕骨下区、颌下、颏下、颈后三角、颈前三角、锁骨上窝、腋窝、滑车上、腹股沟、腘窝。

3.淋巴结肿大的临床意义:全身淋巴结肿大可遍及全身,大小不等,无粘连,见于淋巴瘤、急性或慢性白血病、传染性单核细胞增多症等。局限性淋巴结肿大见于:①非特异性淋巴结炎。多由引流区域的急、慢性炎症所引起;初起时柔软、有压痛、表面光滑、无粘连,肿大至一定程度即停止。慢性炎症时,肿大的淋巴结较硬,最终可缩小或消退。②淋巴结结核。肿大的淋巴结常发生在颈部血管周围,多发性,为大小不等、质地稍硬的结节,可相互粘连,或与周围组织粘连。③恶性肿瘤淋巴结转移。淋巴结质地坚硬,或有橡皮样感,一般无压痛,与周围组织粘连,不易推动。

4.常见的异常营养状态及临床意义:①营养不良。体重低于标准体重的10%以上称为消瘦,极度消瘦称为恶病质。常见于摄食及消化障碍,如食管、胃肠道、肝、胆、胰腺病变,严重的恶心、呕吐所致的摄食障碍,消化液或酶的生成减少造成的消化和吸收不良。另外,也见于消耗增多,如活动性结核病、恶性肿瘤等。②营养过度。营养过度导致体内脂肪过多积聚,引起体重增加,超过标准体重的20%以上,或体重指数(WHO标准)男性大于27、女性大于25为肥胖。主要原因是摄食过多,也与内分泌、遗传、生活方式、运动及精神状态等有关。

5.意识障碍的临床表现:①嗜睡。嗜睡是一种病理性的倦睡,表现为持续的、延长的睡眠状态,可唤醒,并能正确回答问题及配合检查,但反应迟钝,刺激去除后即又入睡。②意识模糊。意识模糊是较嗜睡程度深的意识障碍。患者能保持简单的精神活动,但对时间、人物、地点的定向力发生障碍,常伴有错觉和幻觉,思想不连贯。③昏睡。昏睡是呈深度的睡眠状态,大声呼叫或强刺激(如压迫眶上神经)方能唤醒,但很快又再入睡,醒时答话含糊或答非所问。④昏迷。(i)轻度昏迷:对疼痛刺激有痛苦表情或躲避反应,角膜反射、瞳孔对光反射、吞咽反射、眼球运动尚存在;(ii)中度昏迷:对周围事物及各种刺激均无反应,对强烈刺激尚可出现防御反射,角膜反射减弱,瞳孔对光反射迟钝,眼球无转动;(ⅲ)深度昏迷:对任何刺激均无反应,肌肉松弛,深、浅反射消失。⑤谵妄。谵妄是一种以兴奋性增高为主的高级神经中枢急性活动失调状态,表现为意识模糊、定向力丧失、错觉、幻觉、躁动不安、言语杂乱,常见于急性感染发热期、某些药物(如颠茄类)中毒、代谢障碍、循环障碍、中枢神经系统疾病等。

6.一般检查项目:性别、年龄、生命体征、发育与体型、营养、意识状态、语调与语态、面容与表情、体位、姿势、步态、皮肤和淋巴结等。

7.年龄判断:一般以皮肤的弹性和光泽、肌肉的状态、毛发的颜色和分布、面与颈部皮肤的皱纹、牙齿的状态等为依据判断。

8.汞柱式血压计血压测量的方法:①被评估者于检测前 30min 内禁止吸烟和饮用咖啡,并在安静环境下休息 5～10min。评估者先将血压计汞柱开关打开,汞柱凸面水平应在“0”位。②被评估者可取仰卧位或坐位,仰卧位时肘部和血压计“0”位应平腋中线,坐位时肘部和血压计“0”位应平第 4 肋软骨,即与心脏处于同一水平。被评估者被测上肢(通常为右上肢)裸露、伸开并外展 45°。③将血压计袖带缚于被评估者上臂,气囊中部应对准肱动脉,袖带松紧以恰能放进一个手指为宜,袖带下缘应距被评估者肘窝横纹 2～3cm。④将听诊器膜型体件置于被评估者肘窝部、肱二头肌腱内侧的肱动脉搏动处,轻压之(体件不应塞于袖带与上臂之间)。⑤袖带气囊充气,充气时应同时听诊肱动脉搏动音,观察汞柱上升高度。待被评估者肱动脉搏动音消失后,再升高 20～30mmHg。⑥评估者松开气球上的放气旋钮使气囊缓慢放气,同时应水平注视缓慢下降的汞柱凸面水平,下降速度以每秒 2～4mmHg 为宜,下降速度应慢。⑦确定血压数值。按 Korotkoff 分期法,当听到第 1 次肱动脉搏动声响时汞柱凸面所示数值为收缩压(第一期),随着汞柱下降,搏动声音逐渐加强(第二期),继而出现吹风样杂音(第三期),然后声音突然变小而低沉(第四期),最终声音消失(第五期)。声音消失时汞柱凸面所示数值为舒张压。用同样的方法测血压 2 次,取检测值低者为血压值。⑧关闭血压计。血压检测完毕,将气囊排气,卷好气袖并平整地放入血压计中。将血压计稍向水银槽方向倾斜,使玻璃管中的汞柱完全进入水银槽,然后关闭汞柱开关和血压计。

9.2010 年《中国高血压防治指南》对于血压水平的分类标准是:正常血压为收缩压 <120mmHg,舒张压 <80mmHg;正常血压的高值是收缩压 120～139mmHg,舒张压 80～89mmHg。收缩压≥140mmHg 和(或)舒张压≥90mmHg,则为高血压。另外,血压 <90/60mmHg 为低血压;收缩压与舒张压之差称为脉压,正常值为 30～40mmHg。正常人右上肢血压较左上肢高,可相差 5～10mmHg;下肢血压较上肢高,可相差 20～40mmHg。

10.成人体型分型:①无力型(瘦长型)。体高肌瘦,颈、躯干、四肢细长,肩窄下垂,胸廓扁平,腹上角小于 90°。②超力型(矮胖型)。体格粗壮,颈、四肢粗短,肌肉发达,肩宽平,胸围大,腹上角大于 90°。③正力型(匀称型)。身高与体重比例适中,躯干、四肢及身体各部分匀称,正常人多为此型。

11.(1)急性病容:患者表情痛苦,躁动不安,面色潮红,有时可有鼻翼扇动、口唇疱疹等。急性病容见于急性发热性疾病,如大叶性肺炎、疟疾、流行性脑脊髓膜炎患者等。(2)慢性病容:患者面容憔悴,表情忧虑,面色灰暗或苍白,目光暗淡。慢性病容见于慢性消耗性疾病,如恶性肿瘤、严重结核病患者等。

12.(1)甲状腺功能亢进面容:患者表情惊愕,眼裂增大,眼球突出,目光闪烁,烦躁易怒,兴奋不安。该面容见于甲状腺功能亢进症患者。(2)黏液性水肿面容:患者面色苍白,颜面水肿,脸厚面宽,目光呆滞,反应迟缓,神情倦怠,眉毛、头发稀疏,舌肥大、色淡。该面容见于甲状腺功能减退症患者。

13.病态体位有:①强迫仰卧位:患者常伴有双腿屈曲,以减轻腹部肌肉紧张。该体位见于急性腹膜炎患者。②强迫俯卧位:患者采取俯卧位可减轻脊背肌肉的紧张程度。该体位见于脊柱疾病患者。③强迫侧卧位:胸膜疾病患者多采取患侧卧位,可限制患侧胸廓活动而减轻疼痛,有利于健侧代偿呼吸。该体位见于一侧胸膜炎和大量胸腔积液的患者。④强迫坐位:亦称端坐呼吸,患者坐于床沿,两手撑在膝部或床边。该体位常见于心肺功能不全患者。⑤强迫蹲位:患者在走路或其他活动过程中,为了缓解呼吸困难和心悸而采取的蹲踞体位或胸膝位。该体位见于发绀型先天性心脏病患者。⑥强迫停立位:在活动时,由于心前区疼痛突然发作,患者立即原位停立,并常用手按抚心前区部位,待疼痛缓解、好转后,才离开原位。该体位见于心绞痛患者。⑦辗转体位:腹痛发作时,患者坐卧不安,辗转反侧。该体位见于胆石症、胆道蛔虫症、肠绞痛患者等。⑧角弓反张位:由于颈及脊背肌肉强直,致使患者头向后仰,背过伸,胸腹前凸,躯干呈弓形。该体位见于破伤风、脑炎及小儿脑膜炎患者等。

14.根据组织损伤程度,可将压疮分为以下四期:①瘀血红肿期。此期患者皮肤红肿,有触痛。②炎性浸润期。患者皮肤红肿扩大、变硬,表面由红转紫,并有水疱形成。③浅表溃疡期。患者皮肤水疱逐渐扩大、溃破,继发感染。④坏死溃疡期。坏死组织侵入真皮下层和肌肉层,感染向深部扩展,可破坏深筋膜,继而破坏骨膜和骨质。

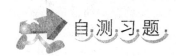

自测习题

一、单项选择题

1.一般检查内容不包括以下哪一项 ( )

　　A.面容表情　　　　　　　B.神经反射　　　　　　　C.意识状态

　　D.生命体征　　　　　　　E.皮肤黏膜

2.下列对正常人体温生理波动的认识,其中错误的是 ( )

　　A.老年人略低

　　B.早晨略低、下午略高

　　C.妇女在月经期前或妊娠中略高

　　D.24h体温波动一般不超过2℃

　　E.运动或进食后略高

3.脉搏增快一般不出现于 ( )

　　A.甲状腺功能低下　　B.休克　　C.发热　　　D.贫血　　　　　E.心力衰竭

4.以下哪一项是引起呼吸过缓的原因 ( )

　　A.发热　　　　　　　　　B.贫血　　　　　　　　　C.甲状腺功能亢进

　　D.心功能不全　　　　　　E.颅内压增高

5. 下列哪一项不是判断身体发育状况的指标 （　　）

    A. 身高   B. 年龄   C. 第二性征

    D. 肌肉发育情况   E. 体重

6. 下列哪一项不是判断营养状况的指标 （　　）

    A. 皮肤   B. 皮下脂肪   C. 体重

    D. 毛发   E. 肌肉发育情况

7. 检查脉搏一般检查 （　　）

    A. 颞动脉搏动   B. 肱动脉搏动   C. 桡动脉搏动

    D. 面动脉搏动   E. 股动脉搏动

8. 肥胖是指体重超过标准体重的 （　　）

    A. 5%   B. 10%   C. 15%   D. 20%   E. 25%

9. 某肾病患者长期用药治疗。检查发现其面部饱满,皮肤发红,伴痤疮。该患者属哪种面容 （　　）

    A. 肾病面容   B. 满月面容   C. 甲亢面容

    D. 急性病容   E. 二尖瓣面容

10. 某患者 65 岁,咳嗽、咳痰 18 年,气促 4 年,下肢水肿半月,诊断为慢性支气管炎,阻塞性肺气肿、肺心病、心功能Ⅲ级。该患者多采取哪种体位 （　　）

    A. 强迫坐位   B. 被动体位   C. 自动体位

    D. 强迫仰卧位   E. 强迫侧卧位

11. 某患者气促,诊断为右侧大量胸腔积液。该患者多采取哪种体位 （　　）

    A. 自动体位   B. 被动体位   C. 强迫坐位

    D. 右侧卧位   E. 左侧卧位

12. 某女性患者,面色晦暗,双颊紫红,口唇轻度发绀。该患者为哪种面容 （　　）

    A. 病危面容   B. 肝病面容   C. 肾病面容

    D. 二尖瓣面容   E. 慢性病容

13. 蜘蛛痣最常见的部位是 （　　）

    A. 颈面部   B. 腰部   C. 下胸部   D. 四肢   E. 背部

14. 下列哪一项不符合甲亢面容表现 （　　）

    A. 眼球突出   B. 眼裂增大   C. 面容呈惊愕状

    D. 瞬目减少   E. 目光无神

15. 玫瑰疹对下列哪种疾病有诊断意义 （　　）

    A. 伤寒   B. 麻疹   C. 猩红热   D. 丹毒   E. 风湿热

16. 下列关于蜘蛛痣的描述中,不正确的是 （　　）

    A. 大小不等   B. 是皮肤小动脉末端扩张所致

    C. 多见于下腔静脉分布区   D. 是雌激素增高所致

    E. 多分布于头部、上臂及肩背部等处

17. 易向左锁骨上淋巴结转移的是 （　　）

    A. 乳腺癌   B. 肺癌   C. 胃癌   D. 食管癌   E. 结肠癌

18. 肺癌最易向下列哪组淋巴结转移 （　　）

    A. 颈部淋巴结 　　　　　　　B. 右锁骨上窝淋巴结 　　　　C. 腋窝淋巴结

    D. 腹股沟淋巴结 　　　　　　　E. 下颌下淋巴结

19. 某患者21岁,左颈部有3个肿大的淋巴结,质地稍硬,其中一个坏死、破溃,形成瘘

    管。该患者患下列哪种疾病的可能性较大 （　　）

    A. 急性淋巴结炎 　　　　　　　B. 慢性淋巴结炎 　　　　　C. 淋巴结结核

    D. 淋巴瘤 　　　　　　　　　　E. 恶性肿瘤淋巴结转移

20. 体格检查时,鉴别是否为黄疸,下列哪一项判断是正确的 （　　）

    A. 皮肤有黄染肯定是黄疸 　　　　　　　B. 巩膜有黄染肯定是黄疸

    C. 巩膜均匀黄染 　　　　　　　　　　　D. 皮肤黄染仅在手掌、足底

    E. 巩膜黄染仅出现在角膜缘周围

21. 判断皮下脂肪充实程度最方便、最适宜的部位是 （　　）

    A. 手背 　　　　　　　　　　B. 踝部 　　　　　　　　　C. 胫前

    D. 前臂屈侧 　　　　　　　　E. 上臂屈侧

22. 患者出现压疮,皮肤水疱逐渐扩大、溃破,继发感染,此期属于 （　　）

    A. 瘀血红肿期 　　　　　　　B. 炎性浸润期 　　　　　　C. 浅表溃疡期

    D. 坏死溃疡期 　　　　　　　E. 炎性渗出期

23. 共济失调步态见于 （　　）

    A. 脊髓疾病 　　　　　　　　B. 脊柱疾病 　　　　　　　C. 小脑疾患

    D. 佝偻病 　　　　　　　　　E. 大骨节病

24. 皮肤发黄多出现于手掌、足底部位,常见于下述哪种情况 （　　）

    A. 肝病 　　　　　　　　　　B. 胆石症 　　　　　　　　C. 服用米帕林

    D. 溶血性疾病 　　　　　　　E. 食用过多富含胡萝卜素的果蔬

25. 符合淋巴结结核特点的是 （　　）

    A. 压痛 　　　　　　　　　　B. 多为单发 　　　　　　　C. 多发、互相粘连

    D. 柔软 　　　　　　　　　　E. 大小相等

26. 触诊肿大的浅表淋巴结时,应注意的内容不包括 （　　）

    A. 部位 　　　B. 大小 　　　C. 数目 　　　D. 硬度 　　　E. 病因

二、多项选择题

1. 下列关于浅昏迷的描述中,正确的是 （　　）

    A. 对声光刺激无反应

    B. 大声呼唤可睁眼,但不能回答

    C. 角膜反射消失

    D. 压迫眶上神经有痛苦表情

    E. 大小便失禁或潴留

2. 下列描述中符合二尖瓣面容特点的是 （　　）

    A. 面色灰暗 　　　　　　　　B. 表情淡漠 　　　　　　　C. 两颊紫红

    D. 口唇发绀 　　　　　　　　E. 鼻翼扇动

3. 辗转体位可见于下述哪些疾病 　　　　　　　　　　　　　　　　　　　（　　）

    A. 胆石症　　　　　　　　　B. 破伤风　　　　　　　　　C. 胆道蛔虫症

    D. 心绞痛　　　　　　　　　E. 肠绞痛

4. 皮肤弹性减弱见于下述哪些条目 　　　　　　　　　　　　　　　　　　（　　）

    A. 长期消耗性疾病　　　　　B. 营养不良　　　　　　　　C. 严重脱水

    D. 老年人　　　　　　　　　E. 发热

5. 检查皮肤弹性的常用部位是 　　　　　　　　　　　　　　　　　　　　（　　）

    A. 面部　　　　　　　　　　B. 手背　　　　　　　　　　C. 前臂内侧

    D. 前臂外侧　　　　　　　　E. 胸部

6. 下列描述中,符合中度水肿特点的是 　　　　　　　　　　　　　　　　（　　）

    A. 全身软组织均可见水肿　　　　　　　　B. 指压有较深凹陷

    C. 皮肤紧张发亮　　　　　　　　　　　　D. 可发生胸腔或腹腔积液

    E. 可见于急性肾炎或右心衰竭

7. 全身浅表淋巴结肿大多见于 　　　　　　　　　　　　　　　　　　　　（　　）

    A. 淋巴瘤　　　　　　　　　　　　　　　B. 白血病

    C. 传染性单核细胞增多症　　　　　　　　D. 淋巴结结核

    E. 急性淋巴结炎

实践二　头、颈部评估

【知识要点】

一、基本概念

1. 老年环

2. 角膜色素环

3. 对光反射

4. 眼球震颤

5. 镜面舌

6. 颈静脉怒张

7. Oliver 征

8. 麻疹黏膜斑（Koplik 斑）

9. 头围

二、思考提示

1. 简述瞳孔缩小与扩大的临床意义。

2. 简述扁桃体肿大的临床分度。

3. 甲状腺肿大分为哪三度？

4. 简述甲状腺肿大的原因。

5. 简述颈静脉怒张的临床意义。

6. 瞳孔对光反射的检查方法及其异常的临床意义。

7. 试述咽部的检查方法及检查内容。

8. 试述腮腺的检查方法及临床意义。

9. 试述气管移位的检查方法及临床意义。

【知识链接】

一、基本概念

1. 老年环：指类脂质沉积在角膜边缘及周围，形成的灰白色混浊环。

2. 角膜色素环：指角膜边缘出现的黄色或棕色环，环内缘清晰、外缘模糊，与铜代谢障碍有关。角膜色素环见于肝豆状核变性患者。

3. 对光反射：指用手电筒照射瞳孔时，正常人受照射光刺激后，双侧瞳孔立即缩小，移开照射光后，双侧瞳孔立即复原。

4. 眼球震颤：指眼球出现的一系列快速水平或垂直的往返运动。

5. 镜面舌：指舌乳头萎缩，舌体小，舌面无苔，光滑如镜面。镜面舌见于恶性贫血、缺铁性贫血或慢性萎缩性胃炎患者。

6. 颈静脉怒张：指正常人取立位或坐位时，颈外静脉常不显露，平卧时可稍见充盈，充盈的水平仅限于锁骨上缘至下颌角距离的下 2/3 以内；若取 30°～45°的半卧位时，静脉充盈度超过正常水平，则称为颈静脉怒张。

7.Oliver 征：患主动脉弓动脉瘤时，因心脏收缩、瘤体膨大并向后下方挤压气管，而触及随心脏搏动的气管向下曳动，称为 Oliver 征。

8.麻疹黏膜斑：是指在相当于第 2 磨牙的颊黏膜处出现的针帽头大小的白色斑点，周围有红晕。麻疹黏膜斑是麻疹的早期特征。

9.头围：是指以软尺自眉间绕到颅后经过枕骨粗隆 1 周的长度。

二、思考提示

1.瞳孔缩小与扩大的临床意义：瞳孔缩小常见于虹膜炎，有机磷农药中毒，以及吗啡、氯丙嗪、毛果芸香碱等药物的影响；瞳孔扩大常见于外伤，青光眼，视神经萎缩，濒死状态，颈交感神经刺激，以及阿托品、可卡因等药物的影响。

2.扁桃体肿大分为以下三度：扁桃体不超过咽腭弓者为Ⅰ度；超过咽腭弓者为Ⅱ度；达到或超过咽后壁中线者为Ⅲ度。

3.甲状腺肿大分为以下三度：甲状腺不能看出肿大但能触及者为Ⅰ度；能看到肿大又能触及，但在胸锁乳突肌以内者为Ⅱ度；超过胸锁乳突肌外缘者为Ⅲ度。

4.甲状腺肿大的原因有甲状腺功能亢进、单纯性甲状腺肿、甲状腺癌、慢性淋巴性甲状腺炎（桥本甲状腺炎）、甲状腺瘤和甲状旁腺腺瘤。

5.颈静脉怒张的临床意义：颈静脉怒张见于右心功能不全、缩窄性心包炎、心包积液或上腔静脉阻塞综合征患者。

6.瞳孔对光反射的检查方法：检查时嘱被检者注视正前方，通常用手电筒光照射其一侧瞳孔，被照的瞳孔立即收缩，移除光照后很快复原，称为直接对光反射灵敏。以手隔开两眼，光照一侧瞳孔，另一侧瞳孔也同时收缩者，称为间接对光反射灵敏。临床意义：对光反射迟钝见于脑炎、脑膜炎、脑血管病患者等，对光反射完全消失见于深昏迷患者。

7.咽部的检查方法及检查内容：被评估者取坐位，头略后仰，张口并发"啊"音，同时评估者用压舌板在被评估者舌的前 2/3 与后 1/3 交界处迅速下压，此时软腭上抬，在照明的配合下，即可观察软腭、腭垂、软腭弓、扁桃体及咽后壁等。

8.腮腺的检查方法：腮腺位于由耳屏、下颌角及颧弓所构成的三角区内，正常情况下腺体薄而软，触诊时摸不出腺体轮廓。当腮腺肿大时，可见到以耳垂为中心的隆起，并可触及边缘不明显的包块。腮腺开口相当于上颌第 2 磨牙对侧的颊黏膜上。检查时注意腮腺导管口有无分泌物。临床意义：腮腺肿大见于急性流行性腮腺炎、急性化脓性腮腺炎、腮腺肿瘤患者等。

9.气管移位的检查方法：被评估者取坐位或仰卧位，使颈部处于自然伸直状态，评估者将示指与环指指端分别固定于被评估者两侧胸锁关节上，手掌与胸骨相平行，中指远端在胸骨上窝处上下、左右触摸气管后置于其正中处，观察中指与示指、环指指端之间的距离。若两侧距离不相等，则表示气管有移位。临床意义：气管移向健侧见于一侧大量胸腔积液、积气，纵隔肿瘤及甲状腺肿大患者；气管移向患侧见于一侧肺不张、肺硬化、广泛胸膜粘连肥厚患者。

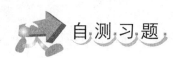自测习题

一、单项选择题

1. 小儿囟门过早关闭可形成 （　　）
  A. 尖颅 　　　　　　　　　B. 方颅 　　　　　　　　　C. 变形颅
  D. 小颅 　　　　　　　　　E. 巨颅

2. 正常小儿囟门闭合的时间多为 （　　）
  A. 6个月以内 　　　　　　　B. 6～12个月 　　　　　　C. 12～20个月
  D. 12～18个月 　　　　　　E. 18～24个月

3. 方颅见于 （　　）
  A. 脑积水 　　　　　　　　B. 小儿佝偻病 　　　　　　C. 变形性骨炎
  D. 肢端肥大症 　　　　　　E. 小儿肺炎

4. 双侧上睑下垂见于 （　　）
  A. 重症肌无力 　　　　　　B. 脑脓肿 　　　　　　　　C. 白喉
  D. 脑炎 　　　　　　　　　E. 蛛网膜下腔出血

5. 单侧上睑下垂见于 （　　）
  A. 先天性上睑下垂 　　　　B. 动眼神经麻痹 　　　　　C. 重症肌无力
  D. 甲状腺功能亢进症 　　　E. 沙眼

6. 单侧眼睑闭合障碍见于 （　　）
  A. 甲状腺功能亢进症 　　　B. 重症肌无力 　　　　　　C. 面神经麻痹
  D. 动眼神经麻痹 　　　　　E. 肾炎

7. 双侧眼睑闭合障碍见于 （　　）
  A. 甲状腺功能亢进症 　　　B. 重症肌无力 　　　　　　C. 面神经麻痹
  D. 动眼神经麻痹 　　　　　E. 沙眼

8. 结膜出现出血点常见于 （　　）
  A. 贫血 　　　　　　　　　B. 亚急性感染性心内膜炎 　C. 急性结膜炎
  D. 高血压、动脉硬化 　　　E. 沙眼

9. 正常人瞳孔直径的大小为 （　　）
  A. 1.0～1.5mm 　　　　　　B. 6.0～7.0mm 　　　　　　C. 6.0～8.0mm
  D. 3.0～4.0mm 　　　　　　E. 0.5～1.0mm

10. 外耳道有血液或脑脊液流出应考虑 （　　）
  A. 急性中耳炎 　　　　　　B. 脑疝 　　　　　　　　　C. 颅底骨折
  D. 耳疖 　　　　　　　　　E. 外耳道炎

11. 鼻尖和鼻翼有皮肤发红、血管扩张和组织肥厚常见于 （　　）
  A. 猩红热 　　　　　　　　B. 酒渣鼻 　　　　　　　　C. 系统性红斑狼疮
  D. 二尖瓣面容 　　　　　　E. 库欣病

12. 下列哪一组鼻窦在体表检查时按压不到 （ ）

    A. 额窦   B. 蝶窦   C. 左上颌窦

    D. 右上颌窦   E. 筛窦

13. 口角糜烂常见于 （ ）

    A. 血管神经源性水肿   B. 核黄素缺乏   C. 心力衰竭

    D. 贫血   E. 感冒

14. 口唇苍白常见于 （ ）

    A. 血管神经源性水肿   B. 核黄素缺乏   C. 呼吸衰竭

    D. 贫血   E. 感冒

15. 下列关于麻疹黏膜斑的描述中,正确的是 （ ）

    A. 颊黏膜白色斑块大小不等,高出表面

    B. 颊黏膜充血、肿胀并伴有小出血点

    C. 颊黏膜有蓝黑色色素沉着

    D. 第 2 磨牙的颊黏膜处有针帽头大小的白色斑点,周围绕以红晕

    E. 颊黏膜瘀斑

16. 口腔黏膜出现蓝黑色斑片或点状色素沉着常见于 （ ）

    A. 猩红热   B. 长期使用广谱抗生素   C. 肾上腺皮质功能减退

    D. 肢端肥大症   E. 复发性口疮

17. 鹅口疮常见于 （ ）

    A. 猩红热   B. 麻疹   C. 肾上腺皮质功能减退

    D. 长期使用广谱抗生素   E. 维生素 C 缺乏

18. 下列可出现颈静脉搏动的疾病是 （ ）

    A. 严重贫血   B. 主动脉瓣关闭不全   C. 高血压

    D. 三尖瓣关闭不全   E. 甲状腺功能亢进症

19. 下列可出现颈动脉搏动的疾病是 （ ）

    A. 主动脉瓣关闭不全   B. 三尖瓣关闭不全   C. 右心功能不全

    D. 缩窄性心包炎   E. 上腔静脉阻塞综合征

20. 甲状腺功能亢进症患者的特征性改变是 （ ）

    A. 甲状腺出现结节改变

    B. 甲状腺弥漫性对称肿大

    C. 甲状腺质地较柔软

    D. 甲状腺可随吞咽动作上下移动

    E. 甲状腺触诊时可触及震颤或听诊时可闻及血管杂音

二、多项选择题

1. 眼睑闭合障碍可见于 （ ）

    A. 甲状腺功能亢进症   B. 甲状腺功能减退症   C. 面神经麻痹

    D. 动眼神经麻痹   E. 青光眼

2.下列描述中,属于霍纳综合征(Horner综合征)表现的是　　　　　　　　（　　）

  A.一侧眼睑下垂　　　　　　 B.一侧眼球突出　　　　　 C.眼睑闭合障碍

  D.一侧瞳孔缩小　　　　　　 E.眼球震颤

3.下列情况中,可出现双侧瞳孔缩小的是　　　　　　　　　　　　　　（　　）

  A.吗啡药物反应　　　　　　 B.阿托品药物反应　　　 C.有机磷农药中毒

  D.视神经萎缩　　　　　　　 E.颅内压增高

4.双侧眼球下陷见于　　　　　　　　　　　　　　　　　　　　　　　（　　）

  A.严重脱水　　　　　　　　 B.霍纳综合征　　　　　 C.慢性消耗性疾病

  D.甲状腺功能亢进症　　　　 E.眶内占位性病变

5.气管向健侧移位可见于　　　　　　　　　　　　　　　　　　　　　（　　）

  A.胸腔积液　　　　　　　　 B.肺不张　　　　　　　 C.纵隔肿瘤

  D.胸膜增厚、粘连　　　　　 E.气胸

6.气管向患侧移位可见于　　　　　　　　　　　　　　　　　　　　　（　　）

  A.胸腔积液　　　　　　　　 B.气胸　　　　　　　　 C.肺不张

  D.纵隔肿瘤　　　　　　　　 E.胸膜增厚、粘连

实践三　胸壁与胸廓、肺评估

【知识要点】

一、基本概念

1. Kussmaul 呼吸

2. 桶状胸

3. 佝偻病串珠

4. 鸡胸

5. 漏斗胸

6. 肋膈沟

7. 胸膜摩擦感

8. 语音震颤

9. 潮式呼吸

10. 管状呼吸音

11. 支气管呼吸音

12. 啰音

13. 哨笛音

14. 胸骨角（Louis 角）

15. 锁骨中线

16. 腋前线

17. 腋后线

18. 肩胛线

19. 肩胛间区

20. 肩胛下角

21. 肋脊角

22. 肋膈窦

23. 皮下气肿

24. 间停呼吸

25. 语音共振

26. 干啰音

27. 三凹征

28. 腹式呼吸

29 胸式呼吸

30. 捻发音

31. 鼾音

32. 胸膜摩擦音

33. 呼气性呼吸困难

34. 湿啰音

二、思考提示

1. 简述语音震颤增强或减弱的临床意义。

2. 简述正常人支气管呼吸音、肺泡呼吸音、支气管肺泡呼吸音的分布。

3. 试述管状呼吸音的含义及其临床意义。

4. 简述干啰音的发生机制和特点。

5. 简述湿啰音的发生机制。

6. 气胸患者的胸部体征有哪些？

7. 简述肺实变的体征。

8. 简述肺不张的体征。

9. 简述阻塞性肺气肿的体征。

10. 何为胸骨角？有哪些临床意义？

11. 胸部检查包括哪些内容？

12. 何为肋脊角？有何临床意义？

13. 胸部的主要垂直划线有哪些？

14. 发生胸部皮下气肿的原因有哪些？

15. 查体发现肋间隙异常膨隆应想到哪些可能？

16. 简述桶状胸的临床意义。

17. 简述乳房的触诊方法及触诊的注意事项。

18. 患乳腺癌时，乳房检查可能有哪些发现？

19. 简述粗糙性呼吸音的形成机制。

20. 局限性湿啰音、两肺底啰音和两肺野布满湿啰音各见于哪些临床情况？

【知识链接】

一、基本概念

1. Kussmaul 呼吸：指严重代谢性酸中毒时出现的深而慢的呼吸。Kussmaul 呼吸常见于糖尿病酮症酸中毒和尿毒症酸中毒患者等。

2. 桶状胸：指胸廓的前后径增加，与左右径几乎相等或超过左右径，呈圆桶状。桶状胸常见于肺气肿患者，亦可见于老年人或矮胖体型者。

3. 佝偻病串珠：患佝偻病时，沿胸骨两侧各肋软骨与肋骨交界处隆起，似串珠状，称为佝偻病串珠。

4. 鸡胸：指胸廓的上下径较短，前后径略长于左右径，胸骨下段前突，前侧肋骨凹陷。

5. 漏斗胸：指胸骨下段剑突处明显向内凹陷，形状如漏斗。

6. 肋膈沟：指胸部前下肋骨外翻，自胸骨剑突沿膈肌附着处向内凹陷，形成一带状沟。

7. 胸膜摩擦感：急性胸膜炎时因纤维蛋白沉着于两层胸膜之间，使其表面粗糙，导致呼吸时脏层和壁层胸膜相互摩擦,检查者触诊时可感觉到胸膜摩擦感。

8.语音震颤:指被检查者发出语音时,声波起源于喉部,沿气管、支气管及肺泡传到胸壁时所引起共鸣的振动,可由检查者的手触及,又称触觉语音震颤。

9.潮式呼吸:指患者呼吸频率和深度逐渐增加、减小和呼吸暂停交替出现的周期性不规则呼吸。潮式呼吸常见于药物引起的呼吸抑制、充血性心力衰竭及脑损伤等患者。

10.管状呼吸音:在正常肺泡呼吸音部位听到支气管呼吸音,称为异常支气管呼吸音,又称管状呼吸音。

11.支气管呼吸音:是由口鼻吸入或呼出的气流,在声门、气管及支气管形成湍流所产生的声音,类似将舌抬高呼气时所发出的"哈"音。

12.啰音:是呼吸音以外的附加音。依据其性质的不同,啰音分干啰音和湿啰音两种。

13.哨笛音:又称高音调干啰音,音调高似乐音,根据其性质常被描述为哮鸣音、飞箭音、咝咝音等。哨笛音多因中等口径以下的支气管,尤其是细支气管狭窄或痉挛所致。

14.胸骨角:指胸骨柄与胸骨体交接处向前突起而形成的夹角,又称 Louis 角。胸骨角恰位于胸骨与第 2 肋软骨连接处,是在前胸部计数肋骨顺序的标志。此处也是气管分叉以及心房上缘及上下纵隔的交界部位。

15.锁骨中线:是锁骨的肩峰端与胸骨端两者中点的垂直线,即通过锁骨中点向下的垂直线,左、右各一条。

16.腋前线:是通过腋窝前皱襞沿前侧胸壁向下的垂直线,左、右各一条。

17.腋后线:是通过腋窝后皱襞沿后侧胸壁向下的垂直线,左、右各一条。

18.肩胛线:是双臂下垂时通过肩胛下角与后正中线平行的垂直线,左、右各一条。

19.肩胛间区:是两肩胛骨内缘之间的区域,后正中线将此区分为左右两部分。

20.肩胛下角:肩胛骨的最下端称为肩胛下角。被检查者取直立位,两上肢自然下垂时,肩胛下角可作为第 7 或第 8 肋骨水平的标志,或相当于第 8 胸椎的水平。肩胛下角可作为后胸部计数肋骨的标志。

21.肋脊角:指由第 12 肋骨与脊柱构成的夹角。肋脊角前为肾脏和输尿管所在的区域。

22.肋膈窦:指胸膜腔内每侧肋胸膜与膈胸膜于肺下界以下的转折处,约有两三个肋间高度。由于肋膈窦位置低,在深吸气时也不能完全被扩张的肺所充满。

23.皮下气肿:胸部皮下组织有气体积存时谓之皮下气肿,以手按压可出现捻发感或握雪感。皮下气肿多由肺、气管或胸膜受损后,气体由破损部位逸出,积存于皮下所致,偶见于局部产气杆菌感染。

24.间停呼吸:又称毕奥(Biot)呼吸,是指在几个规则的呼吸后突然停止一段时间,又开始规则呼吸。

25.语音共振:指被评估者用一般的声音强度重复发"yi"长音,喉部发音产生的震动经气管、支气管、肺泡传至胸壁,评估者用听诊器可以听到柔和而不清晰的声音。

26.干啰音:指由于气流通过狭窄或部分阻塞的气道时产生湍流所发出的声音。

27.三凹征:当上呼吸道部分梗阻,吸气时气体入肺不畅,呼吸肌收缩,肺内负压极度增高,吸气时间延长,发生吸气性呼吸困难,同时出现胸骨上窝、锁骨上窝及肋间隙向内凹陷的症状,称为三凹征。

28. 腹式呼吸:指以膈肌运动为主,胸廓下部及上腹部的活动度较大的呼吸。腹式呼吸多见于正常男性和儿童。

29. 胸式呼吸:指以肋间肌运动为主的呼吸。胸式呼吸多见于女性。

30. 捻发音:是一种极细小而均匀一致的湿啰音,多在吸气末易听到,听诊时好像在耳旁用手指捻搓一缕头发所产生的声音。捻发音的发生机制是细支气管和肺泡壁因分泌物存在而互相粘着陷闭,在吸气时被气流冲开而产生高音调、高频率的细小破裂声。

31. 鼾音:即低调干啰音,其音调低,频率为 100～200Hz,呈呻吟声或鼾声的性质,多发生于气管或细支气管。

32. 胸膜摩擦音:正常胸膜表面光滑,在胸膜腔内有微量液体起润滑作用,呼吸时脏、壁两层胸膜无摩擦音。当胸膜有炎症或其他因素导致纤维蛋白原沉积附着使其表面变粗糙时,于呼吸时可听到两层胸膜摩擦的声音,称为胸膜摩擦音。胸膜摩擦音可发生在胸膜的任何部位,但最易在肺移动范围较大的部位听到,如腋中线下部等。

33. 呼气性呼吸困难:下呼吸道阻塞患者,因气流呼出不畅,呼气需要用力,从而引起肋间隙膨隆,因呼气时间延长,故称为呼气性呼吸困难。呼气性呼吸困难常见于支气管哮喘和阻塞性肺气肿患者。

34. 湿啰音:指吸气时气体通过呼吸道内的分泌物,如渗出液、痰液、血液、黏液和脓液等形成的水泡破裂所产生的声音;或由于小支气管壁因分泌物粘着而陷闭,当吸气时突然张开重新充气所产生的爆裂音。

二、思考提示

1. 语音震颤增强或减弱的临床意义:①语音震颤增强主要见于肺泡内有炎症浸润,如大叶性肺炎实变期和肺梗死等;接近胸膜的肺内巨大空腔,如空洞型肺结核和肺脓肿等。②语音震颤减弱(或消失)主要见于肺泡内含气量过多,如肺气肿;支气管阻塞,如阻塞性肺不张;大量胸腔积液或气胸;胸膜高度增厚粘连;胸壁皮下气肿等。

2. 正常人支气管呼吸音、肺泡呼吸音、支气管肺泡呼吸音的分布:正常人在喉部、胸骨上窝、背部第 6 颈椎至第 2 胸椎附近,可听到支气管呼吸音;在胸骨角附近,肩胛间区第 3、4 胸椎水平可听到支气管肺泡呼吸音。除上述支气管呼吸音和支气管肺泡呼吸音的部位外,其余肺部可听到肺泡呼吸音。

3. 管状呼吸音的含义及其临床意义:在正常肺泡呼吸音部位听到支气管呼吸音,则为异常支气管呼吸音,又称管状呼吸音。管状呼吸音常由肺组织实变、肺内大空腔、压迫性肺不张等引起。

4. 干啰音的发生机制:干啰音是指由气管、支气管或细支气管狭窄或部分阻塞,空气吸入或呼出时发生湍流所产生的声音。呼吸道狭窄或不完全阻塞的病理基础有由炎症引起的黏膜充血水肿和分泌物增加,支气管平滑肌痉挛,管腔内肿瘤或异物阻塞,以及管壁被管外肿大的淋巴结或纵隔肿瘤压迫引起的管腔狭窄等。干啰音的特点有:①持续时间长;②吸气及呼气时均可听见,以呼气相较明显;③强度、性质和部位的易变性大。

5. 湿啰音的发生机制:①在呼吸过程中,气体通过气管、支气管及细支气管腔内的稀薄分泌物,如渗出液、痰液、血液及脓液等形成的水泡破裂所产生的声音,又称水泡音;②小支气管及细支气管管壁因分泌物粘着而陷闭,吸气时突然被冲开而重新充气时所产生的爆裂音。

6.气胸患者的胸部体征:①视诊患侧胸廓饱满,呼吸运动减弱或消失;②触诊气管向健侧移位,患侧语音震颤减弱或消失;③叩诊患侧呈鼓音;④听诊患侧呼吸音和语音震颤均减弱或消失。

7.肺实变体征:①视诊患侧呼吸运动减弱;②触诊语音震颤增强;③叩诊呈浊音,大面积肺实变可呈实音;④听诊肺泡呼吸音减弱或消失,可听到病理性管状呼吸音或湿啰音。

8.肺不张体征:①病侧胸廓下陷,肋间隙变窄,呼吸运动减弱或消失;②气管移向患侧,语音震颤减弱或消失;③叩诊呈浊音或实音;④听诊呼吸音减弱或消失。

9.阻塞性肺气肿体征:①视诊呈桶状胸,肋间隙变宽,呼吸运动减弱;②触诊语音震颤减弱;③叩诊双肺呈过清音,心脏浊音界缩小或消失,肝浊音界和肺下界下移,肺下界活动度减小;④听诊肺泡呼吸音减弱且呼气延长,心音遥远。

10.胸骨角位于胸骨上切迹下约5cm,是胸骨柄与胸骨体的连接处向前突起而形成的夹角。临床意义:胸骨角两侧分别与第2肋软骨连接,是在前胸部计数肋骨和肋间隙顺序的主要标志;胸骨角还标志着支气管分叉、心房上缘和上下纵隔交界及相当于第5胸椎的水平。

11.胸部检查的内容包括胸廓外形、胸壁、乳房、胸壁血管、纵隔、气管、肺、胸膜、心脏和淋巴结等。

12.由第12肋骨与脊柱构成的夹角称为肋脊角。临床意义:肾脏及上输尿管位于此角内。

13.胸部的主要垂直划线包括以下几种。前胸壁的体表划线:①前正中线,为通过胸骨中央的垂直线;②锁骨中线,为通过锁骨的肩峰端与胸骨端两者中点的垂直线,左、右各一条;③胸骨线,为通过胸骨边缘所作的垂直线,左、右各一条;④胸骨旁线,为通过前正中线与锁骨中线中间的垂直线,左、右各一条。侧胸部的划线:①腋前线,为通过腋窝前皱襞所作的垂直线,左、右各一条;②腋后线,为通过腋窝后皱襞所作的垂直线,左、右各一条;③腋中线,即通过腋窝顶部所作的垂直线(距腋前线与腋后线相同),左、右各一条。背部的垂直划线:①后正中线,即通过脊椎棘突的垂直线;②肩胛下角线,即在坐位(或立位)双臂下垂时通过肩胛下角的垂直线,左、右各一条。

14.发生胸部皮下气肿的常见原因:胸部皮下气肿多由肺、气管或胸膜受损后,气体由破损部位逸出,积存于皮下所致,偶见于局部产气杆菌感染而发生。严重者气体可由胸壁皮下向颈部、腹部或其他部位的皮下蔓延。

15.肋间隙异常膨隆的临床意义:肋间隙膨隆可见于大量胸腔积液、张力性气胸或严重肺气肿患者用力呼气时。此外,胸壁肿瘤、主动脉瘤或婴儿和儿童心脏明显增大者,其相应局部的肋间隙亦常膨出。

16.桶状胸的临床意义:胸廓前后径增加,有时与左右径几乎相等,甚或超过左右径,故呈圆桶状。肋骨的斜度变小,其与脊柱的夹角常大于45°,肋间隙增宽且饱满。腹上角增大,且呼吸时改变不明显。桶状胸见于严重肺气肿的患者,亦可发生于老年人或矮胖体型者。

17.乳房的触诊方法:评估者将手指或手掌前半部平置于乳房上,轻施压力,按一定顺序行滑行触诊。检查左侧乳房时由外上象限开始沿顺时针方向由浅入深触摸整个乳房,并触诊乳头及观察乳晕,用手指轻压乳晕周围,注意有无乳头溢液。以同样方法触诊右侧乳房,但应沿逆时针方向进行。乳房触诊的注意事项:①手法应轻柔,切勿用力抓捏乳腺,以免将抓捏的正常乳腺误为乳房包块;②触诊应全面,包括双侧乳房的四个象限、乳房尾部,以及腋窝部淋巴结等;③乳头若有溢液应观察其性状(如血性、脓性或颜色等);④若触及包块切勿用力挤压,以免引起炎症或肿瘤的扩散;⑤应观察并描述触及包块的部位、外形、大小、数目、质地、压痛、活动度及边缘情况,与皮肤及周围组织是否粘连,以及有无波动及囊性感等;⑥若发现包块,可用手指轻轻捏起包块表面的皮肤或在患者取坐位时用手从下方托起乳房,以观察包块是否与皮肤粘连,并注意乳头有无回缩及橘皮样变;⑦让患者双手叉腰,两肘向后或向前活动,使胸大肌紧张或松弛,以对比观察乳房包块在水平或垂直方向的移动情况,并试行推移乳房以观察包块是否与深部组织粘连(胸大肌试验)。

18.乳腺癌患者体格检查时可能的发现有:①乳房皮肤呈深红色,毛囊或毛囊孔有明显下陷,呈橘皮状或猪皮状;②乳头明显回缩或有血性分泌物;③局部可触到坚硬包块,可与皮下或周围组织粘连,表面不平,边界不清,且无压痛;④无红肿热痛;⑤晚期可有腋窝淋巴结转移而肿大。

19.粗糙性呼吸音是指支气管黏膜有轻度水肿或炎性浸润变得不光滑或狭窄时,气流不畅而形成的一种声波杂乱的呼吸音,见于支气管、肺部炎症的早期或炎症较轻患者。

20.出现局限性湿啰音、两肺底啰音和两肺野布满湿啰音的临床情况:①湿啰音局限于肺的某一部位,则提示该处有局限性病变,如肺炎、肺结核或支气管扩张等;②湿啰音发生于双肺底,多见于心功能不全的肺瘀血、支气管肺炎等;③双肺野布满湿啰音,多见于急性肺水肿、严重的支气管肺炎等。

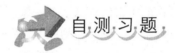

自测习题

一、单项选择题

1.临床上用于计算前肋和肋间隙的标志是 ( )

    A.胸骨角   B.肩胛下角   C.第7颈椎

    D.锁骨上窝   E.腹上角

2.正常成人胸廓前后径与左右径之比为 ( )

    A.1:1   B.1.5:1   C.1:1.5

    D.2:2.5   E.2.5:3

3.肺气肿时胸廓的改变为 ( )

    A.扁平胸   B.桶状胸   C.漏斗胸

    D.鸡胸   E.不对称胸

4.触觉语音震颤增强的原因是 ( )

    A.气管阻塞

    B.肺泡内含气量增多

    C.胸腔大量积液或积气

    D.胸膜高度肥厚或粘连

    E.肺内有与气管相通的大空洞

5. 下列哪种疾病不会出现扁平胸 （ ）

    A. 瘦长体型   B. 肺结核   C. 严重消耗性疾病

    D. 严重肺气肿   E. 肿瘤晚期

6. 成人呼吸频率低于 12 次/min 时,称为 （ ）

    A. 潮式呼吸   B. 呼吸过缓   C. 叹息样呼吸   D. 深长呼吸   E. 呼吸过速

7. 下列哪种病变不会出现听诊浊音 （ ）

    A. 肺气肿   B. 肺炎   C. 肺脓肿   D. 肺结核   E. 气胸

8. 患者表现为明显的吸气性呼吸困难,伴有三凹征,常见于 （ ）

    A. 支气管肺炎   B. 支气管哮喘   C. 气管异物

    D. 阻塞性肺气肿   E. 以上都不是

9. 气胸时不会出现以下哪一项体征 （ ）

    A. 患侧呼吸运动减弱   B. 气管移向对侧   C. 患侧语音震颤增强

    D. 病变侧变为鼓音   E. 患侧胸廓饱满

10. 肺下界降低见于 （ ）

    A. 肺不张   B. 肝脾肿大   C. 大量腹水

    D. 气胸   E. 肺气肿

11. 患侧胸廓叩诊呈一致性鼓音见于 （ ）

    A. 肺结核空洞   B. 肺气肿   C. 气胸

    D. 大量胸腔积液   E. 胸膜肥厚

12. 正常人胸部叩诊不会出现的叩诊音是 （ ）

    A. 清音   B. 过清音   C. 鼓音   D. 浊音   E. 实音

13. 正常人左胸下部胃泡区叩诊呈 （ ）

    A. 实音   B. 浊音   C. 过清音   D. 鼓音   E. 清音

14. 最易触及胸膜摩擦感的部位是 （ ）

    A. 肺尖部体表

    B. 前上胸壁

    C. 锁骨中线第 5 肋间至第 6 肋间

    D. 腋中线第 5 肋间至第 7 肋间

    E. 肩胛下区

15. 不会出现胸壁压痛的是 （ ）

    A. 肋间神经炎   B. 肋骨骨折   C. 胸壁软组织炎

    D. 肋软骨炎   E. 胸膜炎

16. 触诊乳房开始的部位是 （ ）

    A. 内上象限   B. 外上象限   C. 内下象限

    D. 外下象限   E. 乳头

17. 患儿,女性,8 岁,发热半个月,牙龈出血 1 周,胸骨有明显压痛及叩击痛,应考虑（ ）

    A. 肺炎   B. 骨髓炎   C. 急性白血病

    D. 流行性出血热   E. 牙周炎

18. 持续存在的局限性干啰音多见于 （ ）
    A. 支气管内膜结核　　　B. 心源性哮喘　　　C. 支气管肺炎
    D. 慢性支气管炎　　　　E. 支气管哮喘

19. 胸膜摩擦音的听诊特点是 （ ）
    A. 常在肺移动度小的部位易听到
    B. 只有在呼气时才可听到
    C. 只有在吸气时才可听到
    D. 不受呼吸深浅的影响
    E. 屏住呼吸时摩擦音消失

20. 肺实变不出现 （ ）
    A. 胸廓左右对称　　　　B. 气管移向健侧　　　C. 语音震颤增强
    D. 叩诊呈浊音　　　　　E. 可闻及支气管呼吸音

21. 下列哪一项不符合气胸 （ ）
    A. 胸廓膨隆　　　　　　B. 气管移向患侧　　　C. 语音震颤消失
    D. 叩诊呈鼓音　　　　　E. 呼吸音减弱或消失

22. Kussmaul 呼吸是指 （ ）
    A. 呼吸浅快　　B. 深长呼吸　　C. 潮式呼吸　　D. 间停呼吸　　E. 叹息样呼吸

23. 正常胸部语音震颤最强的部位是 （ ）
    A. 肺底　　　　　　　　B. 肩胛间区　　　　　C. 乳房下部
    D. 右胸下部　　　　　　E. 左胸上部

24. 肺泡呼吸音减弱而呼气音延长的是 （ ）
    A. 气管异物　　　　　　B. 支气管哮喘　　　　C. 肺部肿瘤
    D. 支气管内膜结核　　　E. 肺炎

25. 湿啰音的特点为 （ ）
    A. 多在呼气末明显
    B. 持续时间长
    C. 瞬间数目可明显增减
    D. 有些湿啰音听上去似哨笛音
    E. 部位恒定,性质不易变,咳嗽后可有变化

26. 异常支气管呼吸音常见于 （ ）
    A. 发热　　　　　　　　B. 支气管肺炎　　　　C. 阻塞性肺气肿
    D. 压迫性肺不张　　　　E. 代谢性酸中毒

27. 气胸与胸腔积液的体征最主要的鉴别点是 （ ）
    A. 胸廓外形　　　　　　B. 气管位置　　　　　C. 语音震颤
    D. 叩诊音　　　　　　　E. 呼吸音

28. 在胸廓上听诊肺泡呼吸音最强的部位是 （ ）
    A. 前胸上部　　　　　　B. 乳房下部　　　　　C. 腋窝下部
    D. 胸骨上窝　　　　　　E. 肩胛间区

29.大水泡音主要发生在　　　　　　　　　　　　　　　　　　　　　　（　　）

　　A.细支气管　　　　　　　　B.主支气管　　　　　　　　C.小支气管

　　D.终末支气管　　　　　　　E.肺泡

30.胸膜摩擦感与心包摩擦感的鉴别要点为　　　　　　　　　　　　　（　　）

　　A.有无心脏病病史

　　B.有无肺疾病史

　　C.屏气时摩擦感是否消失

　　D.咳嗽时摩擦感是否消失

　　E.变动体位摩擦感是否消失

31.患者,男性,28 岁,近一周胸闷、气短。查体:右侧胸廓饱满,呼吸运动减弱,语音震

　　颤消失,叩诊实音,呼吸音消失,气管向左侧移位,应考虑　　　　　　（　　）

　　A.右侧气胸　　　　　　　　　　　　B.右侧肺不张

　　C.左侧肺不张　　　　　　　　　　　D.右侧大量胸腔积液

　　E.右下侧大叶性肺炎

32.患者,男性,28 岁,被匕首刺伤左前胸部,后出现显著呼吸困难而急诊入院。查体:

　　血压 100/70mmHg,呼吸频率 29 次/min,脉搏 98 次/min;左胸部饱满,气管偏向右

　　侧。最可能的诊断是　　　　　　　　　　　　　　　　　　　　　（　　）

　　A.左侧肋骨骨折　　　　　　B.心脏破裂　　　　　　　　C.左侧气胸

　　D.左侧肺炎　　　　　　　　E.心包积液

33.患者,男性,55 岁。查体:胸廓前后径大于左右径,肋间隙增宽,肋骨平举。该患者

　　的胸廓形态为　　　　　　　　　　　　　　　　　　　　　　　　（　　）

　　A.正常胸廓　　　　　　　　B.扁平胸　　　　　　　　　C.漏斗胸

　　D.鸡胸　　　　　　　　　　E.桶状胸

34.患者,女性,27 岁,突然出现呼气性呼吸困难。查体:胸廓饱满,呼吸运动减弱,双肺

　　叩诊过清音,两肺哮鸣音伴呼气延长,应首先考虑　　　　　　　　　（　　）

　　A.支气管异物　　　　　　　B.支气管哮喘发作　　　　　C.支气管扩张

　　D.气胸　　　　　　　　　　E.肺气肿

35.患者,男性,30 岁,咳嗽,咳大量脓臭痰 8 年,间断咯血半年,幼时曾患麻疹。查体:杵

　　状指,胸廓对称,多次检查发现右下肺有恒定的湿啰音,应考虑　　　（　　）

　　A.慢性支气管炎　　　　　　B.支气管哮喘　　　　　　　C.支气管扩张

　　D.肺结核　　　　　　　　　E.肺癌

二、多项选择题

1.触觉语音震颤减弱或消失常见于　　　　　　　　　　　　　　　　（　　）

　　A.肺气肿　　　　　　　　　B.肺炎　　　　　　　　　　C.接近胸壁的大空洞

　　D.胸腔积液　　　　　　　　E.气胸

2.下列符合桶状胸特点的是　　　　　　　　　　　　　　　　　　　（　　）

　　A.前后径:左右径=1:1　　B.肋脊角为 40°　　　　　　C.肋间隙增宽

　　D.腹上角为 80°　　　　　　E.呼吸幅度增大

3.乳房局部皮肤回缩可见于   （   ）
   A.乳腺炎   B.乳腺纤维腺瘤   C.乳腺癌
   D.外伤   E.发育异常

4.患者右侧胸隆起,语音震颤消失,呼吸音消失,气管移向左侧,应考虑   （   ）
   A.肺气肿   B.气胸   C.胸膜增厚
   D.肺炎   E.胸腔积液

5.下列可引起触觉语音震颤减弱的病变是   （   ）
   A.大叶性肺炎   B.气胸   C.大量胸腔积液
   D.阻塞性肺不张   E.肺气肿

6.大叶性肺炎患者可呈现的体征是   （   ）
   A.鼻翼扇动   B.口唇疱疹   C.触觉语音震颤减弱
   D.气管向患侧移位   E.可闻及湿啰音

7.叩诊音的性质改变,提示脏器或病变的   （   ）
   A.大小   B.部位   C.致密度   D.弹性   E.含气量

实践四 心脏评估及血管评估

【知识要点】

一、基本概念

1. 心率

2. 心律

3. 心脏震颤

4. 奔马律

5. 抬举性心尖搏动

6. 负性心尖搏动

7. 短绌脉

8. 二尖瓣开瓣音

9. 心音分裂

10. 心包叩击音

11. 心尖搏动

12. 期前收缩

13. 二联律

14. 大炮音

15. 额外心音

16. 心脏杂音

17. Austin-Flint 杂音

18. Graham-Steel 杂音

19. 无害性杂音

20. 心包摩擦音

21. 脱落脉

22. 水冲脉

23. 奇脉

24. 枪击音

25. Duroziez 双重杂音

26. 毛细血管搏动征

27. 呼吸性窦性心律不齐

28. 二尖瓣型心

29. 肝颈静脉回流征

30. 心力衰竭

二、思考提示

1. 心脏瓣膜听诊区有哪些？

2.心脏听诊的基本顺序是什么?

3.简述心脏杂音产生的机制。

4.简述第一心音与第二心音的区别。

5.简述左心衰竭的体征。

6.心前区视诊的主要内容有哪些?

7.简述二尖瓣狭窄的体征。

8.简述导致心尖搏动位置改变的心脏相关因素。

9.心脏触诊的主要内容是什么?

10.心脏听诊的主要内容是什么?

11.简述心房颤动的听诊特点。

12.简述导致心音强度改变的因素。

13.第一心音增强常见于何种情况?

14.第一心音减弱常见于何种情况?

15.试述第二心音在吸气时发生生理性分裂的机制。

16.额外心音有哪些?

17.第三心音奔马律与第四心音奔马律的临床意义是什么?

18.试述收缩早期喷射音产生的机制及其分类的意义。

19.试述收缩中、晚期喀喇音产生的机制及其特点。

20.开瓣音的特点及其临床意义是什么?

21.心包叩击音产生的机制及其特点是什么?

22.周围血管征包括哪些?

23.检查脉搏时应注意哪些内容?

24.简述血压测量的操作规程。

25.简述血压变动的临床意义。

【知识链接】

一、基本概念

1.心率:指每分钟心脏跳动的次数。

2.心律:指心脏跳动的节律。

3.心脏震颤:为心前区触诊时手掌感到的一种微细的震动感,与在猫喉部摸到的呼吸震颤相似,故又称猫喘。心脏震颤是心血管器质性病变的体征。

4.奔马律:指舒张期额外心音出现在第二心音之后,与原有的第一心音、第二心音共同组成的韵律,犹如马奔驰时的马蹄声。

5.抬举性心尖搏动:指心尖搏动强而有力,且范围较大,用手指触诊时,可使指端抬起片刻。抬举性心尖搏动是左心室肥大的可靠体征。

6.负性心尖搏动:心脏收缩时,心尖搏动正常者向外凸起。若心脏收缩时,心尖搏动向内陷,则称为负性心尖搏动。

7.短绌脉:在听取心率时,同步计数脉搏,脉率小于心率。

8.二尖瓣开瓣音:指二尖瓣狭窄时,左心房压力升高,左心室舒张时紧张的二尖瓣被强而有力的左心房血流压向左心室,弹性尚好的二尖瓣迅速开放后又突然受阻,引起瓣叶振动所致的拍击样声音。

9.心音分裂:指左、右两侧心室活动不同步的时距较正常明显加大,组成第一心音、第二心音两个主要成分的时距延长,听诊时出现一个心音分裂成两个声音的现象。

10.心包叩击音:缩窄性心包炎时,缩窄的心包限制了心室的舒张,心室在急速充盈阶段突然因舒张受阻而被迫骤然停止所引起的心室壁振动,形成了心包叩击音。

11.心尖搏动:心尖搏动主要代表左心室搏动。心脏收缩时,心尖向前冲击前胸壁相应部位,使肋间软组织向外搏动而形成心尖搏动。

12.期前收缩:指在规则心律基础上,突然提前出现一次心跳,其后有一较长间歇。

13.二联律:期前收缩呈规律性出现,可形成联律。如每一次窦性搏动后出现一次期前收缩,称为二联律。

14.大炮音:完全性房室传导阻滞时房室分离,当心房、心室同时收缩时可使第一心音增强,称为大炮音。

15.额外心音:指除正常心音之外听到的附加心音。额外心音与心脏杂音不同。

16.心脏杂音:指除心音与额外心音之外,当心脏收缩或舒张时,血液在心脏或血管内产生湍流,导致室壁、瓣膜或血管壁振动而产生的异常声音。

17. Austin-Flint 杂音:指主动脉瓣关闭不全时,由于主动脉血液反流,使左心室舒张期容量增加,故二尖瓣一直处于较高位置而形成相对性二尖瓣狭窄,此时心尖区可闻及舒张中期"隆隆"样的杂音。

18. Graham-Steel 杂音:指二尖瓣狭窄造成严重肺动脉高压者,在肺动脉区可闻及的舒张期杂音。

19.无害性杂音:指在颈根部近锁骨处甚至在锁骨下(尤其是右侧)可闻及连续性柔和的杂音,系颈静脉血液快速回流所产生,又称颈静脉营营声;以手指压迫颈静脉,使血流暂时中断,杂音即可消失。另外,正常儿童及青年人锁骨上可闻及轻而短的收缩期杂音,当双肩向后高度伸张时可使杂音消失。该杂音的发生原理尚不明确,可能来源于主动脉弓的头臂分支。

20.心包摩擦音:指脏层与壁层心包由于生物性或理化因素致纤维蛋白沉积而变得粗糙,以致在心脏搏动时产生摩擦而出现的声音。心包摩擦音表现为音质粗糙、高音调、搔抓样、很近耳、与心搏一致;发生在收缩期与舒张期,常呈来回性,与呼吸无关,屏气时摩擦音仍存在,可据此与胸膜摩擦音相鉴别。

21.脱落脉:有期前收缩或房室传导阻滞者可有脉搏脱漏,称为脱落脉。

22.水冲脉:脉搏骤起骤落犹如潮水涨落,故名水冲脉。检查方法是握紧患者手腕掌面,将其前臂高举超过头部,可明显感知犹如水冲的脉搏。此系脉压增大所致,常见于主动脉瓣关闭不全、甲状腺功能亢进、先天性动脉导管未闭和严重贫血患者。

23.奇脉:正常人吸气时由于胸腔负压增大,回心血量增多,肺循环血流量也增多,因而左心排血量无明显变化。有心脏压塞或心包缩窄的患者吸气时由于右心舒张受限,回心血量减少继而影响右心排血量,致使肺静脉回流入左心房的血量减少,形成脉搏减弱,甚至不能扪及,故又称吸停脉。对明显的奇脉,触诊时即可检知;对不明显的奇脉,可用血压计检测,表现为吸气时收缩压较呼气时低 10mmHg 以上。

24.枪击音:指在外周较大动脉表面(常选择股动脉)轻放听诊器鼓型胸件时可闻及与心跳一致、短促如射枪的声音。枪击音主要见于主动脉瓣关闭不全、甲状腺功能亢进和严重贫血患者。

25.Duroziez 双重杂音:指以听诊器鼓型胸件稍加压力于股动脉闻及的收缩期与舒张期双期吹风样杂音。Duroziez 杂音主要见于主动脉瓣关闭不全等脉压增大的患者。

26.毛细血管搏动征:用手指轻压患者指甲末端或以玻片轻压患者口唇黏膜,可使局部发白,当心脏收缩时则局部又发红,这种随心动周期局部发生有规律的红、白交替改变,即为毛细血管搏动征。毛细血管搏动征主要见于主动脉瓣关闭不全等脉压增大的患者。

27.呼吸性窦性心律不齐:正常人心律规则,部分青年人可出现随呼吸改变的心律,即吸气时心率增快,呼气时减慢,称为呼吸性窦性心律不齐,一般无临床意义。

28.二尖瓣型心:左心房与肺动脉段均增大时,胸骨左缘第 2、3 肋间心浊音界增大,心腰丰满或膨出,心界形如梨,常见于二尖瓣狭窄,故称为二尖瓣型心。

29.肝颈静脉回流征:当右心衰竭引起肝瘀血肿大时,用手压迫右上腹肿大的肝脏,可使颈静脉更加充盈,称为肝颈静脉回流征阳性。

30.心力衰竭:指在静脉回流无器质性障碍的情况下,因心脏损害引起心排血量减少,导致不能满足机体代谢需要的一种综合征。临床上以肺和(或)体循环瘀血以及组织灌注不足为特征,又称为充血性心力衰竭。

二、思考提示

1.心脏瓣膜听诊区包括二尖瓣区(位于心尖部,即第 5 肋间左锁骨中线内侧)、肺动脉瓣区(胸骨左缘第 2 肋间)、主动脉瓣区(胸骨右缘第 2 肋间)、主动脉瓣第 2 听诊区(胸骨左缘第 3 肋间)、三尖瓣区(胸骨下端左缘,即胸骨左缘第 4、5 肋间)。

2.心脏听诊的基本顺序:二尖瓣区→肺动脉瓣区→主动脉瓣区→主动脉瓣第 2 听诊区→三尖瓣区。

3.心脏杂音产生的机制:血液从正常的层流状态变为湍流,进而形成漩涡,撞击心壁、心瓣膜、腱索或大血管壁使之产生振动,在相应的体表部位即可听到杂音。心脏杂音主要见于:①血流加速;②瓣膜口狭窄;③瓣膜关闭不全;④心腔及大血管异常通道;⑤心脏异常结构。

4.第一心音与第二心音的区别:①第一心音音调较低,持续的时间长,在心尖部最响;第二心音音调较高,持续的时间短,在心底部最响;②第一心音与第二心音间隔的时间短,而第二心音与下一个心动周期的第一心音间隔的时间较长;③第一心音与心尖和颈动脉搏动同时出现,而第二心音出现在心尖搏动之后。

5.左心衰竭的体征:①视诊:患者常有不同程度的呼吸急促,发绀,取高枕卧位或端坐卧位,心尖搏动向左移位。②触诊:心尖搏动向左下移位,严重者有交替脉。③叩诊:心浊音界向左下扩大。④听诊:心率增快,心尖区可闻及舒张期奔马律,肺动脉瓣区第二心音亢进,肺底可闻及湿啰音,可伴哮鸣音。

6.心前区视诊的主要内容:应观察心前区有无隆起与凹陷、心尖搏动的位置与范围、心前区有无心尖搏动以外的异常搏动。

7.二尖瓣狭窄的体征:①视诊:二尖瓣面容,心尖搏动向左移位。②触诊:心尖部可触及舒张期震颤。③叩诊:心浊音界可呈梨形。④听诊:局限于心尖区的低调、隆隆样、舒张中晚期递增型杂音,心尖区第一心音亢进,可闻及开瓣音,肺动脉瓣区第二心音亢进和分裂等。

8.引起心尖搏动移位的心脏相关因素:左心室增大时,心尖搏动向左下移位;右心室增大时,心尖搏动向左移位,甚至略向上移;先天性右位心时,心尖搏动位于右侧与正常人心尖搏动相对应的部位。

9.心脏触诊的主要内容包括心尖搏动、心前区异常搏动、震颤及心包摩擦感。

10.心脏听诊的主要内容包括心率、心律、心音、额外心音、杂音及心包摩擦音。

11.心房颤动的听诊特点有心律绝对不齐、心音强弱绝对不等以及心率快于脉率。

12.除胸壁厚度、肺含气量等心外因素外,影响心音强度改变的主要因素有心室收缩力与心排血量、瓣膜位置的高低、瓣膜活动性及其周围组织的碰击(如人工瓣与瓣环或支架的碰撞)等。

13.第一心音增强常见的临床情况有二尖瓣狭窄(瓣膜弹性尚好时)、高热、甲状腺功能亢进、贫血、完全性房室传导阻滞等。

14.第一心音减弱常见的临床情况有二尖瓣关闭不全、二尖瓣狭窄伴严重的瓣膜纤维化及钙化、主动脉瓣关闭不全、心肌炎、心肌病、心肌梗死、心力衰竭等。

15.第二心音在吸气时发生生理性分裂的机制:由于深吸气末胸腔负压增加,右心房回心血量增加,右心室排血时间延长,左、右心室舒张不同步,使肺动脉瓣关闭明显延迟,因而可出现第二心音分裂,尤其在青少年期更常见。

16.舒张期额外心音主要有奔马律(舒张早期、舒张晚期和重叠型奔马律)、开瓣音、心包叩击音、肿瘤扑落音;收缩期额外心音主要有收缩早期喷射音(肺动脉收缩期喷射音、主动脉收缩期喷射音)和收缩中、晚期喀喇音;医源性额外心音常见的主要有人工瓣膜音和人工起搏音。

17.第三心音奔马律,又称舒张早期奔马律,最为常见,是病理性第三心音。一般认为第三心音奔马律是由于心室舒张期负荷过重,心肌张力减低与顺应性减退,以致心室舒张时,血液充盈引起心室壁振动。舒张早期奔马律的出现,提示有严重器质性心脏病。第三心音奔马律见于心力衰竭、急性心肌梗死、重症心肌炎与心肌病等严重心功能不全者。

第四心音奔马律,为舒张晚期奔马律,又称收缩期前奔马律或房性奔马律,发生于第四心音出现时,实为增强的第四心音。第四心音奔马律的发生与心房收缩有关,多数是心室收缩末期压力增高或顺应性减退,以致心房为克服心室的充盈阻力而加强收缩所产生的异常心房音。第四心音奔马律多见于阻力负荷过重引起心室肥厚的心脏病,如高血压性心脏病、肥厚性心肌病、主动脉瓣狭窄和冠心病患者。

18.收缩早期喷射音,又称收缩早期喀喇音,其产生机制为扩大的肺动脉或主动脉在心室射血时动脉壁振动,以及在主动脉、肺动脉阻力增高的情况下,半月瓣瓣叶用力开启或狭窄增厚的瓣叶在开启时突然受限所致。根据发生的部位可分为肺动脉收缩期喷射音和主动脉收缩期喷射音。①肺动脉收缩期喷射音:在肺动脉瓣区听诊最响,吸气时减弱,呼气时增强,因吸气时右心室回心血量增多,使肺动脉瓣位置接近肺动脉干,以致心室收缩时瓣叶开放幅度较小。肺动脉收缩期喷射音见于肺动脉高压、原发性肺动脉扩张、轻中度肺动脉瓣狭窄和房间隔缺损、室间隔缺损等患者。②主动脉收缩期喷射音:在主动脉瓣区听诊最响,可向心尖传导,不受呼吸影响。主动脉收缩期喷射音见于高血压、主动脉瘤、主动脉瓣狭窄、主动脉瓣关闭不全与主动脉缩窄患者等。

19.收缩中、晚期喀喇音的产生机制:收缩中、晚期喀喇音为高调、短促、清脆如关门落锁的"ka ta"样声音,可由房室瓣,多数为二尖瓣,在收缩中、晚期脱入左心房,引起"张帆"样声响,因瓣叶突然紧张或其腱索的突然拉紧所致,临床上又称二尖瓣脱垂音。出现在第一心音后0.08s以内者称为收缩中期喀喇音,0.08s以上者称为收缩晚期喀喇音。特点:在心尖区稍内侧听诊最清楚,可随体位变化而变化。由于二尖瓣脱垂可能造成二尖瓣关闭不全,血液由左心室返流至左心房,因而部分二尖瓣脱垂者可同时伴有收缩晚期杂音。收缩中、晚期喀喇音合并收缩晚期杂音时称为二尖瓣脱垂综合征。

20.开瓣音又称二尖瓣开放拍击声,出现于心尖内侧第二心音后0.07s,听诊特点为高调、短促、响亮、清脆,呈拍击样。开瓣音见于二尖瓣狭窄时,为舒张早期血液自左心房迅速流入左心室时,弹性尚好的瓣叶迅速开放后又突然停止致瓣叶振动引起的拍击样声音。临床意义:开瓣音的存在可作为二尖瓣瓣叶弹性及活动尚好的间接指标,也可作为二尖瓣分离术适应证的重要参考条件。

21.心包叩击音的产生机制及特点:心包叩击音见于缩窄性心包炎者,为在第二心音后约0.1s出现的中频、较响而短促的额外心音。心包叩击音是在舒张早期心室急速充盈时,由于心包增厚,阻碍心室舒张以致心室在舒张过程中被迫骤然停止导致室壁振动而产生的声音,听诊时在心尖部和胸骨下段左缘最清楚。

22.周围血管征包括:①水冲脉。脉搏骤起骤落犹如潮水涨落,故名水冲脉。检查方法是握紧患者手腕掌面,将其前臂高举超过头部,可明显感知犹如水冲的脉搏。水冲脉系脉压增大所致,常见于主动脉瓣关闭不全、甲状腺功能亢进、先天性动脉导管未闭和严重贫血患者。②枪击音。在外周较大动脉表面,常选择股动脉,轻放听诊器鼓型胸件可闻及与心跳一致、短促如射枪的声音。枪击音主要见于主动脉瓣关闭不全、甲状腺功能亢进和严重贫血患者。③Duroziez双重杂音。以听诊器鼓型胸件稍压于股动脉,可闻及收缩期与舒张期双期吹风样杂音,即为Duroziez双重杂音。Duroziez双重杂音主要见于主动脉瓣关闭不全等脉压增大的患者。④毛细血管搏动征。用手指轻压患者指甲末端或以玻片轻压患者口唇黏膜,可使局部发白,当心脏收缩时则局部又发红,随心动周期局部发生有规律的红、白交替改变,即为毛细血管搏动征。毛细血管搏动征主要见于主动脉瓣关闭不全等脉压增大的患者。凡体检时发现上述体征,可统称周围血管征阳性。

23.检查脉搏时应注意的内容包括脉率、节律、紧张度、动脉弹性、强弱和波形变化。

24.测量血压的操作规程:被检查者半小时内禁烟,在安静环境下休息5~10min,取仰卧位或坐位。通常测右上肢血压,右上肢裸露伸直并轻度外展,肘部置于心脏同一水平,将气袖均匀紧贴皮肤缠于上臂,使其下缘在肘窝以上约3cm,气袖之中央位于肱动脉表面。检查者扪及肱动脉搏动后,将听诊器胸件置于搏动脉上准备听诊。然后向袖带内充气,边充气边听诊,待肱动脉搏动声消失,再升高20~30mmHg后缓慢放气,双眼随汞柱下降,平视汞柱凸面,根据听诊结果读出血压值。根据Korotkoff五期法,听到动脉搏动声第1响时的血压值为收缩压(第一期),随后声音逐渐加强为第二期,继而出现柔和吹风样杂音为第三期,之后音调突然变低钝为第四期,最终声音消失即达第五期。声音消失时的血压值即为舒张压。收缩压与舒张压之差值为脉压,舒张压加1/3脉压为平均动脉压。

25.血压变动的临床意义:①高血压。血压测量值受多种因素的影响,如情绪激动、紧张、运动等。若采用标准测量方法,至少3次非同日血压值达到或超过140/90mmHg,或仅舒张压达到标准,即可认为有高血压;如果仅收缩压达到标准,则称为收缩期高血压。绝大多数患者是原发性高血压,低于5‰的高血压继发于其他疾病(如慢性肾炎等),称为继发性或症状性高血压。高血压是动脉粥样硬化和冠心病的重要危险因素,也是心力衰竭的重要原因。②低血压。凡血压低于90/60~50mmHg时称为低血压,见于严重病症,如休克、心肌梗死、急性心脏压塞等。低血压也可由体质的原因引起,患者自述一贯血压偏低,一般无症状。③双侧上肢血压差别显著。正常双侧上肢血压差可达10mmHg,如超过此范围则属异常,见于多发性大动脉炎或先天性动脉畸形等。④上、下肢血压差异常。正常下肢血压高于上肢血压达20~40mmHg,如下肢血压低于上肢血压,应考虑主动脉缩窄或胸腹主动脉型大动脉炎等。⑤脉压改变。当脉压>40mmHg,为脉压增大,见于甲状腺功能亢进、主动脉瓣关闭不全等;若脉压<30mmHg,则为脉压减小,见于主动脉瓣狭窄、心包积液及严重衰竭。

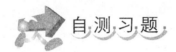

自测习题

一、单项选择题

1.心尖搏动位于左锁骨中线外第6肋间,可能的原因是　　　　　　　　　　(　　)

 A.右心房增大　　　　　　　B.左心房增大　　　　　　C.右心室增大

 D.左心室增大　　　　　　　E.肺气肿

2.心尖搏动减弱或消失见于　　　　　　　　　　　　　　　　　　　　　(　　)

 A.贫血　　　　　　　　　　B.甲状腺功能亢进症　　　C.左胸腔大量积液

 D.左心室肥厚　　　　　　　E.运动

3.负性心尖搏动可见于　　　　　　　　　　　　　　　　　　　　　　　(　　)

 A.左心室肥大　　　　　　　B.粘连性心包炎　　　　　C.胸腔积液

 D.肥厚性心肌病　　　　　　E.肺气肿

4.关于心脏震颤和杂音的关系,下列描述中正确的是　　　　　　　　　　(　　)

 A.有杂音一定能触到震颤

 B.有震颤一定能听到杂音

 C.无震颤就听不到杂音

 D.无杂音也可能触到震颤

 E.震颤与杂音产生的机制不同

5.第二心音产生的主要原因是　　　　　　　　　　　　　　　　　　　　(　　)

 A.心房收缩　　　　　　　　B.心室收缩　　　　　　　C.二、三尖瓣关闭

 D.主动脉瓣、肺动脉瓣关闭　E.主动脉瓣、肺动脉瓣开放

6.确定第一心音最有价值的指标是　　　　　　　　　　　　　　　　　　(　　)

 A.与颈动脉搏动同时出现　　B.音调较第二心音低　　　C.心尖部听诊最清楚

 D.持续时间长　　　　　　　E.第一心音与第二心音之间距离短

7. 通常可以听到正常人的心音有几个 （　　）

    A. 1 个 　　　　B. 2 个 　　　　C. 3 个 　　　　D. 4 个 　　　　E. 5 个

8. 心脏听诊闻及"大炮音"应考虑下列哪种可能 （　　）

    A. 高热 　　　　　　　　　B. 运动 　　　　　　　　　C. 左心室肥厚

    D. 贫血 　　　　　　　　　E. 完全性房室传导阻滞

9. 心前区触及心包摩擦感提示 （　　）

    A. 夹层动脉瘤 　　　　　　B. 主动脉瓣狭窄 　　　　　C. 二尖瓣狭窄

    D. 右侧胸膜炎 　　　　　　E. 心包炎

10. 心房颤动最常见于 （　　）

    A. 冠状动脉粥样硬化性心脏病 　　　　　B. 高血压性心脏病

    C. 肺源性心脏病 　　　　　　　　　　　D. 先天性心脏病

    E. 风湿性二尖瓣狭窄

11. 第二心音反常分裂见于 （　　）

    A. 完全性左束支传导阻滞

    B. 完全性右束支传导阻滞

    C. 肺动脉瓣狭窄

    D. 二尖瓣狭窄

    E. 二尖瓣关闭不全

12. 二尖瓣狭窄最具特征的是 （　　）

    A. 心尖区第一心音拍击样亢进 　　　　　B. 肺动脉瓣第二心音亢进

    C. 心尖区舒张期"隆隆"样杂音 　　　　　D. 左心房肥大

    E. 梨形心

13. 听诊器距胸壁一定距离也能听到的杂音是 （　　）

    A. 2/6 级杂音 　　　　　B. 3/6 级杂音 　　　　　C. 4/6 级杂音

    D. 5/6 级杂音 　　　　　E. 6/6 级杂音

14. 心浊音界缩小，甚至叩不出见于 （　　）

    A. 肺实变 　　B. 胸腔积液 　　C. 肺气肿 　　D. 心包积液 　　E. 腹腔积液

15. 毛细血管搏动征见于 （　　）

    A. 主动脉瓣关闭不全 　　　B. 主动脉瓣狭窄 　　　　C. 二尖瓣关闭不全

    D. 二尖瓣狭窄 　　　　　　E. 三尖瓣关闭不全

16. 脉搏短绌是指 （　　）

    A. 脉率大于心率 　　　　　B. 脉率小于心率 　　　　C. 脉率及心率缓慢

    D. 脉搏消失 　　　　　　　E. 脉搏减弱

17. 第一心音形成的主要原因是 （　　）

    A. 二、三尖瓣的关闭形成

    B. 二、三尖瓣的开放形成

    C. 主动脉瓣、肺动脉瓣的关闭形成

    D. 主动脉瓣、肺动脉瓣的开放形成

E. 二尖瓣的关闭和主动脉瓣的开放形成

18. 枪击音常于哪条动脉听到　　　　　　　　　　　　　　　（　）
　　A. 颈动脉　　　　　　　B. 锁骨上动脉　　　　　C. 股动脉
　　D. 肱动脉　　　　　　　E. 桡动脉

19. 下列能造成脉压减小的疾病是　　　　　　　　　　　　　（　）
　　A. 严重贫血　　　　　　B. 主动脉瓣狭窄　　　　C. 动脉导管未闭
　　D. 甲状腺功能亢进症　　E. 主动脉粥样硬化

20. 右心功能不全与肝硬化的主要鉴别点是　　　　　　　　　（　）
　　A. 肝脏是否肿大　　　　B. 有无腹水　　　　　　C. 有无消化系统症状
　　D. 颈静脉有无怒张　　　E. 有无水肿

21. 触诊心包摩擦感,最佳的是　　　　　　　　　　　　　　（　）
　　A. 在舒张期触诊　　　　B. 在收缩期触诊　　　　C. 深吸气末明显
　　D. 仰卧位明显　　　　　E. 在剑突下触诊

22. 确定左心室肥大最可靠的体征是　　　　　　　　　　　　（　）
　　A. 心尖搏动向左移位　　B. 心浊音界向左扩大　　C. 抬举性心尖搏动
　　D. 心尖区第一心音增强　E. 心尖搏动向下移位

23. 下列哪一项是最常见的奔马律　　　　　　　　　　　　　（　）
　　A. 舒张中期奔马律　　　　　　　　　B. 舒张晚期奔马律
　　C. 右心室舒张早期奔马律　　　　　　D. 左心室舒张早期奔马律
　　E. 以上均不对

24. 二尖瓣区收缩期功能性杂音见于　　　　　　　　　　　　（　）
　　A. 风湿性心脏病伴二尖瓣关闭不全　　B. 二尖瓣脱垂综合征
　　C. 冠状动脉功能不全　　　　　　　　D. 贫血性心脏病
　　E. 贫血

25. 下列关于杂音传导的说法中,正确的是　　　　　　　　　（　）
　　A. 收缩期杂音均易传导　　　　　　　B. 舒张期杂音均不易传导
　　C. 伴震颤的杂音则肯定传导　　　　　D. 杂音传导时,其性质不变
　　E. 杂音的传导与病情的轻重有关

26. 诊断器质性心脏病最可靠的体征是　　　　　　　　　　　（　）
　　A. 心率加快　B. 收缩期杂音　C. 心音亢进　D. 心音减弱　E. 舒张期杂音

27. 表现为肺动脉瓣区收缩期杂音伴第二心音减弱的是下列哪一项（　）
　　A. 发热　　　　　　　　　　　　　　B. 贫血
　　C. 健康青少年　　　　　　　　　　　D. 先天性肺动脉瓣狭窄
　　E. 甲状腺功能亢进症

28. 提示主动脉瓣狭窄的主要体征是　　　　　　　　　　　　（　）
　　A. 叩诊呈靴形心　　　　　　　　　　B. 触及水冲脉
　　C. 主动脉瓣区出现舒张期叹气样杂音　D. 出现 Austin-Flint 杂音
　　E. 主动脉瓣区杂音向颈部传导

29. 连续性杂音的含义是 （ ）

    A. 收缩期、舒张期均有杂音但性质不一致

    B. 二尖瓣收缩期杂音、三尖瓣舒张期杂音

    C. 收缩期与舒张期杂音之间有一间歇

    D. 收缩期与舒张期杂音性质一致且两者之间无间歇

    E. 见于瓣膜狭窄合并关闭不全

30. 生理情况下可出现 （ ）

    A. 二尖瓣开瓣音

    B. 心前区触及震颤

    C. 肺动脉瓣区卧位、吸气时的收缩期杂音

    D. 主动脉瓣第2听诊区叹气样舒张期杂音

    E. 心尖区舒张期"隆隆"样杂音

31. 心包摩擦音与胸膜摩擦音的主要鉴别依据是 （ ）

    A. 摩擦音的部位   B. 摩擦音的性质   C. 病变的程度

    D. 屏住呼吸时听诊   E. 改变体位听诊

32. 主要表现为右心室肥大的是 （ ）

    A. 肺源性心脏病   B. 心包积液   C. 全心功能不全

    D. 扩张性心肌病   E. 心肌炎

33. 诊断心脏病最可靠的体征是 （ ）

    A. 心脏有杂音   B. 听到三音律   C. 听到期前收缩

    D. 心脏明显扩大   E. 出现心音分裂

34. 患者,女性,38岁。心尖搏动位于第6肋间左锁骨中线外2.0cm,胸骨左缘第3、4肋间闻及舒张期叹气样杂音。既往有风湿病史,最可能的诊断是 （ ）

    A. 风湿性心脏病伴二尖瓣狭窄

    B. 风湿性心脏病伴二尖瓣关闭不全

    C. 风湿性心脏病伴主动脉瓣狭窄

    D. 风湿性心脏病伴主动脉瓣关闭不全

    E. 室间隔缺损

35. 患者,女性,45岁。叩诊心界呈梨形,听诊心尖部闻及"隆隆"样舒张期杂音,伴心尖区第一心音亢进及心尖区震颤。应诊断为 （ ）

    A. 主动脉瓣狭窄   B. 主动脉瓣关闭不全   C. 二尖瓣狭窄

    D. 二尖瓣关闭不全   E. 肺动脉瓣关闭不全

36. 患者,男性,15岁。胸骨右缘第2肋间可闻及收缩期杂音,响亮、震耳,伴有震颤,但听诊器离开胸壁则听不到。该杂音为 （ ）

    A. 2/6级   B. 3/6级   C. 4/6级   D. 5/6级   E. 6/6级

二、多项选择题

1. 影响心尖搏动位置变化的生理条件是 （ ）

    A. 体型   B. 年龄   C. 体位   D. 心脏疾患   E. 胸部疾患

2.心脏浊音界向左、向下扩大,心腰部由钝角变为近似直角,可见于 　　　　（　　）

A.二尖瓣狭窄　　　　　　　　B.主动脉瓣关闭不全　　　　C.高血压性心脏病

D.心肌炎　　　　　　　　　　E.心包积液

3.以下心脏检查可定为心脏病的是 　　　　　　　　　　　　　　（　　）

A.心脏触诊发现震颤　　　　　　　　　　　B.心脏扩大

C.有 2/6 级以下收缩期杂音　　　　　　　　D.有舒张期杂音

E.有心律失常

4.决定第一心音强度改变的因素是 　　　　　　　　　　　　　　　（　　）

A.心室肌的收缩力　　　　　　B.心室的充盈程度　　　　　C.心瓣膜的位置

D.心瓣膜的弹性　　　　　　　E.血流速度

5.引起左心室奔马律常见的病理情况有 　　　　　　　　　　　　　（　　）

A.心功能不全　　　　　　　　B.急性心肌梗死　　　　　　C.严重心肌炎

D.严重心肌病　　　　　　　　E.高血压性心脏病

6.心房颤动的听诊特点是 　　　　　　　　　　　　　　　　　　　（　　）

A.心室率大于脉率　　　　　　B.心律绝对不规则　　　　　C.奔马律

D.第一心音强弱不等　　　　　E.Duroziez 双重杂音

7.脉搏检查的内容包括 　　　　　　　　　　　　　　　　　　　　（　　）

A.脉率　　　　　　　　　　　B.脉律　　　　　　　　　　C.强弱

D.脉波　　　　　　　　　　　E.脉搏与体位的关系

实践五　腹部评估

【知识要点】

一、基本概念

1. 蛙状腹
2. 舟状腹
3. 板状腹
4. 游走肾
5. 液波震颤
6. 移动性浊音
7. 肠鸣音
8. 反跳痛
9. 腹膜刺激征
10. 阑尾点
11. 墨菲征（Murphy 征）
12. 震水音

二、思考提示

1. 简述腹部触诊的内容。
2. 腹部触诊时，正常情况下可触及的脏器有哪些？
3. 简述肝脏触诊的内容。
4. 简述腹部包块触诊的内容。
5. 简述腹部九分区的分区方法。
6. 观察腹部局限性膨隆时应注意什么？
7. 腹式呼吸增强、减弱、消失有何临床意义？
8. 腹壁静脉曲张有哪几种？其血流方向如何？
9. 腹壁皮肤常见的病理性改变有哪些？
10. 试述脾大的临床意义。
11. 试述腹壁紧张度增加的临床意义。
12. 试述腹部膨隆的临床意义。
13. 试述肝脏触诊的检查方法。
14. 试述胆囊触痛的检查方法及临床意义。

【知识链接】

一、基本概念

1. 蛙状腹：指腹腔内有大量积液患者，平卧位时因腹壁松弛，液体下沉于腹腔两侧，腹部似蛙腹状。

2.舟状腹:指被评估者取仰卧位时,前腹壁明显凹陷几乎紧贴脊柱,使肋弓、髂嵴和耻骨联合显露,腹部外形呈舟状。

3.板状腹:指胃肠道穿孔或脏器破裂所致急性弥漫性腹膜炎时,因腹膜受到刺激而引起腹肌痉挛,造成腹壁紧张,硬似木板。

4.游走肾:指肾下垂明显时,能在腹腔各个方向移动。

5.液波震颤:指腹腔内有大量游离液体时,用手叩击一侧腹壁,另一侧腹壁可触及液体波动冲击的感觉。

6.移动性浊音:腹腔内游离液体在 1000mL 以上时,患者移动体位,液体因重力作用而移动,浊音区也随之移动,这种因体位移动而出现浊音变化的现象称为移动性浊音。

7.肠鸣音:指肠蠕动时,肠管内的气体和液体也随着移动而产生的一种断断续续的"咕噜"声,又称气过水声。

8.反跳痛:指评估者在检查到压痛后,手指稍停片刻,然后突然抬手,被评估者疼痛加剧。

9.腹膜刺激征:指腹肌紧张、腹部压痛、反跳痛三者并存。

10.阑尾点:位于右髂前上棘与脐连线的中外1/3交界处。

11.墨菲征:又称胆囊触痛征,评估者以左手掌平放于被评估者右肋缘部,将左手大拇指指腹勾压于右腹直肌外缘与肋弓交界处(胆囊点),嘱被评估者缓慢吸气,当发炎的胆囊下移时碰到评估者用力按压的拇指,可引起疼痛,被评估者因疼痛而停止吸气时,称为墨菲征阳性,否则为阴性。

12.震水音:指被评估者取仰卧位,评估者将听诊器体件置于被评估者上腹部,评估者用稍弯曲的手指连续、迅速地冲击被评估者上腹部,听到胃内气体与液体相撞击而发出的声音。

二、思考提示

1.腹部触诊的内容包括腹壁的紧张度、压痛和反跳痛、腹部肿块、波动感、肝脏、胆囊、脾等。

2.腹部触诊常可触及右肾下极、腹直肌腱划、主动脉腹部、横结肠、乙状结肠、第 4 和 5 腰椎椎体、盲肠、充盈的膀胱、妊娠子宫等。

3.肝脏触诊的内容包括肝脏的大小、质地、表面形态及边缘、压痛、搏动等。

4.腹部包块触诊的内容包括包块的位置、大小、形态、边缘及表面状况、质地、压痛、移动度、与邻近器官的关系等。

5.腹部九分区的分区方法:两侧第 10 肋下缘的连线和两侧髂前上棘的连线与左、右髂前上棘至腹中线连线的中垂线相交将腹部分成九区,即右上腹部、右侧腹部、右下腹部、左上腹部、左侧腹部、左下腹部、上腹部、中腹部、下腹部。

6.观察腹部局限性膨隆时应注意部位、形状、呼吸及体位的影响等。

7.腹式呼吸增强、减弱、消失的临床意义:①增强常见于癔症性呼吸或胸腔疾病;②减弱常见于腹膜炎症、腹水、急性腹痛、腹腔内巨大肿物或妊娠;③消失常见于胃肠道穿孔所致急性腹膜炎或膈肌麻痹。

8.腹壁静脉曲张的种类及血流方向:①常见的有门静脉高压所致循环障碍,其血流方向常以脐为中心向四周流动;②上腔静脉梗阻时,血流方向是上腹壁或胸壁静脉向下流入腹壁静脉和大隐静脉;③下腔静脉梗阻时,血流方向是脐以下的腹壁静脉向上流入胸壁静脉和腋静脉。

9.腹壁皮肤常见的病理性改变有:①皮疹,如紫癜、荨麻疹等;②色素;③腹纹;④瘢痕;⑤疝,如腹内疝、腹外疝;⑥脐部分泌物及其性状。

10.脾大的临床意义:①轻度肿大常见于急慢性肝炎、粟粒性结核、伤寒、急性疟疾、感染性心内膜炎、败血症等;②中度肿大见于肝硬化、慢性淋巴细胞性白血病、慢性溶血性黄疸、淋巴瘤、系统性红斑狼疮、疟疾后遗症等;③高度肿大见于慢性淋巴细胞性白血病、黑热病、慢性疟疾和骨髓纤维化症等。

11.腹壁紧张度增加的临床意义:①全腹紧张度增加主要见于腹腔内容物增加,如肠胀气、气腹、大量腹水。全腹高度紧张可见于胃肠道穿孔或脏器破裂所致急性弥漫性腹膜炎,腹膜受刺激引起腹肌痉挛,甚至强直,腹壁硬如木,称为板状腹;结核性腹膜炎或其他慢性病变,对腹膜刺激缓和,且有明显腹膜增厚及肠管、肠系膜粘连等因素,腹壁柔韧且具有抵抗力,不易压陷,称为柔韧感或揉面感。②腹壁局部紧张度增加常见于腹腔内某一脏器炎症波及腹膜而引起,如上腹或左上腹肌紧张,可见于急性胰腺炎;右上腹肌紧张,可见于急性胆囊炎;右下腹肌紧张,可见于急性阑尾炎或胃穿孔。

12.腹部膨隆的临床意义:①全腹膨隆。可见于腹腔积液。当腹腔内大量积液时,腹壁松弛,液体下沉于腹腔两侧,常出现于肝硬化门脉高压症、心力衰竭、缩窄性心包炎、腹腔转移癌、肾病综合征、结核性腹膜炎等。也见于腹腔积气、胃肠道内大量积气时,使腹部呈球形,出现于肠梗阻、肠麻痹。如腹腔内积气称为气腹,见于胃肠道穿孔或治疗性人工气腹。还可见于腹腔内巨大肿瘤,如妊娠晚期巨大的卵巢囊肿、畸胎瘤。②局部膨隆。腹部局限性膨隆常因脏器肿大、腹内肿瘤、炎性包块、胃肠胀气、腹壁上的肿物和疝等引起。

13.肝脏触诊的检查方法:①单手触诊法。检查者位于被检查者的右侧,右手四指并拢,掌指关节伸直,与肋缘大致平行放在被检查者右上腹,被检查者呼气时手指压向腹腔深部,吸气时手指向上迎触下移的肝缘。②双手触诊法。检查者右手位置同单手触诊法,左手托住被检查者右腰部,拇指张开置于肋部。触诊时,左手向上推,使肝下缘紧贴前腹壁,这样吸气时下移的肝脏就易被触及。③钩指触诊法。检查者位于被检查者右肩旁,面向其足部,将右手掌置于被检查者右前胸下部,右手第2—5指弯成钩状,嘱被检查者深呼气,检查者随吸气而进一步屈曲指关节,这样指腹易触及下移的肝下缘。

14.胆囊触痛的检查方法及临床意义:检查者以左手掌平放于被检查者右肋缘部,将左手大拇指指腹钩压于右腹直肌外缘与交界点处,嘱被检查者缓慢深吸气。在吸气过程中,发炎的胆囊下移时碰到用力按压的拇指,可引起疼痛,此为胆囊触痛,提示胆囊有急性炎症。

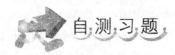
自测习题

一、单项选择题

1.腹部体表九分法中位于右髂部的主要脏器有 （ ）

    A.升结肠   B.右肾下部   C.空肠

    D.大网膜   E.盲肠、阑尾

2. 腹部检查最有意义的方法是 （ ）

 A. 视诊   B. 触诊   C. 叩诊   D. 听诊   E. 嗅诊

3. 大量腹水时腹部外形为 （ ）

 A. 局限性膨隆   B. 舟状腹   C. 腹部平坦

 D. 蛙状腹   E. 腹部饱满

4. 正常人腹壁静脉的血流方向是 （ ）

 A. 脐以上由上向下   B. 均由上向下   C. 均由下向上

 D. 脐以下由下向上   E. 脐以上由下向上，脐以下由上向下

5. 最能反映腹膜炎的体征是 （ ）

 A. 腹部压痛   B. 腹肌紧张   C. 肠鸣音亢进

 D. 有反跳痛   E. 移动性浊音阳性

6. 全腹紧张呈揉面感或柔韧感的是 （ ）

 A. 肝硬化   B. 急性胃穿孔   C. 结核性腹膜炎

 D. 肠梗阻   E. 胃下垂

7. 肝脏触诊通常采用的方法是 （ ）

 A. 浅部触诊法   B. 冲击触诊法   C. 双手触诊法

 D. 深压触诊法   E. 深部滑行触诊法

8. 胆囊触痛征阳性见于 （ ）

 A. 急性胰腺炎   B. 急性胆囊炎   C. 急性胃炎

 D. 急性肝炎   E. 肝癌

9. 脾区出现摩擦感最常见于 （ ）

 A. 疟疾   B. 肝硬化   C. 胰腺炎

 D. 胆囊炎   E. 脾梗死

10. 肿大的脾与腹腔肿块的主要鉴别点是 （ ）

 A. 质地   B. 活动度   C. 叩诊音不同   D. 有无切迹   E. 部位

11. 巨脾是指 （ ）

 A. 肋下触及脾   B. 脾大在肋下 2 cm   C. 脾大在肋下 3 cm

 D. 脾大达脐水平线   E. 脾大超过脐水平线

12. 正常人的肠鸣音频率为 （ ）

 A. 1～2 次/min   B. 3～4 次/min   C. 4～5 次/min

 D. 5～6 次/min   E. 10 次/min 以上

13. 腹部叩诊为移动性浊音时，提示腹水量 （ ）

 A. 超过 500mL   B. 超过 800mL   C. 超过 1000mL

 D. 超过 1500mL   E. 超过 2000mL

14. 用下列哪一项概括腹部包含的内容最合适 （ ）

 A. 腹壁、腹膜腔及肝、肺、脾、肾   B. 大网膜、腹膜腔、腹腔器官

 C. 腹壁、腹膜腔、腹腔器官   D. 胃肠道、腹膜、脂肪

 E. 消化道及泌尿道

15. 腹部视诊内容不包括下列哪一项 （　　）

    A. 腹部外形　　　　　　　B. 腹部包块　　　　　　　C. 呼吸运动

    D. 腹壁皮肤　　　　　　　E. 腹壁静脉

16. 下列哪一项不是引起全腹膨隆的原因 （　　）

    A. 大量腹水　　　　　　　B. 气腹　　　　　　　　C. 急性重型肝炎

    D. 腹内巨大包块　　　　　E. 胃肠积气

17. 下列哪一项是腹式呼吸减弱的原因 （　　）

    A. 结核性胸膜炎　　　　　B. 胸部外伤　　　　　　C. 肺炎

    D. 急性腹膜炎　　　　　　E. 癔症性呼吸

18. 腹壁紫纹见于下列哪种情况 （　　）

    A. 妊娠　　　　　　　　　B. 消瘦　　　　　　　　C. 大量腹水

    D. 单纯肥胖　　　　　　　E. 肾上腺皮质功能亢进或长期服用糖皮质激素

19. 胃型常见于下列哪种情况 （　　）

    A. 慢性胃炎　　B. 幽门梗阻　　C. 肠结核　　　D. 胃痉挛　　　E. 胃肠道穿孔

20. 腹部触诊的内容不包括下列哪一项 （　　）

    A. 腹壁紧张度　　　　　　B. 腹部包块　　　　　　C. 液波震颤

    D. 蠕动波　　　　　　　　E. 有无压痛及反跳痛

21. 板状腹常见于下列哪种疾病 （　　）

    A. 结核性腹膜炎　　　　　　　B. 慢性盆腔炎　　　　C. 宫外孕破裂

    D. 胃肠道穿孔所致的急性腹膜炎　　E. 肝硬化

22. 转移性右下腹痛常见于 （　　）

    A. 右侧输卵管结石　　　　B. 胆囊炎　　　　　　　C. 阑尾炎

    D. 盲肠肿瘤　　　　　　　E. 右肾结石

23. 左上腹触及一包块,随呼吸上下移动,表面有切迹,无压痛,应考虑为 （　　）

    A. 肝左叶癌　　　　　　　B. 结肠脾曲肿瘤　　　　C. 左肾上腺肿瘤

    D. 脾肿大　　　　　　　　E. 胰腺癌

24. 肠鸣音活跃或亢进可见于下列疾病,但不包括哪一项 （　　）

    A. 低血钾　　　　　　　　B. 急性肠炎　　　　　　C. 机械性肠梗阻

    D. 服用泻药　　　　　　　E. 胃肠道大出血

25. 大量腹水的体征不包括 （　　）

    A. 腹部膨隆呈蛙状腹　　　B. 波动感　　　　　　　C. 腹式呼吸减弱

    D. 震水音　　　　　　　　E. 脐膨出

26. 肠鸣音亢进是指 （　　）

    A. 肠鸣音 7 次/min 以上,音响变动较大

    B. 肠鸣音 8 次/min 以上,音响变动较大

    C. 肠鸣音 9 次/min 以上,音响变动较大

    D. 肠鸣音 10 次/min 以上,音响亮、高亢

    E. 肠鸣音 11 次/min 以上,音响亮、高亢

27. 全腹肌紧张,触诊时呈揉面感,常见于下列哪种疾病　　　　　　（　　）

　　A.急性胃炎　　　　　　　　　B.急性肠炎　　　　　　　C.急性胃肠道穿孔

　　D.急性胃扩张　　　　　　　　E.结核性腹膜炎

28. 肝脏肿大而无压痛见于下列哪种疾病　　　　　　　　　　　（　　）

　　A.慢性肝炎　　B.脂肪肝　　C.肝瘀血　　D.肝脓肿　　E.肝癌

29. 正常人左下腹部触及的腊肠样包块最可能是　　　　　　　　　（　　）

　　A.胆囊　　　　　　　　　　　B.积存粪便的乙状结肠　　　C.脾

　　D.胰腺　　　　　　　　　　　E.阑尾

30. 下列哪种疾病可引起脾高度肿大　　　　　　　　　　　　　（　　）

　　A.早期肝硬化　　　　　　　　B.感染性心内膜炎　　　　　C.败血症

　　D.慢性粒细胞性白血病　　　　E.慢性溶血性黄疸

31. 急性弥漫性腹膜炎时,肠鸣音表现为　　　　　　　　　　　（　　）

　　A.减弱　　　B.消失　　　C.正常　　　D.活跃　　　E.亢进

32. 正常人深吸气时可在肋弓下缘触及肝下缘,一般不超过　　　　（　　）

　　A.0.5cm　　B.1.0cm　　C.1.5cm　　D.2.0cm　　E.3.0cm

33. 急腹症中最常见的是　　　　　　　　　　　　　　　　　　（　　）

　　A.急性胃炎　　　　　　　　　B.急性胰腺炎　　　　　　　C.急性阑尾炎

　　D.急性腹膜炎　　　　　　　　E.急性肠梗阻

34. 腹部震水音常见于下列哪种疾病　　　　　　　　　　　　　（　　）

　　A.幽门梗阻　　B.急性腹膜炎　　C.腹水　　D.肾病综合征　　E.急性肠炎

35. 腹部触诊时,最佳体位应是　　　　　　　　　　　　　　　（　　）

　　A.半卧位,两腿对称屈曲

　　B.平卧位,缓慢做胸式呼吸

　　C.平卧位,双手置于胸前

　　D.仰卧位,两上肢平放于身体两侧,双腿屈曲,平静做腹式呼吸

　　E.侧卧位,平静呼吸

36. 患者,男性,45岁,自述无尿1天。查体:下腹部膨隆,耻骨联合上方叩诊呈浊音。最
　　可能的诊断是　　　　　　　　　　　　　　　　　　　　（　　）

　　A.巨大卵巢肿瘤　　　　　　　B.气腹症　　　　　　　　　C.幽门梗阻

　　D.尿潴留　　　　　　　　　　E.肝硬化

37. 患者,男性,腹胀2年。查体:腹部膨隆,腹式呼吸减弱,移动性浊音阳性。最可能的
　　诊断是　　　　　　　　　　　　　　　　　　　　　　　（　　）

　　A.肝硬化门脉高压　　　　　　B.肠麻痹　　　　　　　　　C.腹内巨大肿瘤

　　D.胃肠道穿孔　　　　　　　　E.人工气腹

38. 患者,男性,65岁,右侧阵发性腰痛2年,牵涉至大腿内侧。查体:右肾区叩击痛。最
　　可能的诊断是　　　　　　　　　　　　　　　　　　　　（　　）

　　A.结核性腹膜炎　　　　　　　B.肝硬化腹水　　　　　　　C.尿潴留

　　D.肾结石　　　　　　　　　　E.结肠癌

39. 患者,女性,40岁,腹胀1年。查体:腹部膨隆,腹中部叩诊浊音,腹两侧呈鼓音且浊音不随体位变化。应考虑下列哪种疾病 （　　）

　　A. 晚期肝硬化　　　　　　B. 结核性腹膜炎　　　　　C. 巨大卵巢囊肿

　　D. 腹膜转移癌　　　　　　E. 心力衰竭

40. 患者,男性,右侧腹部可触及一质地结实、有弹性的包块,随呼吸上下移动,触及时有恶心感。该包块最有可能是 （　　）

　　A. 肝脏　　　　　　　　　B. 胆囊　　　　　　　　　C. 肾脏

　　D. 十二指肠　　　　　　　E. 结肠

41. 患者,女性,35岁,乏力,腹胀2周。查体:左上腹部可触及一包块,表面光滑,质软,且有切迹,无压痛,随呼吸上下移动。应考虑 （　　）

　　A. 左肾上腺瘤　　　　　　B. 肝左叶肿瘤　　　　　　C. 脾大

　　D. 结肠脾曲肿瘤　　　　　E. 胰腺癌

二、多项选择题

1. 下列位于右腰部的器官有 （　　）

　　A. 肝右叶　　B. 右肾　　　　C. 升结肠　　　　D. 空肠　　　　E. 横结肠

2. 蛙状腹可见于下列哪些疾病 （　　）

　　A. 肝硬化　　　　　　　　B. 肾病综合征　　　　　　C. 缩窄性心包炎

　　D. 心力衰竭　　　　　　　E. 肠麻痹

3. 机械性肠梗阻患者常出现 （　　）

　　A. 肠鸣音亢进　　　　　　B. 肠型　　　　　　　　　C. 球状腹

　　D. 震水音　　　　　　　　E. 肠蠕动波

4. 患者腹部隆起呈球状,改变体位时外形无变化,见于 （　　）

　　A. 麻痹性肠梗阻　　　　　B. 胃肠道穿孔　　　　　　C. 腹膜结核

　　D. 人工气腹　　　　　　　E. 肾病综合征

5. 肝脏触诊时应注意其 （　　）

　　A. 大小　　B. 质地　　　　C. 表面　　　　D. 边缘　　　　E. 搏动

6. 腹部叩诊肝浊音界缩小可见于 （　　）

　　A. 肝癌　　　　　　　　　B. 重症肝炎　　　　　　　C. 胃肠胀气

　　D. 结核性腹膜炎　　　　　E. 巨大卵巢囊肿

7. 耻骨联合上方叩诊呈浊音,可能为 （　　）

　　A. 膀胱充盈　　　　　　　B. 妊娠子宫　　　　　　　C. 子宫肌瘤

　　D. 卵巢囊肿　　　　　　　E. 尿路感染

8. 肠鸣音活跃可见于 （　　）

　　A. 急性肠炎　　　　　　　B. 腹膜炎　　　　　　　　C. 服用泻药

　　D. 胃肠道大出血　　　　　E. 低钾血症

9. 机械性肠梗阻患者表现为 （　　）

　　A. 腹部膨隆　　　　　　　B. 肠型　　　　　　　　　C. 震水音

　　D. 肠鸣音亢进　　　　　　E. 肠蠕动波

10. 幽门梗阻可表现为 （ ）
    A. 移动性浊音阳性   B. 胃型   C. 胃蠕动波
    D. 震水音   E. 腹部普遍性膨隆

11. 麻痹性肠梗阻表现为 （ ）
    A. 肠鸣音亢进   B. 腹部膨隆   C. 肠型
    D. 肠蠕动波   E. 移动性浊音阳性

12. 麻痹性肠梗阻可见于 （ ）
    A. 低钾血症   B. 急性腹膜炎   C. 胃肠道穿孔
    D. 胃肠道大出血   E. 急性肠炎

13. 急性腹膜炎表现为 （ ）
    A. 腹胀   B. 腹痛   C. 腹肌紧张   D. 反跳痛   E. 震水音

14. 腹水患者可出现 （ ）
    A. 腹胀   B. 移动性浊音   C. 震水音   D. 蛙状腹   E. 腹壁静脉曲张

实践六　脊柱与四肢评估

【知识要点】

一、基本概念

1. 杵状指
2. 匙状指
3. 舞蹈症
4. 扑翼样震颤
5. 爪形手
6. 梭形关节

二、思考提示

1. 脊柱后凸的原因有哪些？
2. 简述浮髌试验的检查方法。
3. 杵状指的临床意义是什么？
4. 简述正常脊柱的形态。
5. 脊柱侧弯的原因有哪些？
6. 脊柱叩击痛的检查方法有哪几种？

【知识链接】

一、基本概念

1. 杵状指：指手指末端肥厚、增生，指甲从根部到末端拱形隆起，呈杵状膨大。
2. 匙状指：指指甲中央凹陷、边缘翘起，指甲变薄，表面粗糙，有条纹。
3. 舞蹈症：指肢体大关节快速的、无目的、不对称的运动，类似舞蹈。
4. 扑翼样震颤：指将患者两臂抬起，使其手和腕部悬空时，出现的两手快落慢抬的震颤动作，似飞鸟扑翼。
5. 爪形手：指手指关节呈鸟爪样变形。
6. 梭形关节：指指间关节增生、肿胀呈梭状。

二、思考提示

1. 脊柱后凸的原因有：儿童多见于佝偻病；青少年多见于胸椎结核；成年人多见于类风湿性脊柱炎；老年人多见于骨质的退行性病变。另外，外伤后脊柱骨折、青少年发育期坐姿不良、脊椎骨软骨炎也可导致脊柱后凸。

2. 浮髌试验的检查方法如下：被评估者取仰卧位，下肢伸直、放松；评估者左手拇指、示指分开固定在肿胀的关节上方，并加压压迫髌上囊，使关节腔的积液不能上下流动，然后用右手示指将髌骨连续向后方按压数次，体会是否有触及浮起感。

3.杵状指常见于：①呼吸系统疾病，如支气管扩张、支气管肺癌、慢性肺脓肿等；②心血管疾病，如亚急性细菌性心内膜炎、发绀型先天性心脏病等；③营养障碍性疾病，如肝硬化等；④锁骨下动脉瘤等。

4.正常脊柱的形态：正常人直立时，从侧面观察，脊柱有4个生理性弯曲，即颈段稍向前凸、胸段稍向后凸、腰椎明显向前凸、骶椎明显向后凸；从后面观察，脊柱无侧弯。

5.脊柱离开后正中线向左或向右偏曲称为脊柱侧弯。脊柱侧弯的常见原因有：①姿势性侧弯，主要见于儿童期坐或立姿势不良，侧弯一侧下肢明显短于另一侧，椎间盘突出引起的坐骨神经痛、脊髓灰质炎等；②器质性侧弯，主要见于慢性胸膜肥厚、胸膜粘连，以及肩部或胸廓畸形、先天性脊柱发育不全、佝偻病等。

6.脊柱叩击痛的检查方法有：①直接叩击法，即用叩诊锤或手指直接叩击各椎体的棘突。②间接叩击法，即被检查者取端坐位，检查者将左手掌面置于被检查者头顶，右手半握拳，以小鱼际肌部位叩击左手背。

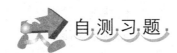 自测习题

一、单项选择题

1.青少年脊柱后凸形成特征性的成角畸形,常见于　　　　　　　　　　（　　）

 A.佝偻病　　　　　　　B.胸椎结核　　　　　　C.强直性脊柱炎

 D.脊柱外伤　　　　　　E.椎间盘突出

2.匙状指常见于　　　　　　　　　　　　　　　　　　　　　　　　（　　）

 A.支气管扩张症　　　　B.先天性心脏病　　　　C.肝硬化

 D.缺铁性贫血　　　　　E.肺气肿

3.杵状指一般不见于　　　　　　　　　　　　　　　　　　　　　　（　　）

 A.严重的室间隔缺损　　B.支气管扩张症　　　　C.大叶性肺炎

 D.慢性肺脓肿　　　　　E.法洛四联症

4.指关节变形呈梭形常见于　　　　　　　　　　　　　　　　　　　（　　）

 A.类风湿性关节炎　　　B.风湿热　　　　　　　C.肌萎缩

 D.尺神经损伤　　　　　E.骨结核

5.爪形手常见于　　　　　　　　　　　　　　　　　　　　　　　　（　　）

 A.肺气肿　　　　　　　B.支气管扩张症　　　　C.缺铁性贫血

 D.尺神经损伤　　　　　E.风湿热

6.浮髌试验主要用于检查　　　　　　　　　　　　　　　　　　　　（　　）

 A.膝腱反射　　　　　　B.膝关节滑膜炎　　　　C.关节腔有无积液

 D.髌骨有无骨折　　　　E.膝关节活动度

7.驼背是由于脊柱过度后凸引起的,多发生于　　　　　　　　　　　（　　）

 A.颈椎　　　　　　　　B.胸椎　　　　　　　　C.腰椎

 D.骶椎　　　　　　　　E.腰、骶椎

8. 脊柱过度前凸多见于 （　　）

    A. 颈椎   B. 胸椎   C. 腰椎

    D. 骶椎   E. 腰、骶椎

9. 下列哪种疾病不会出现脊柱前凸 （　　）

    A. 大量腹水   B. 妊娠晚期   C. 椎间盘突出

    D. 髋关节结核   E. 先天性髋关节后脱位

10. 下列哪一项不是脊柱姿势性侧弯的原因 （　　）

    A. 儿童坐姿不良   B. 一侧下肢短   C. 椎间盘突出

    D. 脊髓灰质炎后遗症   E. 胸膜粘连

11. 下列哪一项不是脊柱器质性侧弯的原因 （　　）

    A. 胸膜肥厚   B. 胸膜粘连   C. 肩部畸形

    D. 椎间盘突出   E. 胸部畸形

12. 脊柱活动度最大的是 （　　）

    A. 颈椎和腰椎   B. 胸椎   C. 骶椎

    D. 胸椎和腰椎   E. 骶椎和腰椎

13. 扑翼样震颤多见于 （　　）

    A. 甲状腺功能亢进   B. 甲状腺功能减退   C. 自主神经功能紊乱

    D. 肝昏迷   E. 低钙血症

14. 手足搐搦多见于 （　　）

    A. 儿童期脑风湿性病变   B. 低血钙   C. 慢性肝病

    D. 震颤性麻痹   E. 小脑疾患

15. 直立时,两膝关节靠拢而两踝部分离多见于 （　　）

    A. 关节炎   B. 关节脱位   C. 佝偻病   D. 先天畸形   E. 骨折

16. 足内翻畸形多见于 （　　）

    A. 偏瘫   B. 脊髓灰质炎后遗症   C. 佝偻病

    D. 肢端肥大症   E. 跟腱挛缩

17. 肢端肥大症多见于 （　　）

    A. 腺垂体功能亢进   B. 先天性心脏病   C. 风湿性心脏病

    D. 甲状腺功能亢进   E. 肺气肿

18. 下列哪种疾病不会引起脊柱活动受限 （　　）

    A. 软组织损伤   B. 颈椎病   C. 椎间盘突出

    D. 肾结石   E. 腰椎结核

19. 椎间盘突出主要发生于 （　　）

    A. 颈椎   B. 胸椎   C. 腰椎

    D. 骶椎   E. 尾椎

20. 下肢静脉曲张多发生于 （　　）

    A. 大腿   B. 小腿   C. 足背

    D. 胫骨前   E. 踝关节

21.以下说法中不正确的是 （ ）

A.正常人脊柱无侧弯 B.姿势性侧弯无脊柱结构异常

C.改变体位可纠正器质性侧弯 D.正常人脊柱有 4 个生理性弯曲

E.脊柱结核可见成角畸形

22.除下列哪一项外,其他均可用于腰骶椎的体检 （ ）

A.摇摆试验 B.拾物试验 C.直腿抬高试验

D.旋颈试验 E.屈颈试验

23.以下哪一种说法是错误的 （ ）

A.桡神经损伤——腕下垂 B.正中神经损伤——猿形手

C.尺神经损伤——爪形手 D.肘关节后脱位——成角畸形

E.Colles 骨折——餐叉样畸形

二、多项选择题

1.脊柱过度向前凸多见于 （ ）

A.胸椎结核 B.妊娠 C.腹水 D.腹腔肿瘤 E.髋关节病变

2.杵状指(趾)可见于 （ ）

A.支气管肺癌 B.支气管扩张症 C.肺脓肿

D.发绀型先天性心脏病 E.亚急性感染性心内膜炎

实践七　神经系统评估

【知识要点】

一、基本概念

1. 瘫痪

2. 交叉瘫痪

3. 偏瘫

4. 截瘫

5. 深反射

6. 浅反射

7. 病理反射

二、思考提示

1. 简述神经反射检查的注意事项。

2. 简述膝反射的检查方法。

3. 锥体束病损时，神经反射检查可出现哪些表现？

4. 简述角膜反射的检查方法。

5. 试述肌力的分级。

6. 试述脑膜刺激征的检查方法及临床意义。

7. 试述 Lasegue 征的检查方法及临床意义。

【知识链接】

一、基本概念

1. 瘫痪：指随意运动功能丧失。

2. 交叉瘫痪：指一侧颅神经周围性瘫痪伴对侧肢体中枢性瘫痪。

3. 偏瘫：指一侧肢体中枢性瘫痪伴同侧中枢性面瘫及舌瘫。

4. 截瘫：指双下肢瘫痪，常伴大小便功能障碍，是脊髓横贯性损伤的结果。

5. 深反射：指刺激肌腱或骨膜引起的反射。

6. 浅反射：指刺激皮肤或黏膜引起的反射。

7. 病理反射：指锥体束损害时，大脑失去对脑干和脊髓的抑制功能而出现的异常反射，又称锥体束征。

二、思考提示

1. 神经反射检查的注意事项有双侧对比，肢体屈曲、放松。

2. 膝反射的检查方法：被评估者取坐位时，小腿完全放松下垂；取卧位时，由评估者用左手托起膝关节，使被评估者髋、膝关节稍屈曲，右手用叩诊锤叩击髌骨下方股四头肌肌腱，正常股四头肌收缩，小腿伸展。

3. 锥体束病损时，神经反射检查可表现为一侧腹壁反射、提睾反射消失，深反射亢进，出现阵挛,病理反射阳性。

4.角膜反射的检查方法:被评估者眼睛向内上方注视,用棉花细捻由角膜外缘轻触被评估者的一侧角膜,正常者可见双侧眼睑迅速闭合,同侧眼睑闭合称为直接角膜反射,对侧眼睑闭合称为间接角膜反射。

5.肌力的分级:肌力分0~5级。0级:完全瘫痪,肌肉无收缩;1级:肌肉可收缩,但不能产生动作;2级:肢体可在床面移动,但不能抬起;3级:肢体能抬离床面,但不能克服阻力;4级:肢体能对抗阻力,但力量较弱;5级:正常肌力。

6.脑膜刺激征的检查方法及临床意义:脑膜刺激征时常表现为颈项强直及凯尔尼格征(Kernig征)和布鲁津斯基征(Brudzinski征)阳性。①颈项强直。被评估者取仰卧位,评估者用手托住被评估者枕部做被动屈颈动作,颈项强直表现为被动屈颈时抵抗感增强。②凯尔尼格征。被评估者取仰卧位,一侧髋、膝关节屈曲成直角,评估者用手抬高被评估者小腿,正常膝关节可伸达135°以上,阳性表现为伸膝受限且伴有疼痛和屈肌痉挛。③布鲁津斯基征。被评估者取仰卧位,下肢伸直,评估者用一只手托住被评估者枕部,另一只手置于被评估者胸前,使其头前屈,阳性表现为双侧膝关节和髋关节同时屈曲。脑膜刺激征阳性常见于脑膜炎、蛛网膜下腔出血等。

7.Lasegue征的检查方法及临床意义:被评估者取仰卧位,双下肢伸直,评估者一只手置于被评估者膝关节上,另一只手将被评估者下肢抬起,正常可抬高70°以上,抬高不到30°即出现自上而下的放射性疼痛为阳性。Lasegue征阳性常见于坐骨神经炎、腰椎间盘突出或腰骶神经根炎等造成的坐骨神经痛。

自测习题

一、单项选择题

1.深反射不包括   ( )

  A.肱二头肌反射   B.肱三头肌反射   C.膝反射

  D.提睾反射   E.跟腱反射.

2.Lasegue征属于   ( )

  A.浅反射   B.深反射   C.脑膜刺激征

  D.病理反射   E.神经根受刺激的表现

3.肱二头肌的反射中枢位于   ( )

  A.颈髓1~2节   B.颈髓3~4节   C.颈髓5~6节

  D.颈髓7~8节   E.颈髓8节至胸髓1节

4.病理反射阳性是由于   ( )

  A.脊髓反射弧的损害   B.锥体束损害   C.基底节损害

  D.脑干网状结构损害   E.神经系统兴奋性普遍升高

5.巴宾斯基征(Babinski征)阳性的典型表现是   ( )

  A.脚趾均背屈   B.脚趾均跖屈   C.脚趾均不动

D. 下肢迅速回收   E. 拇趾背屈，其他各趾散开

6. 下列哪一项不属于病理征 （ ）

     A. 奥本海姆征（Oppenheim 征）   B. 闭目难立征（Romberg 征）

     C. 戈登征（Gordon 征）   D. 查多克征（Chaddock 征）

     E. 霍夫曼征（Hoffmann 征）

7. 以下关于巴宾斯基征的检查方法中，正确的是 （ ）

     A. 沿足底外侧向前   B. 沿足底内侧向前

     C. 沿足底中央向前再向内侧   D. 划足底前 1/3

     E. 沿足底外侧缘向前至小趾根部再转向内侧

8. 患者，男性，65 岁，右眼直接角膜反射存在，间接角膜反射消失；左眼直接角膜反射消失，间接角膜反射存在。应考虑 （ ）

     A. 右侧三叉神经损害   B. 右侧面神经瘫痪   C. 左侧三叉神经损害

     D. 左侧面神经瘫痪   E. 反射中枢病变

9. 患者，男性，50 岁，脐右侧阵发性疼痛半年，右下肢无力 3 个月。查体：左侧腹股沟以下痛觉减退，触觉存在，右下肢肌力 3～4 级，腱反射亢进，右侧巴宾斯基征阳性，右下腹壁反射消失。病变位于 （ ）

     A. 左半 T_{10} 节段   B. 左半 T_{11} 节段   C. 右半 T_{10} 节段

     D. 右半 T_{11} 节段   E. 右半 L_1 节段

10. 患者，男性，32 岁，在打篮球时突然出现剧烈头痛、呕吐。查体：颈项强直（＋＋＋），凯尔尼格征（＋）。最可能的诊断是 （ ）

     A. 脑膜炎   B. 小脑出血   C. 脑出血并发症

     D. 脑干出血   E. 蛛网膜下腔出血

11. 以下关于肌力的说法中，不正确的是 （ ）

     A. 0 级：完全瘫痪

     B. 1 级：肢体可在床面上水平移动

     C. 3 级：肢体抬离床面但不能抗阻力

     D. 5 级：正常肌力

     E. 2 级：肢体可在床面上水平移动，但不能抬离床面

12. 浅反射不包括 （ ）

     A. 角膜反射   B. 提睾反射   C. 膝反射   D. 咽反射   E. 肛门反射

13. 以下属于病理性反射的是 （ ）

     A. 跟腱反射   B. 角膜反射   C. 巴宾斯基征

     D. 脑膜刺激征   E. 膝反射

14. 以下哪三对颅神经支配眼球运动 （ ）

     A. 动眼神经、外展神经、滑车神经   B. 三叉神经、面神经、动眼神经

     C. 外展神经、滑车神经、视神经   D. 滑车神经、外展神经、视神经

     E. 视神经、滑车神经、三叉神经

15.除哪一项外,其他均可用于共济失调的体检　　　　　　　　　　　（　　）
　　A.指鼻试验　　　　　　　　B.跟-膝-胫试验　　　　　C.闭目难立征
　　D.跖反射　　　　　　　　　E.轮替动作

16.以下哪种为复合感觉　　　　　　　　　　　　　　　　　　　　（　　）
　　A.实体觉　　　　　　　　　B.痛觉　　　　　　　　　　C.温度觉
　　D.位置觉　　　　　　　　　E.触觉

17.自主神经检查不包括　　　　　　　　　　　　　　　　　　　　（　　）
　　A.眼心反射　　　　　　　　B.卧立位反射　　　　　　　C.皮肤划痕反射
　　D.发汗试验　　　　　　　　E.膝反射

二、多项选择题

1.动眼神经麻痹表现为　　　　　　　　　　　　　　　　　　　　（　　）
　　A.角膜反射消失　　　　　　B.瞳孔散大　　　　　　　　C.眼球处于外斜位
　　D.对光反射消失　　　　　　E.上眼睑下垂

2.中枢性面神经麻痹时可表现为　　　　　　　　　　　　　　　　（　　）
　　A.额纹变浅　　　　　　　　B.鼻唇沟变浅　　　　　　　C.口角歪斜
　　D.眼睛不能闭合　　　　　　E.不能露齿

3.延髓麻痹表现为　　　　　　　　　　　　　　　　　　　　　　（　　）
　　A.吞咽困难　　　　　　　　B.饮水反呛　　　　　　　　C.咽壁反射消失
　　D.声音嘶哑　　　　　　　　E.口角歪斜

4.上运动神经元损伤表现为　　　　　　　　　　　　　　　　　　（　　）
　　A.瘫痪　　　　　　　　　　B.腱反射消失　　　　　　　C.病理反射阳性
　　D.肌张力增高　　　　　　　E.肌肉萎缩明显

5.椎体束损伤时可出现　　　　　　　　　　　　　　　　　　　　（　　）
　　A.凯尔尼格征　　　　　　　B.巴宾斯基征　　　　　　　C.查多克征
　　D.戈登征　　　　　　　　　E.奥本海姆征

6.脑膜刺激征见于　　　　　　　　　　　　　　　　　　　　　　（　　）
　　A.脑膜炎　　　　　　　　　B.蛛网膜下腔出血　　　　　C.锥体束受损
　　D.颅内压增高　　　　　　　E.小脑疾病

7.下列反射中,属于浅反射的是　　　　　　　　　　　　　　　　（　　）
　　A.角膜反射　　B.腹壁反射　　　C.膝反射　　　　D.踝反射　　　　E.提睾反射

（诸葛毅　胡建伟）

第三章　常见症状评估临床思维指导

【教学内容】

1. 发热。
2. 疼痛。
3. 咳嗽与咳痰。
4. 咯血。
5. 呼吸困难。
6. 发绀。
7. 水肿。
8. 恶心与呕吐。
9. 呕血与黑便。
10. 便血。
11. 腹泻。
12. 便秘。
13. 黄疸。
14. 意识障碍。
15. 惊厥。
16. 抑郁状态。

【教学重点与难点】

教学重点与难点包括发热、疼痛、水肿、呼吸困难、咳痰、咯血、呕血与黑便、意识障碍的原因,健康史评估的内容,各种症状的临床特征。

【教学基本要求】

1. 了解发绀、恶心与呕吐、腹泻、便秘、黄疸、惊厥、抑郁的原因,健康史评估的内容,各种症状的临床特征。

2. 熟悉发热、疼痛、水肿、呼吸困难、咳痰、咯血、呕血与黑便,以及意识障碍症状出现后患者的身心反应。

3. 掌握发热、疼痛、水肿、呼吸困难、咳痰、咯血、呕血与黑便、意识障碍的原因,健康史评估的内容,各种症状的临床特征。

【知识要点】

一、基本概念

1. 咯血

2. 呼吸困难

3. 三凹征

4. 呼气性呼吸困难

5. 夜间阵发性呼吸困难

6. 心源性呼吸困难

7. 心源性哮喘

8. 发绀

9. 水肿

10. 心源性水肿

11. 上消化道出血

12. 黄疸

13. 嗜睡

14. 意识模糊

15. 惊厥

16. 稽留热

17. 弛张热

18. 间歇热

19. 波状热

20. 回归热

21. 牵涉痛

22. 咳痰

23. 肠源性发绀

24. 心悸

25. 呕吐

26. 呕血

27. 柏油便

28. 腹泻

29. 隐性黄疸

30. 胆红素的肠肝循环

31. 眩晕

32. 膀胱刺激征

33. 晕厥

34. 意识障碍

35. 谵妄

36. 焦虑

37. 抑郁

38. 便秘

二、思考提示

1. 解释心源性呼吸困难的临床特点。

2. 比较心源性水肿、肾性水肿和肝性水肿的临床特点。

3. 上消化道出血时，如何评估出血量？

4. 可以从哪些方面判断患者上消化道出血是否停止？

5. 导致便秘的因素有哪些？

6. 意识障碍按程度不同各有何表现？如何评估？

7. 简述发热的分度。

8. 简述发热的发病机制。

9. 简述水肿的发病机制。

10. 何为大量咯血、中等量咯血及小量咯血？

11. 简述肝源性水肿的特点。

12. 简述黄疸的分类。

13. 简述胸痛的病因。

14. 简述急性腹泻的病因。

15. 引起头痛的颅脑疾病有哪些？

16. 简述呕血的病因。

17. 简述黄疸的病因。

18. 简述腹泻的发病机制。

19. 鲜血附着于粪便表面或排便后滴鲜血常见于哪些疾病？

20. 简述膀胱刺激征的病因。

21. 腹泻伴里急后重常见于哪些疾病？

22. 昏迷伴瞳孔扩大常见于哪些疾病？

23. 昏迷伴瞳孔缩小常见于哪些疾病？

24. 咳嗽、咳痰有哪些相关的护理诊断？

25. 列出 5 个与惊厥相关的护理诊断。

26. 试述发热的原因。

27. 试述临床上常见的热型及对诊断的意义。

28. 简述心绞痛的临床特点。

29. 简述急性腹痛和慢性腹痛的临床特点。

30. 吸气性呼吸困难与呼气性呼吸困难各有何特点？

31. 中心性发绀与周围性发绀有何区别？

32. 试述腹痛的病因。

33. 试述痰的性状对临床诊断的意义。

34. 试述昏迷的病因。

【知识链接】

一、基本概念

1. 咯血:指喉以下的呼吸道,包括气管、支气管或肺组织出血时,血液随咳嗽由口腔咯出。

2. 呼吸困难:指患者感到空气不足或呼吸急促,出现呼吸用力、呼吸肌或辅助呼吸肌参与的呼吸运动,同时出现呼吸频率、节律和深度的改变。

3. 三凹征:见于吸气性呼吸困难,严重者于吸气时出现胸骨上窝、锁骨上窝、肋间隙明显凹陷,称为三凹征。

4. 呼气性呼吸困难:指由支气管、细支气管狭窄或肺泡弹性减退所致的呼吸困难。其特点是呼气费力,呼气时间延长,常伴有哮鸣音。

5. 夜间阵发性呼吸困难:指因左心衰竭导致肺瘀血所致的呼吸困难。其特点是活动时症状出现或加重,休息后症状减轻或缓解;卧位时症状加重,半卧位或坐位时减轻。

6. 心源性呼吸困难:为左心功能不全的表现,呼吸困难常发生在夜间睡眠时,患者常因此而憋醒,轻者起来不久后胸闷、气促可以缓解;重者气喘明显,面色青紫,大汗,咳大量白色或粉红色泡沫痰。

7. 心源性哮喘:为左心功能不全的表现,呼吸困难常发生在夜间,重者气喘明显,面色青紫,大汗,咳大量白色或粉红色泡沫痰,听诊肺部有大量湿啰音和哮鸣音。

8. 发绀:指血液中还原血红蛋白浓度增高,或出现异常血红蛋白时,皮肤及黏膜呈现弥漫性青紫色。

9. 水肿:指组织间隙积液过多。水肿可分布于全身,也可出现在身体的某一部位,或发生在体腔内(称为积液)。其可显而易见,也可以隐蔽状态存在。

10. 心源性水肿:主要见于右心衰竭,水肿首先发生在身体的下垂部位,严重者可发生全身性水肿并伴有胸腔积液、腹腔积液和心包积液。

11. 上消化道出血:指屈氏韧带以上的消化道,包括食管、胃、十二指肠以及胰管、胆管等部位的出血。其主要表现为呕血与黑便。

12. 黄疸:指血清胆红素浓度超过正常范围时,皮肤或黏膜出现黄染的现象。

13. 嗜睡:指患者呈持续性睡眠状态,易被唤醒,醒后能正确回答问题和做出各种反应,但刺激去除后很快再次入睡。嗜睡是最轻的意识障碍。

14. 意识模糊:是较嗜睡更深的意识障碍。患者能保持简单的精神活动,但对时间、地点、人物的定向能力有障碍,思维和语言不连贯,可有错觉、幻觉、烦躁不安、精神错乱等表现。

15. 惊厥:指全身骨骼肌不自主的单次或连续性强烈收缩,呈强直性或阵挛性,伴有或不伴有意识障碍。

16. 稽留热:指体温恒定维持在 $39 \sim 40℃$ 甚至 $40℃$ 以上的高水平达数天或数周,24h 内体温波动范围不超过 $1℃$。

17. 弛张热:指体温常在 $39℃$ 以上,波动幅度大,24h 内体温波动范围超过 $2℃$,且都在正常水平以上。

18. 间歇热:指体温骤升达高峰后持续数小时,又迅速降至正常水平,无热期可持续数小时,或数天间歇后,体温又突然升高,如此高热期与无热期反复交替出现。

19.波状热:指体温逐渐上升达39℃或以上,数天后又逐渐下降至正常水平,持续数天后又逐渐升高,如此反复多次。

20.回归热:指体温急骤上升至39℃或以上,持续数天后又骤然下降至正常水平,高热期与无热期各持续若干天后规律性交替一次。

21.牵涉痛:来自内脏的痛觉冲动直接激发脊髓体表感觉神经元,引起相应体表区域的痛感,称为牵涉痛。

22.咳痰:指通过咳嗽动作,将呼吸道内的病理性分泌物排出口腔外的病态现象。

23.肠源性发绀:指进食大量含有亚硝酸盐的变质蔬菜等食物后产生的发绀。

24.心悸:是一种自觉心脏跳动的不适感觉或心慌感。当心率加快时,感心脏跳动不适;当心率缓慢时,则感搏动有力。心悸时,心率可快可慢,也可有心律失常。心悸发生的机制可能与心动过速、心排血量大和心律失常有关。

25.呕吐:指胃或部分小肠的内容物经食管、口腔而排出体外的现象。

26.呕血:指上消化道疾病(指屈氏韧带以上的消化器官,包括食管、胃、十二指肠、肝、胆、胰的疾病)或全身性疾病所致的急性上消化道出血,血液经口腔呕出。

27.柏油便:指上消化道或小肠出血并在肠内停留时间较长,因红细胞被破坏后,血红蛋白在肠道内与硫化物结合形成硫化亚铁,使粪便呈黑色,且由于附有黏液而发亮,类似柏油,故称为柏油便。

28.腹泻:指排便次数增多,粪质稀薄,或带有黏液、脓血或未消化的食物。

29.隐性黄疸:指血清胆红素水平在 $17.1\sim34.2\mu mol/L$,临床上不易觉察的黄疸。

30.胆红素的肠肝循环:小部分尿胆素原在肠内被吸收,经肝门静脉回到肝内,其中的大部分再转变为结合胆红素,又随胆汁排入肠内,形成胆红素的肠肝循环。

31.眩晕:指患者感到自身或周围环境有旋转或摇动的一种主观感觉,常伴有客观的平衡障碍,一般无意识障碍。

32.膀胱刺激征:是尿频、尿急、尿痛的合称,见于尿路炎症及结石等。

33.晕厥:指由于一时性广泛性脑供血不足所致的短暂意识丧失状态。发作时,患者因肌张力消失,不能保持正常姿势而倒地。

34.意识障碍:指人对周围环境及自身状态的识别和觉察能力出现障碍。

35.谵妄:是一种以兴奋性增高为主的高级神经中枢急性活动失调状态,表现为意识模糊、定向力丧失、感觉错乱(幻觉、错觉)、躁动不安、言语杂乱。

36.焦虑:是一种内心紧张不安,预感到似乎将要发生某种不利情况而又难以应付的不愉快情绪,是临床最常见的心理反应和情绪表现。

37.抑郁:是一种以心境低落为主的不愉快情绪体验,为最常见的情绪状态之一。

38.便秘:指排便次数减少,每2～3天或更长时间排便一次,无规律性,粪质干硬,常伴有排便困难。

二、思考提示

1.心源性呼吸困难的临床特点:主要是由左心衰竭导致肺瘀血所致的。①活动时,症状出现或加重;休息后,症状减轻或缓解。这是因为活动使回心血量增加,肺瘀血加重,同时心肌耗氧量增加。②平卧时，症状加重；半卧位或坐位时，症状减轻。这是因为后者可减少回心血量，并使横膈下移，利于呼吸。夜间阵发性呼吸困难是左心衰竭的特异性表现，患者常于夜间睡眠时因呼吸困难而被憋醒，轻者起来不久后胸闷、气促可以缓解；重者气喘明显，面色青紫，大汗，咳大量白色或粉红色泡沫痰，其发生与夜间平卧回心血量增多、横膈上移以及迷走神经兴奋性增高使支气管平滑肌痉挛等因素有关。

2.心源性水肿、肾性水肿、肝性水肿的临床特点：①心源性水肿，水肿首先出现在身体的下垂部位，严重者可发生全身性水肿并伴有浆膜腔积液。②肾性水肿，水肿首先出现在眼睑和颜面部，晨起时明显，也可发展为全身性水肿。③肝性水肿，以腹水为主要表现，也可出现踝部水肿。

3.上消化道出血时，对出血量的评估如下：粪便隐血试验阳性时，提示出血量在 5mL 以上；出现黑便，提示出血量在 50～70mL；出现呕血，提示出血量达 250～300mL。呕血与黑便的次数、量以及患者的全身状况（症状、血压、脉搏、尿量等）均可作为估计出血量的参考项目。

4.患者上消化道出血是否停止的判断：①呕血与黑便。如果出血停止，患者不再呕血，黑便仍可持续 3～5d，但排便次数减少，粪便变干、成形。②血压、脉搏。如果出血停止，血压、脉搏稳定，或原来降低的血压逐渐回升。③肠鸣音。出血时，肠鸣音亢进；出血停止后，肠鸣音恢复正常。④血红蛋白。出血时，血红蛋白逐渐下降；出血停止后，血红蛋白逐渐回升。⑤血尿素氮。消化道出血，血尿素氮升高；出血停止后，血尿素氮逐渐恢复正常。

5.导致便秘的因素有：①饮食习惯不良、偏食或挑食等，导致摄食过少、食物中纤维素不足；②生活习惯突然改变、工作过度紧张、需要卧床又不习惯使用便盆、肛裂或痔疮等，经常忽视便意、不及时排便，使直肠黏膜应激性减退；③长期卧床、年老体弱、营养不良、消耗性疾病等使排便动力缺乏；④肠梗阻、肠道肿瘤等疾病造成的肠腔闭塞；⑤神经精神病变；⑥甲状旁腺功能亢进；⑦药物作用与影响，如应用抗胆碱药、抗抑郁药、制酸剂等。

6.意识障碍的程度与评估：①嗜睡，是程度最轻的意识障碍，患者处于持续睡眠状态，可以唤醒，醒后能正确回答问题和做出各种反应，刺激停止后很快又入睡。②意识模糊，程度深于嗜睡，患者能保持简单的精神活动，但时间、地点、人物等定向能力发生障碍。③昏睡，程度次于昏迷，患者处于熟睡状态，不易唤醒，强刺激下可被唤醒，但很快又入睡，醒时回答问题含糊或答非所问。④昏迷，为最严重的意识障碍。轻度昏迷患者意识大部分丧失，无自主运动，对声、光刺激无反应，对疼痛刺激可出现痛苦表情或肢体退缩等防御反应，角膜反射、瞳孔对光反射、吞咽反射、眼球运动等存在；中度昏迷患者对周围事物及各种刺激均无反应，对剧烈刺激可有防御反应，角膜反射减弱，瞳孔对光反射迟钝，无眼球运动；深度昏迷患者意识完全丧失，各种刺激均无反应，深、浅反射均消失。通过与患者交谈，了解其思维、反应、情感活动、定向力等，必要时做痛觉试验、角膜反射、瞳孔对光反射等，以判断意识障碍的程度。

7.发热的分度：根据口腔温度，发热分为 4 种程度。低热为 37.3～38.0℃，中等度发热为 38.1～39.0℃，高热为 39.1～41.0℃，超高热>41.0℃。

8.发热的发病机制：致热源和非致热源引起发热。致热源分为外源性和内源性两类，目前认为这是机体发热的主要机制。非致热源引起发热，包括体温中枢直接受到刺激、内分泌因素及神经因素等。

9.水肿的发病机制：①钠和水的异常潴留；②毛细血管内滤过压升高；③毛细血管壁通透性增加；④血浆胶体渗透压降低；⑤淋巴回流受阻。

10.小量咯血是指每日咯血量少于 100mL；中等量咯血是指每日咯血量在 100～500mL；大量咯血是指每日咯血量超过 500mL。

11.肝源性水肿以腹水为突出表现。其特点是除发生腹水外，亦可出现下肢水肿，而后逐渐向上蔓延，一般头、面部及上肢无水肿，但严重时也可发展为全身性水肿。

12.黄疸一般分为溶血性黄疸、肝细胞性黄疸和胆汁淤积性黄疸（旧称阻塞性黄疸）三种类型。

13.胸痛的常见病因有：①胸壁疾病，如软组织损伤或炎症、骨骼疾病、肋间神经疾病。②呼吸系统疾病，如肺疾病、胸膜疾病。③循环系统疾病，见于心绞痛、急性心肌梗死、心脏神经症等。④纵隔疾病，见于纵隔肿瘤、纵隔炎等。⑤食管疾病，见于食管炎、食管癌、食管裂孔疝、食管贲门失弛缓症等。⑥腹部疾病，见于膈下脓肿、病毒性肝炎、肝癌、肝脓肿、胆囊炎等。

14.急性腹泻的常见病因有：①食物中毒，见于细菌性食物中毒和非细菌性食物中毒。②急性肠道感染，见于霍乱或副霍乱、急性细菌性痢疾等。③变态反应性疾病，见于变态反应性肠炎、腹型过敏性紫癜等。④化学物质中毒，见于有机磷农药、砷、锌等急性中毒。⑤药物副作用或服用泻剂。⑥饮食不当，如进食生冷、油腻食物。

15.引起头痛的常见颅脑疾病有：①颅内感染性疾病，如流行性脑脊髓膜炎、结核性脑膜炎、流行性乙型脑炎等。②颅内血管性疾病，如脑出血、蛛网膜下腔出血、偏头痛等。③颅内肿瘤，如神经胶质瘤、神经纤维瘤、颅内转移癌等。④颅脑损伤，如脑震荡、脑挫裂伤等。⑤其他，如头痛型癫痫、腰椎穿刺及腰椎麻醉后头痛等。

16.呕血的常见病因有：①食管疾病，见于反流性食管炎、食管癌、食管贲门撕裂综合征等。②胃与十二指肠疾病，见于消化性溃疡、急性胃炎、胃癌、胃黏膜脱垂症、十二指肠炎、钩虫病等，其中以消化性溃疡最常见。③肝、胆管、胰腺疾病，见于肝硬化门脉高压症、胆石症、胆管感染、胆管癌、胰头癌等。④其他疾病，如血液病，见于白血病、再生障碍性贫血、血小板减少性紫癜、血友病等；急性传染病，见于流行性出血热、钩端螺旋体病、出血性麻疹、重症病毒性肝炎等；维生素缺乏，如维生素 C 缺乏、维生素 K 缺乏、维生素 PP 缺乏等。

17.引起黄疸的常见病因有：①溶血性黄疸见于各种原因引起的溶血性疾病，如误输异型血、疟疾、败血症、蚕豆病、新生儿溶血性贫血、自身免疫溶血性贫血、阵发性睡眠性血红蛋白尿等。②胆汁淤积性黄疸见于胆石症、胆管炎、胆管蛔虫病、胆管癌、胰头癌、壶腹癌、原发性胆汁性肝硬化、毛细胆管炎型病毒性肝炎等。③肝细胞性黄疸见于病毒性肝炎、中毒性肝炎、肝癌、肝硬化等。中毒性肝炎是某些对肝细胞有直接损伤作用的毒性物质引起的，这些毒性物质常见的有毒蕈、棉籽、异烟肼、四氯化碳、重金属（如汞、铅、锑）等。

18.腹泻的发病机制：①肠黏膜分泌增多（分泌性腹泻）；②肠黏膜吸收障碍（吸收不良性腹泻）；③肠腔内渗透压升高（渗透性腹泻）；④肠蠕动过快（动力性腹泻）；⑤肠黏膜渗出过多（渗出性腹泻）。

19.鲜血附着于粪便表面或排便后滴鲜血常见的疾病有痔疮、肛裂、直肠癌等。

20.膀胱刺激征的常见病因有急性尿道炎、急性膀胱炎、急性肾盂肾炎、泌尿系结核、淋病、膀胱癌继发感染、膀胱或尿道结石等。

21.腹泻伴里急后重常见于急性细菌性痢疾、溃疡性结肠炎、直肠癌等。

22.昏迷伴瞳孔扩大常见于癫痫大发作、低血糖、阿托品或颠茄中毒、一氧化碳中毒等。

23.昏迷伴瞳孔缩小常见于氯丙嗪、有机磷农药、毒蕈、巴比妥类中毒及脑桥出血等。

24.咳嗽、咳痰相关的护理诊断有:①清理呼吸道无效与痰液黏稠、咳嗽无力等有关。②睡眠形态紊乱、睡眠剥夺与夜间频繁咳嗽有关。③有窒息的危险与呼吸道分泌物阻塞大气道有关。④潜在并发症,如自发性气胸。

25.与惊厥相关的5个护理诊断:①有受伤的危险,与抽搐、惊厥发作所致短暂意识丧失有关。②完全性尿失禁,与抽搐、惊厥发作所致短暂意识丧失有关。③排便失禁,与抽搐、惊厥发作所致短暂意识丧失有关。④有窒息的危险,与抽搐、惊厥伴意识障碍所致呼吸道分泌物误吸有关,或与抽搐、惊厥发作所致舌后坠堵塞呼吸道有关。⑤个人或家庭应对无效和无能力处理突发抽搐,与惊厥有关。

26.发热有感染性发热和非感染性发热两大类。①感染性发热的常见病原体有病毒、细菌、支原体、立克次体、螺旋体、真菌、寄生虫等。②非感染性发热的病因有无菌性坏死物质的吸收,如大手术后;抗原-抗体反应,如风湿热;内分泌与代谢障碍疾病,如甲状腺功能亢进;皮肤散热减少,如广泛皮炎;体温调节中枢功能失调,如中暑、脑出血;自主神经功能紊乱。

27.临床上常见的热型及对诊断的意义:热型有稽留热、弛张热、间歇热、回归热和不规则热5种。大叶性肺炎、伤寒常表现为稽留热;败血症、风湿热等常表现为弛张热;疟疾、急性肾盂肾炎常表现为间歇热;回归热、霍奇金病等常表现为回归热;结核病、癌症等常表现为不规则热。热型有助于诊断疾病,判断病情和疗效,同时因抗生素和解热镇痛药的早期应用,使某些特征性热型变得不典型,应予注意。

28.心绞痛的临床特点:疼痛多在心前区与胸骨后或剑突下,常可放射至左肩、左臂内侧,达无名指与小指;亦可放射至左颈部与面颊部,呈压榨性并有重压窒息感,发作时间短暂,常在劳累、体力活动、精神紧张时诱发,休息、含服硝酸甘油或硝酸异山梨醇酯可缓解。

29.急性腹痛和慢性腹痛的临床特点:①急性腹痛具有起病急、进展迅速、变化快、病情重、先腹痛后发热等特点,大多属外科范围。常见的疾病有急性胃肠道穿孔、肠梗阻、急性阑尾炎、肝破裂、脾破裂、异位妊娠破裂、卵巢囊肿蒂扭转等。②慢性腹痛具有起病缓、病程长、时轻时重等特点,大多属内科范围。常见的疾病有慢性胃炎、胃十二指肠溃疡、肠易激综合征、慢性肝炎、肝脓肿、慢性胆囊炎、胆囊结石、慢性细菌性痢疾等。

30.吸气性呼吸困难与呼气性呼吸困难各自的特点如下:①吸气性呼吸困难,临床表现为吸气特别费力,严重者出现三凹征,即胸骨上窝、锁骨上窝、锁骨下窝在吸气时明显凹陷,可伴有干咳及高调的吸气性喉鸣。②呼气性呼吸困难,临床表现为呼气特别费力,呼气延长而缓慢或双呼气,常伴有干啰音。

31.中心性发绀与周围性发绀的区别:①中心性发绀是由心、肺疾病导致动脉血氧饱和度(SaO_2)降低引起的,特点是发绀呈全身性,除四肢和颜面外,还累及黏膜和躯干的皮肤;发绀的部位温暖;局部虽经加温和按摩后,发绀仍不消退。②周围性发绀是由周围循环血流障碍所致。发绀为局部性,常见于肢体的末梢部位和下垂部分,如肢端、耳垂、口唇;发绀部位的皮肤冰冷;局部经加温和按摩后,发绀即可消退。

32.腹痛的常见病因有:(1)腹部疾病。①炎症,见于胃炎、肠炎、阑尾炎、肝炎、肝脓肿、胆囊炎、胰腺炎、肾盂肾炎、盆腔炎、腹膜炎等。②溃疡,见于胃十二指肠溃疡。③肿瘤,见于胃癌、肝癌、胰腺癌、结肠癌、卵巢癌等。④结石,见于胆道结石、泌尿道结石、胃柿石症等。⑤梗阻,见于幽门梗阻、肠梗阻。⑥扭转、穿孔或破裂,见于肠扭转、卵巢扭转、胃穿孔、肠穿孔、阑尾穿孔、胆囊穿孔、肝破裂、脾破裂、异位妊娠破裂等。⑦血管阻塞,见于肠系膜动脉栓塞、脾动脉栓塞、肾动脉栓塞、肠系膜静脉血栓形成等。⑧寄生虫病,见于肠蛔虫病、肠钩虫病、肠蛲虫病等。⑨胃肠神经功能紊乱,见于一过性胃肠痉挛、肠易激综合征等。⑩其他,见于急性胃扩张、胃下垂、痛经、腹壁挫伤、腹壁脓肿、腹壁带状疱疹等。(2)胸部疾病,见于肺下叶肺炎、胸膜炎、急性心肌梗死、食管裂孔疝等。(3)全身性疾病,见于荨麻疹、过敏性紫癜、铅中毒、糖尿病、尿毒症、血卟啉病等。

33.痰的性状对临床诊断的意义:白色或无色黏痰常见于慢性咽炎、急性支气管炎、慢性支气管炎临床缓解期、支气管哮喘;痰白、黏稠且牵拉成丝难以咳出,提示真菌感染;铁锈色痰见于大叶性肺炎;粉红色泡沫样痰见于二尖瓣狭窄和左心衰竭;大量稀薄浆液性痰中含粉皮样物,提示棘球蚴病;果酱样痰见于肺吸虫病;黄绿色或翠绿色痰提示铜绿假单胞菌感染;大量脓臭痰见于肺脓肿。

34.昏迷的常见病因有:(1)颅脑疾病。①颅内感染性疾病,见于流行性脑脊髓膜炎、流行性乙型脑炎、病毒性脑炎、脑脓肿等。②颅内肿瘤,包括脑肿瘤和颅内转移癌。常见的脑肿瘤有神经胶质瘤、脑膜瘤、垂体腺瘤、神经纤维瘤等。颅内转移癌常见于肺癌和鼻咽癌的颅内转移。③脑血管疾病,见于脑出血、蛛网膜下腔出血、脑栓塞等。④颅脑损伤,见于脑震荡、脑挫裂伤、颅内血肿等。(2)全身性疾病。①急性感染,见于中毒性肺炎、中毒性细菌性痢疾、伤寒、败血症、流行性出血热、脑型疟疾等。②内分泌及代谢障碍疾病,见于糖尿病、尿毒症、肝性脑病、低血糖、甲状腺危象等。③心血管疾病,见于心肌梗死、严重休克、急性心源性脑缺血综合征等。④中毒,见于一氧化碳、安眠药、有机磷农药、酒精等中毒。⑤物理因素所致疾病,见于中暑、触电和淹溺等。

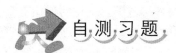

自测习题

一、单项选择题

1.正常人腋测法体温为 （　　）

 A.36.5～37.0℃   B.36.0～37.0℃   C.36.3～37.2℃

 D.36.5～37.5℃   E.36.5～37.7℃

2.伤寒的常见热型为 （　　）

 A.弛张热   B.波状热   C.稽留热   D.间歇热   E.不规则热

3.高热期持续数周常见于 （　　）

 A.肺炎链球菌性肺炎   B.肺结核   C.伤寒

 D.疟疾   E.急性肾盂肾炎

4. 体温持续在 39～40℃甚至 40℃以上,达数天或数周,24h 内波动范围不超过 1℃,称
为 （ ）
　　A. 弛张热　　　 B. 间歇热　　　 C. 回归热　　　 D. 稽留热　　　 E. 波状热

5. 某男性患者畏寒发热一周,每天体温最高达 40℃左右,最低达 37.8℃左右。该热型
属于 （ ）
　　A. 稽留热　　　 B. 间歇热　　　 C. 弛张热　　　 D. 回归热　　　 E. 波状热

6. 先昏迷后发热常见于 （ ）
　　A. 流行性出血热　　　　　　 B. 脑出血　　　　　　 C. 败血症
　　D. 流行性脑脊髓膜炎　　　　 E. 流行性乙型脑炎

7. 患儿,7 岁,因进食新鲜蚕豆后,出现寒战、高热、头痛、呕吐、全身酸痛,排酱油色尿
液,皮肤黄染,血清总胆红素升高,非结合胆红素升高,结合胆红素正常。对患儿尤应
注意观察 （ ）
　　A. 体温与热型　　　　　　 B. 脉搏与血压　　　　　　 C. 神志与面容
　　D. 尿量与肾功能　　　　　 E. 出血与肝功能

8. 胸痛并向左肩、左前臂放射,最可能的诊断是 （ ）
　　A. 急性心包炎　　　　　　 B. 纵隔疾病　　　　　　 C. 急性胸膜炎
　　D. 心绞痛　　　　　　　　 E. 食管炎

9. 腹痛位于右上腹部,并向右肩部放射,提示 （ ）
　　A. 肠炎　　　 B. 阿米巴痢疾　　　 C. 胃炎　　　 D. 胆囊炎　　　 E. 胰腺炎

10. 反复发作的上腹部饭后疼痛,服碱性药物可缓解,提示 （ ）
　　A. 胃溃疡　　　　　　　　 B. 十二指肠溃疡　　　　　　 C. 食管炎
　　D. 胰腺炎　　　　　　　　 E. 胆囊炎

11. 年轻女性患者停经后突发剧烈腹痛,应首先想到 （ ）
　　A. 急性肾盂肾炎　　　　　 B. 肝破裂　　　　　　 C. 脾破裂
　　D. 异位妊娠破裂　　　　　 E. 急性膀胱炎

12. 吞咽食物使胸骨后疼痛加剧,可能是 （ ）
　　A. 反流性食管炎　　　　　 B. 心包炎　　　　　　 C. 心肌炎
　　D. 心绞痛　　　　　　　　 E. 右心衰竭

13. 疼痛位于右下腹麦氏点,可能是 （ ）
　　A. 盆腔炎　　　 B. 阑尾炎　　　 C. 小肠炎　　　 D. 胃炎　　　 E. 乙状结肠炎

14. 患者仰卧位时腹痛明显,而前倾位或俯卧位时减轻,见于下列哪种疾病 （ ）
　　A. 胰体癌　　　　　　　　 B. 阑尾炎　　　　　　 C. 胆石症
　　D. 肾及输尿管结石　　　　 E. 病毒性肝炎

15. 突发剑突下钻顶样腹痛,最可能的诊断是 （ ）
　　A. 肠蛔虫症　　　　　　　 B. 胆石症　　　　　　 C. 急性病毒性肝炎
　　D. 胆道蛔虫症　　　　　　 E. 胆囊炎

16. 心源性水肿最常见的病因是 （ ）
　　A. 左心衰竭　　　　　　　 B. 右心衰竭　　　　　　 C. 渗出性心包炎

D. 缩窄性心包炎　　　　　　　E. 心绞痛

17. 下列对心源性水肿的描述中,不正确的是　　　　　　　　　　　　　　　（　　）
　　A. 常伴肝大　　　　　　　B. 常伴颈静脉怒张　　　　C. 常伴心脏扩大
　　D. 严重时出现胸腹水　　　E. 常伴黄疸

18. 营养不良性水肿主要的发病机制是　　　　　　　　　　　　　　　　　　（　　）
　　A. 淋巴回流受阻　　　　　　　　　　　　B. 血浆胶体渗透压降低
　　C. 毛细血管壁通透性增加　　　　　　　　D. 毛细血管滤过压升高
　　E. 水、钠潴留

19. 肾源性水肿者,其水肿常先出现于　　　　　　　　　　　　　　　　　　（　　）
　　A. 下肢　　　　B. 全身　　　　C. 眼睑　　　　D. 胸腔　　　　E. 腹腔

20. 心源性水肿者,其水肿常先出现于　　　　　　　　　　　　　　　　　　（　　）
　　A. 腹腔　　　　　　　　　　B. 眼睑　　　　　　　　　C. 全身
　　D. 胸腔　　　　　　　　　　E. 人体的最低部位

21. 水肿的产生机制不包括　　　　　　　　　　　　　　　　　　　　　　　（　　）
　　A. 水、钠潴留　　　　　　　B. 毛细血管滤过压升高　　C. 毛细血管通透性增高
　　D. 血浆胶体渗透压增高　　　E. 淋巴液或静脉回流受阻

22. 下列哪种情况可出现呼气性呼吸困难　　　　　　　　　　　　　　　　　（　　）
　　A. 喉痉挛　　　　　　　　　B. 胸腔积液　　　　　　　C. 支气管哮喘
　　D. 气管异物　　　　　　　　E. 白喉

23. 严重吸气性呼吸困难最主要的特点是　　　　　　　　　　　　　　　　　（　　）
　　A. 端坐呼吸　　　　　　　　B. 鼻翼扇动　　　　　　　C. 哮鸣音
　　D. 呼吸加深加快　　　　　　E. 三凹征

24. 夜间阵发性呼吸困难常见于　　　　　　　　　　　　　　　　　　　　　（　　）
　　A. 胸腔积液　　　　　　　　B. 支气管哮喘　　　　　　C. 急性左心功能不全
　　D. 急性右心功能不全　　　　E. 肺气肿

25. 左心功能不全时出现呼吸困难,主要是由于　　　　　　　　　　　　　　（　　）
　　A. 体循环瘀血　　　　　　　B. 腹水　　　　　　　　　C. 肺瘀血
　　D. 肺小动脉压力降低　　　　E. 横膈活动障碍

26. 某患者生气后突发呼吸困难,呼吸频率为 60 次/min,伴手足抽搐,最可能的诊断是
　　　　　　　　　　　　　　　　　　　　　　　　　　　　　　　　　（　　）
　　A. 自发性气胸　　　　　　　B. 肺梗死　　　　　　　　C. 支气管哮喘
　　D. 心源性哮喘　　　　　　　E. 癔症

27. 呼吸困难患者出现三凹征,提示　　　　　　　　　　　　　　　　　　　（　　）
　　A. 肺部炎症　　　　　　　　B. 胸膜炎　　　　　　　　C. 气管、大支气管阻塞
　　D. 小支气管阻塞　　　　　　E. 肺结核

28. Kussmul 呼吸最常见于　　　　　　　　　　　　　　　　　　　　　　（　　）
　　A. 神经官能症　　　　　　　B. 心源性呼吸困难　　　　C. 血源性呼吸困难
　　D. 糖尿病酮症酸中毒　　　　E. 肺源性呼吸困难

29. 在呼吸系统疾病中,突发呼吸困难和哮鸣音,下列哪种情况最多见 （ ）
    A. 膈肌运动受限   B. 神经肌肉疾病   C. 胸廓疾病
    D. 肺疾病   E. 气道阻塞

30. 下列哪一项可引起混合性呼吸困难 （ ）
    A. 气管异物   B. 喉痉挛   C. 气胸
    D. 支气管哮喘   E. 慢性阻塞性肺气肿

31. 下列哪种疾病可出现心悸伴晕厥或抽搐 （ ）
    A. 风湿热   B. 心肌炎   C. 心包炎
    D. 病态窦房结综合征   E. 甲状腺功能亢进

32. 心悸伴消瘦及出汗见于 （ ）
    A. 感染性心内膜炎   B. 心包炎   C. 心肌炎
    D. 心脏神经官能症   E. 甲状腺功能亢进

33. 40 岁以上长期吸烟者咯血时应考虑 （ ）
    A. 肺结核   B. 支气管扩张   C. 肺癌
    D. 慢性支气管炎   E. 二尖瓣狭窄

34. 小量咯血是指 24h 咯血量少于 （ ）
    A. 100mL   B. 200mL   C. 300mL   D. 400mL   E. 500mL

35. 引起咯血最常见的心脏疾病是 （ ）
    A. 心包炎   B. 风湿性心脏病   C. 心肌梗死
    D. 肺心病   E. 心肌病

36. 大咯血最常见的并发症是 （ ）
    A. 失血性休克   B. 呼吸衰竭   C. 肺不张   D. 贫血   E. 窒息

37. 睡前及晨起咳嗽、咳痰加重见于 （ ）
    A. 肺炎   B. 左心衰竭   C. 气胸
    D. 支气管扩张   E. 肺结核

38. 护士夜间巡视病房时,见一高血压患者突然呼吸困难,面色青紫,出汗,端坐呼吸,咳粉红色泡沫痰,两肺布满湿啰音,应考虑 （ ）
    A. 支气管哮喘   B. 急性肺水肿   C. 阻塞性肺气肿
    D. 自发性气胸   E. 急性呼吸衰竭

39. 大量脓痰静置后可分三层,见于 （ ）
    A. 肺结核   B. 肺炎   C. 肺脓肿
    D. 肺水肿   E. 急性支气管炎

40. 一般不出现发绀的疾病是 （ ）
    A. 严重贫血   B. 高铁血红蛋白血症   C. 硫化血红蛋白血症
    D. 肠源性发绀   E. 先天性心脏病

41. 引起周围性发绀的疾病是 （ ）
    A. 肺炎   B. 发绀型先天性心脏病   C. 右心衰竭
    D. 肺气肿   E. 胸膜疾病

42. 有关中心性发绀的特点,下列描述中正确的是　　　　　　　　　　　（　　）
　　A. 多出现在四肢末梢　　　　　B. 皮肤温暖　　　　　　　C. 皮肤冰凉
　　D. 按摩可消失　　　　　　　　E. 加温可消失

43. 下列可引起中心性发绀的情况是　　　　　　　　　　　　　　　　　（　　）
　　A. 缩窄性心包炎　　　　　　　B. 严重休克　　　　　　　C. 右心功能不全
　　D. 发绀型先天性心脏病　　　　E. 寒冷

44. 能引起中枢性呕吐的疾病是　　　　　　　　　　　　　　　　　　　（　　）
　　A. 颅内高压症　　　　　　　　B. 胃肠道疾病　　　　　　C. 尿路结石
　　D. 胃肠神经官能症　　　　　　E. 青光眼

45. 已婚妇女晨起呕吐伴停经,应注意　　　　　　　　　　　　　　　　（　　）
　　A. 盆腔炎　　　B. 早孕　　　C. 慢性肝炎　　　D. 肾结石　　　E. 肠梗阻

46. 呕吐伴眩晕、眼球震颤可见于　　　　　　　　　　　　　　　　　　（　　）
　　A. 脑震荡　　　　　　　　　　B. 脑出血　　　　　　　　C. 脑梗死
　　D. 前庭器官疾病　　　　　　　E. 眼病

47. 若出血量少且在胃内停留时间长,呕吐物为　　　　　　　　　　　　（　　）
　　A. 鲜红色　　　　　　　　　　B. 暗红色　　　　　　　　C. 凝血块
　　D. 咖啡色或棕褐色　　　　　　E. 土黄色

48. 大便隐血试验阳性者,出血量估计大于　　　　　　　　　　　　　　（　　）
　　A. 5mL　　　B. 50mL　　　C. 100mL　　　D. 250mL　　　E. 300mL

49. 霍乱所致腹泻,其机制属于　　　　　　　　　　　　　　　　　　　（　　）
　　A. 渗透性腹泻　　　　　　　　B. 渗出性腹泻　　　　　　C. 分泌性腹泻
　　D. 动力性腹泻　　　　　　　　E. 吸收不良性腹泻

50. 腹泻伴里急后重,提示病变部位在　　　　　　　　　　　　　　　　（　　）
　　A. 胃　　　　　　　　　　　　B. 十二指肠　　　　　　　C. 小肠
　　D. 横结肠　　　　　　　　　　E. 直肠、乙状结肠

51. 可致急性腹泻的疾病是　　　　　　　　　　　　　　　　　　　　　（　　）
　　A. 细菌性食物中毒　　　　　　B. 慢性萎缩性胃炎　　　　C. 肠结核
　　D. 肝硬化　　　　　　　　　　E. 甲状腺功能亢进

52. 下列哪一项不是便秘的原因　　　　　　　　　　　　　　　　　　　（　　）
　　A. 摄食、摄水过少　　　　　　B. 长期卧床　　　　　　　C. 多次妊娠
　　D. 甲状腺功能亢进　　　　　　E. 服用抗胆碱药

53. 全身黄疸,皮肤为黄绿色,粪便呈白陶土色,可见于　　　　　　　　（　　）
　　A. 胰头癌　　　　　　　　　　B. 溶血性贫血　　　　　　C. 钩端螺旋体病
　　D. 肝硬化　　　　　　　　　　E. 败血症

54. 下列哪一项不是肾前性少尿的病因　　　　　　　　　　　　　　　　（　　）
　　A. 休克　　　B. 大出血　　　C. 重度失水　　　D. 烧伤　　　　E. 急性肾炎

55. 肉眼血尿是指每升尿内含血至少为　　　　　　　　　　　　　　　　（　　）
　　A. 1mL　　　B. 2mL　　　C. 3mL　　　D. 4mL　　　E. 5mL

56.镜下血尿是指新鲜尿离心沉淀,每高倍视野中红细胞超过 （ ）

    A.1个   B.2个   C.3个   D.4个   E.5个

57.血尿伴突然肾绞痛,首先考虑 （ ）

    A.肾炎   B.肾结石   C.肾盂肾炎

    D.尿道炎   E.膀胱炎

58.以下哪一项一般不会引起血尿 （ ）

    A.消化性溃疡   B.急性肾炎   C.血液病

    D.肾结核   E.服用磺胺类药物

59.惊厥伴脑膜刺激征可见于下列疾病,但哪一项除外 （ ）

    A.脑膜炎   B.脑膜脑炎   C.假性脑膜炎

    D.肝性脑病   E.蛛网膜下腔出血

60.关于抽搐的概念,下列哪一项是错误的 （ ）

    A.抽搐是指四肢、躯干及颜面骨骼肌非自主强直与阵挛性抽搐,并引起关节运动

    B.抽搐表现为全身性、对称性,伴有或不伴有意识丧失

    C.癫痫大发作与惊厥的概念相同

    D.癫痫小发作也称惊厥

    E.惊厥的发生机制可能是大脑运动神经元的异常放电所致

61.咯血在临床上最常见于 （ ）

    A.肺脓肿   B.风湿性心脏病伴二尖瓣狭窄

    C.肺结核   D.肺癌

    E.支气管扩张

62.每天咯血量为多少时属于大量咯血 （ ）

    A.>100mL   B.>500mL   C.100~500mL   D.>300mL   E.>1000mL

63.对于60岁以上长期吸烟者,咯血应考虑 （ ）

    A.肺癌   B.支气管扩张

    C.风湿性心脏病二尖瓣狭窄   D.慢性支气管炎

    E.肺结核

64.呕血与黑便最常见的原因是 （ ）

    A.胃炎   B.消化性溃疡   C.急性胃黏膜病变

    D.肝硬化   E.血液病

65.严重缺氧而不出现发绀的疾病是 （ ）

    A.肺结核   B.自发性气胸   C.重症肺炎

    D.严重贫血   E.大量胸腔积液

66.周围性发绀见于 （ ）

    A.阻塞性肺气肿   B.气胸   C.肺水肿

    D.肺炎   E.严重休克

67.皮肤黏膜发绀时,其毛细血管血液中还原血红蛋白量超过 （ ）

    A.50g/L   B.40g/L   C.30g/L   D.20g/L   E.10g/L

68. 发绀出现急骤,病情严重,氧疗无效,静脉血呈深棕色,亚甲蓝可使发绀消退,见于 （　　）
   A. 高铁血红蛋白血症　　　　　　　　　　B. 硫化血红蛋白血症
   C. 肺性发绀　　　　　　　　　　　　　　D. 心性发绀
   E. 混合性发绀

69. 发绀伴杵状指可见于 （　　）
   A. 先天性心脏病　　　　B. 气胸　　　　C. 肺炎
   D. 胸腔积液　　　　　　E. 休克

70. 下列哪种疾病可出现中心性发绀 （　　）
   A. 右心衰竭　　　　　　B. 法洛四联症　　　　C. 缩窄性心包炎
   D. 严重休克　　　　　　E. 血栓性静脉炎

71. 咳大量粉红色泡沫痰主要见于下列哪种疾病 （　　）
   A. 支气管扩张　　　　　B. 肺结核　　　　C. 慢性支气管炎
   D. 细菌性肺炎　　　　　E. 急性肺水肿

72. 循环系统疾病引起咯血的常见原因是 （　　）
   A. 心包炎　　　　　　　　　　　　　　　B. 肺梗死
   C. 风湿性心脏病伴二尖瓣狭窄　　　　　　D. 房间隔缺损
   E. 右心衰竭

73. 肾源性水肿的特点是 （　　）
   A. 先消瘦,后水肿　　　B. 颈静脉怒张　　　　C. 肝大
   D. 低蛋白血症　　　　　E. 首先出现于身体的下垂部位

74. 咳大量脓臭痰最常见的疾病是 （　　）
   A. 肺脓肿　　　　　　　B. 慢性支气管炎　　　C. 大叶性肺炎
   D. 支气管哮喘　　　　　E. 肺结核

75. 咳铁锈色痰最常见的疾病是 （　　）
   A. 肺脓肿　　　　　　　B. 支气管哮喘　　　　C. 大叶性肺炎
   D. 慢性支气管炎　　　　E. 慢性咽炎

76. 在咳嗽与咳痰疾病中,下列哪些疾病最常见 （　　）
   A. 中枢神经系统疾病　　B. 呼吸道疾病　　　　C. 胸膜疾病
   D. 心血管疾病　　　　　E. 消化系统疾病

77. 表现为非凹陷性水肿的疾病是 （　　）
   A. 急性肾炎　　　　　　B. 肾病综合征　　　　C. 右心衰竭
   D. 经前期紧张综合征　　E. 甲状腺功能减退

78. 下列哪一项可引起金属音调咳嗽 （　　）
   A. 纵隔肿瘤　　　　　　B. 声带炎　　　　　　C. 喉炎
   D. 喉结核　　　　　　　E. 喉癌

79. 下列哪一项是引起胸痛的胸壁疾病 （　　）
   A. 肋间神经炎　　　　　B. 自发性气胸　　　　C. 胸膜肿瘤
   D. 胸膜炎　　　　　　　E. 肺癌

80. 服用麦角胺后头痛可迅速缓解的疾病是　　　　　　　　　　（　　）

    A. 肌紧张性头痛　　　　　　B. 流行性脑脊髓膜炎　　　　C. 偏头痛

    D. 舌咽神经痛　　　　　　　E. 颅脑肿瘤

81. 下列哪一项不属于全身性水肿　　　　　　　　　　　　　　（　　）

    A. 心源性水肿　　　　　　　B. 肝源性水肿　　　　　　　C. 营养不良性水肿

    D. 肾源性水肿　　　　　　　E. 过敏性水肿

82. 下列哪一项可引起局部水肿　　　　　　　　　　　　　　　（　　）

    A. 右心衰竭　　B. 丝虫病　　C. 营养不良　　D. 肾病综合征　　E. 肝硬化

83. 下列哪种疾病引起的黄疸主要是肝细胞性黄疸　　　　　　　（　　）

    A. 胆管结石　　　　　　　　　　　　　　　B. 中毒性肝炎

    C. 毛细胆管型病毒性肝炎　　　　　　　　　D. 原发性胆汁性肝硬化

    E. 胆道蛔虫病

84. 出现肉眼可见的黄疸,血液中胆红素浓度应　　　　　　　　（　　）

    A. $>1.7\mu mol/L$　　　　　　B. $>17.1\mu mol/L$　　　　C. $>34.2\mu mol/L$

    D. $>68.0\mu mol/L$　　　　　E. $>136.0\mu mol/L$

85. 肝细胞性黄疸可引起　　　　　　　　　　　　　　　　　　（　　）

    A. 寒战、高热　　　　　　　B. 感染性休克　　　　　　　C. 右上腹阵发性绞痛

    D. 血清胆固醇增高　　　　　E. 出血倾向

86. 在引起黄疸的疾病中,下列哪项不是后天性获得性溶血性黄疸的发病原因　（　　）

    A. 自身免疫性溶血性贫血　　　　　　　　　B. 海洋性贫血

    C. 伯氨喹引起的溶血　　　　　　　　　　　D. 新生儿溶血

    E. 蛇毒引起的贫血

87. 下列哪一项是引起头痛的全身性疾病　　　　　　　　　　　（　　）

    A. 贫血　　　　　　　　　　B. 偏头痛　　　　　　　　　C. 三叉神经痛

    D. 脑供血不足　　　　　　　E. 脑外伤后遗症

88. 下列哪一项是引起头痛的颅外病变　　　　　　　　　　　　（　　）

    A. 脑震荡　　　　　　　　　B. 蛛网膜下腔出血　　　　　C. 脑栓塞

    D. 脑膜炎　　　　　　　　　E. 颅骨肿瘤

89. 能引起脂溶性维生素缺乏的是　　　　　　　　　　　　　　（　　）

    A. 溶血性黄疸　　　　　　　B. 肝细胞性黄疸　　　　　　C. 胆汁淤积性黄疸

    D. 先天性黄疸　　　　　　　E. 假性黄疸

90. 下列哪一项有助于鉴别肝细胞性黄疸和胆汁淤积性黄疸　　　（　　）

    A. 尿胆素原定性和定量检查　　　　　　　　B. 有无血红蛋白尿

    C. 血中结合胆红素增高　　　　　　　　　　D. 皮肤黏膜颜色

    E. 尿胆红素阳性

91. 呕吐大量隔夜宿食可见于　　　　　　　　　　　　　　　　（　　）

    A. 急性胃炎　　　　　　　　B. 慢性胃炎　　　　　　　　C. 消化性溃疡

    D. 急性肝炎　　　　　　　　E. 幽门梗阻

92. 头痛伴喷射性呕吐见于 　　　　　　　　　　　（　　）

　　A. 青光眼　　　　　　　　　B. 脑膜炎　　　　　　　　C. 神经官能症

　　D. 颅内压增高　　　　　　　E. 肠炎

93. 头面部阵发性电击样或撕裂样疼痛多见于 　　　　　　（　　）

　　A. 脑供血不足　　　　　　　B. 三叉神经痛　　　　　　C. 偏头痛

　　D. 肌紧张性头痛　　　　　　E. 原发性高血压

94. 下列哪一项引起的呕吐为反射性呕吐 　　　　　　　　（　　）

　　A. 幽门梗阻　　B. 脑膜炎　　　C. 脑炎　　　　D. 妊娠　　　　E. 尿毒症

95. 呕血最常见的疾病是 　　　　　　　　　　　　　　（　　）

　　A. 消化性溃疡　　　　　　　B. 食管静脉曲张破裂出血　C. 胃癌

　　D. 急性胃黏膜病变　　　　　E. 慢性胃炎

96. 呕吐咖啡色液体最常见于 　　　　　　　　　　　　（　　）

　　A. 急性胰腺炎　　　　　　　B. 食管静脉曲张破裂出血　C. 消化性溃疡

　　D. 急性胃黏膜病变　　　　　E. 胆囊炎

97. 中老年患者,慢性上腹痛,无明显规律性,伴消瘦、呕血,应警惕 　（　　）

　　A. 慢性胃炎　　　　　　　　B. 消化性溃疡　　　　　　C. 胃癌

　　D. 肝硬化　　　　　　　　　E. 胆囊炎

98. 便血伴里急后重可见于 　　　　　　　　　　　　　（　　）

　　A. 胃癌　　　　　　　　　　B. 败血症　　　　　　　　C. 小肠疾病

　　D. 肝癌　　　　　　　　　　E. 直肠癌

99. 黏液脓血便伴里急后重可见于 　　　　　　　　　　（　　）

　　A. 消化性溃疡　　　　　　　B. 急性细菌性痢疾　　　　C. 肠结核

　　D. 小肠血管畸形　　　　　　E. 结肠癌

100. 黑便合并蜘蛛痣和肝掌可见于 　　　　　　　　　　（　　）

　　A. 直肠癌　　　　　　　　　B. 胃癌　　　　　　　　　C. 溃疡性结肠炎

　　D. 门脉高压症　　　　　　　E. 胆管癌

101. 患者,女性,45 岁,排便疼痛伴鲜红色血便 3d,则出血最可能来自 　（　　）

　　A. 胃　　　　　　　　　　　B. 直肠　　　　　　　　　C. 空肠

　　D. 降结肠　　　　　　　　　E. 十二指肠

102. 便血,血色鲜红,不与粪便混合,仅粘附于粪便表面,提示 　　（　　）

　　A. 上消化道出血　　　　　　B. 肛门或肛管疾病出血　　C. 小肠出血

　　D. 食管出血　　　　　　　　E. 十二指肠出血

103. 除下列哪一项外,上消化道出血的疗效观察均提示有活动性出血 　（　　）

　　A. 神志淡漠或烦躁　　　　　B. 口渴及冷汗　　　　　　C. 脉压减小

　　D. 尿量 30mL/h　　　　　　E. 肠鸣音亢进

104. 下列哪一项不会出现黑便 　　　　　　　　　　　　（　　）

　　A. 上消化道出血　　　　　　B. 肛门或肛管疾病出血　　C. 服用铁剂

　　D. 食管出血　　　　　　　　E. 食用动物血

105. 上消化道出血患者,出血量超过 1500mL 时出现的临床表现,下列哪一项是错误的
　　　　　　　　　　　　　　　　　　　　　　　　　　　　　　　　　　　（　　）
　　A. 端坐呼吸　　　　　　　　　　　B. 脉搏在 120 次/min 以上
　　C. 尿闭　　　　　　　　　　　　　D. 呼吸急促
　　E. 休克

106. 出现黑便提示出血量在　　　　　　　　　　　　　　　　　　　　　（　　）
　　A. 10～30mL　　　　　B. 20～40mL　　　　　C. >5mL
　　D. 50～70mL　　　　　E. 250～400mL

107. 慢性腹泻是指病程超过　　　　　　　　　　　　　　　　　　　　　（　　）
　　A. 2 周　　　B. 3 周　　　C. 1 个月　　　D. 2 个月　　　E. 3 个月

108. 下列哪种疾病所致的腹泻可伴重度脱水　　　　　　　　　　　　　（　　）
　　A. 霍乱　　　　　　　　　　　B. 溃疡性结肠炎　　　　　　C. 肠结核
　　D. 慢性细菌性痢疾　　　　　　E. 吸收不良综合征

109. 下列哪一项提示阿米巴痢疾　　　　　　　　　　　　　　　　　　（　　）
　　A. 柏油样便　　　　　　　　　B. 果酱样粪便　　　　　　　C. 黏液脓血便
　　D. 洗肉水样粪便　　　　　　　E. 黏液便,无病理成分

110. 以下属于典型分泌性腹泻的是　　　　　　　　　　　　　　　　　（　　）
　　A. 服用硫酸镁　　　　　　　　B. 甲状腺功能亢进　　　　　C. 霍乱
　　D. 溃疡性结肠炎　　　　　　　E. 吸收不良综合征

111. 下列哪种疾病所致的腹泻不属于渗出性腹泻　　　　　　　　　　（　　）
　　A. 肠结核　　　B. 克罗恩病　　　C. 胃泌素瘤　　　D. 细菌性痢疾　　　E. 溃疡性结肠炎

112. 下列引起腹泻的疾病中,哪一项是肠道非感染性病变　　　　　　（　　）
　　A. 肠结核　　　　　　　　　　B. 慢性阿米巴痢疾　　　　　C. 伤寒
　　D. 溃疡性结肠炎　　　　　　　E. 血吸虫病

113. 腹泻粪便中含大量黏液而无病理成分,多见于　　　　　　　　　（　　）
　　A. 肠易激综合征　　　　　　　B. 阿米巴痢疾　　　　　　　C. 急性肠炎
　　D. 细菌性痢疾　　　　　　　　E. 肠伤寒

114. 长期腹泻,明显消瘦,腹部发现包块,可见于　　　　　　　　　　（　　）
　　A. 结肠癌　　　　　　　　　　B. 胃肠炎　　　　　　　　　C. 阿米巴痢疾
　　D. 细菌性食物中毒　　　　　　E. 溃疡性结肠炎

115. 腹泻伴重度水肿,见于　　　　　　　　　　　　　　　　　　　　（　　）
　　A. 胃肠炎　　　B. 霍乱　　　C. 肠结核　　　D. 伤寒　　　E. 血吸虫病

116. 膀胱刺激征伴寒战、高热、腰痛,首先应考虑　　　　　　　　　　（　　）
　　A. 尿毒症　　　　　　　　　　B. 急性肾炎　　　　　　　　C. 急性膀胱炎
　　D. 急性肾盂肾炎　　　　　　　E. 慢性肾炎

117. 血尿最常见的原因是　　　　　　　　　　　　　　　　　　　　　（　　）
　　A. 钩端螺旋体病　　　　　　　B. 盆腔炎　　　　　　　　　C. 运动后血尿
　　D. 泌尿系结石　　　　　　　　E. 泌尿系外伤

118.患者,40 岁以上,出现无痛性血尿,多见于 （ ）
    A. 膀胱炎   B. 肾肿瘤   C. 膀胱癌
    D. 前列腺增生症   E. 神经源性膀胱

119.下列哪种疾患不会出现惊厥伴瞳孔扩大与舌咬伤 （ ）
    A. 癫痫大发作   B. 癔症性惊厥   C. 高血压脑病
    D. 脑缺氧   E. 脑膜炎

120.意识障碍伴瞳孔散大可见于 （ ）
    A. 颠茄类中毒   B. 吗啡类中毒   C. 巴比妥类中毒
    D. 有机磷农药中毒   E. 毒蕈类中毒

121.意识障碍伴瞳孔缩小可见于 （ ）
    A. 颠茄类中毒   B. 有机磷农药中毒   C. 酒精中毒
    D. 氰化物中毒   E. 癫痫

122.患者意识障碍,对各种强刺激无反应,且一侧瞳孔散大,可能是 （ ）
    A. 休克   B. 癫痫   C. 脑疝
    D. 低血压   E. 吗啡中毒

123.接近于不省人事的意识状态,患者处于熟睡状态,不易唤醒,在强烈刺激下可被唤醒,但很快再次入睡,称为 （ ）
    A. 嗜睡   B. 意识模糊   C. 昏睡   D. 浅昏迷   E. 深昏迷

124.李先生,患肝硬化已 4 年,3d 前饮酒后突然大量呕血,且神志恍惚,四肢湿冷,血压下降。入院后经积极治疗,现病情稳定,出血已停止。临床上,患者不应出现 （ ）
    A. 发热   B. 黑便   C. 脉搏细数
    D. 血红蛋白减少   E. 血尿素氮低于正常

125.非常剧烈的头痛可能不是 （ ）
    A. 脑肿瘤   B. 偏头痛   C. 三叉神经痛
    D. 脑膜炎   E. 脑出血

126.焦虑最典型的临床表现是 （ ）
    A. 紧张、不安   B. 注意力不集中   C. 失眠多梦
    D. 食欲减退   E. 血压升高

127.抑郁最典型的临床表现是 （ ）
    A. 思维缓慢   B. 注意力不集中   C. 行动迟缓
    D. 情绪低落   E. 入睡困难

128.以下符合抑郁患者生理改变特点的是 （ ）
    A. 血糖升高   B. 迷走神经活动增强   C. 骨骼肌运动增加
    D. 肺通气量增加   E. 以上都不是

129.深、浅昏迷的区别是 （ ）
    A. 能否唤醒   B. 生理反射是否存在   C. 能否说话
    D. 血压是否正常   E. 对声、光刺激有无反应

130. 发热在前,意识障碍在后,见于 　　　　　　　　　　　　　　　　　　(　)
　　A. 尿毒症　　　　　　　　　B. 高血压　　　　　　　　C. 吗啡中毒
　　D. 中毒型细菌性痢疾　　　　E. 脑出血

131. 早期表现为刺激性呛咳的是 　　　　　　　　　　　　　　　　　　　(　)
　　A. 慢性支气管炎　　　　　　B. 支气管哮喘　　　　　　C. 支气管扩张
　　D. 支气管肺癌　　　　　　　E. 肺炎

132. 咳嗽与体位改变有明显关系的是 　　　　　　　　　　　　　　　　　(　)
　　A. 慢性支气管炎　　　　　　B. 支气管哮喘　　　　　　C. 支气管扩张
　　D. 支气管肺癌　　　　　　　E. 肺炎

133. 关于咯血,下列说法中错误的是 　　　　　　　　　　　　　　　　　(　)
　　A. 咯血量的差异可以很大
　　B. 咯血量与病变严重性成正比
　　C. 大咯血后可以排黑便
　　D. 出血量超过 500mL 即为大量咯血
　　E. 肺癌多表现为持续痰中带血

134. 下列并发症与咯血无关的是 　　　　　　　　　　　　　　　　　　　(　)
　　A. 窒息　　　　　　　　　　B. 肺不张　　　　　　　　C. 继发感染
　　D. 失血性休克　　　　　　　E. 自发性气胸

135. 咯血伴低热、消瘦等见于 　　　　　　　　　　　　　　　　　　　　(　)
　　A. 支气管炎　　　　　　　　B. 支气管扩张　　　　　　C. 支气管肺癌
　　D. 肺炎　　　　　　　　　　E. 肺结核

136. 呕吐宿食常提示 　　　　　　　　　　　　　　　　　　　　　　　　(　)
　　A. 幽门梗阻　　　　　　　　B. 肠梗阻　　　　　　　　C. 食物中毒
　　D. 胃神经官能症　　　　　　E. 颅内压增高

137. 引起上消化道出血的原因最常见的是 　　　　　　　　　　　　　　　(　)
　　A. 消化性溃疡　　　　　　　B. 肝硬化　　　　　　　　C. 急性胃黏膜损伤
　　D. 胃癌　　　　　　　　　　E. 肝癌

138. 对便血者来说,与病变部位密切相关的是 　　　　　　　　　　　　　(　)
　　A. 便血方式　　　　　　　　B. 便血的颜色　　　　　　C. 便血量及性状
　　D. 伴随症状　　　　　　　　E. 既往病史

139. 糖尿病酮症酸中毒的呼吸是 　　　　　　　　　　　　　　　　　　　(　)
　　A. 呼气延长,吸气浅促　　　B. 吸气困难,呈三凹征　　C. 呼吸深快
　　D. 呼吸浅快　　　　　　　　E. 呼吸节律异常

140. 表现为呼气性呼吸困难的是 　　　　　　　　　　　　　　　　　　　(　)
　　A. 气管异物　　　　　　　　B. 支气管哮喘　　　　　　C. 肺炎
　　D. 肺结核　　　　　　　　　E. 气胸

141. 大量咳痰者,若痰量骤然减少而体温升高,常提示 　　　　　　　　　(　)
　　A. 病情加重　　B. 病情好转　　C. 窒息　　　　D. 咯血先兆　　E. 排痰不畅

142. 无痛性鲜血便应考虑 （　　）
    A. 痔疮　　　　　　　　B. 菌痢　　　　　　　　C. 直肠癌
    D. 溃疡性结肠炎　　　　E. 小肠病变

143. 晕厥与昏迷最大的不同点是 （　　）
    A. 能否唤醒　　　　　　B. 有无自主运动　　　　C. 反射是否存在
    D. 意识可否迅速恢复　　E. 瞳孔是否散大

144. 长期卧床的心力衰竭患者最易出现水肿的部位是 （　　）
    A. 下肢和足踝部　　　　B. 眼睑及颜面部　　　　C. 骶尾部
    D. 全身　　　　　　　　E. 胸腔积液

145. 下列哪一项不是导致便秘的原因 （　　）
    A. 不及时排便　　　　　B. 体格虚弱　　　　　　C. 长期服用泻药
    D. 肠粘连　　　　　　　E. 甲状腺功能亢进

146. 哪一类患者用力排便时容易出现意外 （　　）
    A. 心力衰竭患者　　　　B. 冠心病患者　　　　　C. 高血压患者
    D. 腹疝患者　　　　　　E. 肠癌患者

147. 不符合浅昏迷特点的是 （　　）
    A. 无自主运动　　　　　B. 对疼痛刺激有反应　　C. 各种反射消失
    D. 生命体征无明显改变　E. 可有大小便失禁

148. 婴幼儿惊厥以哪种情况多见 （　　）
    A. 高热　　　　　　　　B. 低血钙　　　　　　　C. 低血镁
    D. 低血糖　　　　　　　E. 中毒性脑病

149. 惊厥患者的身心反应中,最重要的是 （　　）
    A. 跌伤　　　　　　　　B. 舌咬伤　　　　　　　C. 大小便失禁
    D. 潜在的窒息　　　　　E. 自卑

150. 发热最常见的原因是 （　　）
    A. 无菌性坏死性物质吸收
    B. 内分泌与代谢障碍
    C. 自主神经功能紊乱
    D. 体温调节中枢功能失调
    E. 病原体感染

151. 属于非感染性发热的是 （　　）
    A. 伤寒　　　B. 疟疾　　　C. 肺炎　　　D. 风湿热　　　E. 败血症

152. 出现持续压榨性或窒息性胸部闷痛,最可能的诊断是 （　　）
    A. 急性心肌梗死　　　　B. 肋间神经痛　　　　　C. 食管炎
    D. 自发性气胸　　　　　E. 心包炎

153. 下列哪一项不符合典型心绞痛的疼痛特点 （　　）
    A. 情绪激动时易发生　　B. 疼痛位于胸骨后　　　C. 疼痛呈刀割样
    D. 疼痛可放射至左肩　　E. 疼痛常伴窒息感

二、多项选择题

1. 下列病变中，可以引起发热的有　　　　　　　　　　　　　（　　）
    A. 创伤　　　　　　　　　B. 心肌梗死　　　　　　　C. 恶性肿瘤
    D. 脑出血　　　　　　　　E. 甲状腺功能亢进

2. 腹痛与饮食有关的病变有　　　　　　　　　　　　　　　　（　　）
    A. 胆囊炎　　　　　　　　B. 胰腺炎　　　　　　　　C. 消化性溃疡
    D. 慢性胃炎　　　　　　　E. 阑尾炎

3. 急性发作的呼吸困难见于　　　　　　　　　　　　　　　　（　　）
    A. 支气管哮喘　　　　　　B. 气胸　　　　　　　　　C. 急性肺水肿
    D. 慢性阻塞性肺病　　　　E. 胸腔积液

4. 大量咯血可导致　　　　　　　　　　　　　　　　　　　　（　　）
    A. 窒息　　　　　　　　　B. 肺不张　　　　　　　　C. 继发感染
    D. 失血性休克　　　　　　E. 贫血

5. 可以导致患者排痰困难的有　　　　　　　　　　　　　　　（　　）
    A. 痰量多　　　　　　　　B. 体格虚弱　　　　　　　C. 胸腹部手术
    D. 昏迷　　　　　　　　　E. 咳嗽无力

6. 用力排便可使病情加重或出现意外的情况有　　　　　　　　（　　）
    A. 高血压　　　B. 肺气肿　　　C. 冠心病　　　D. 心力衰竭　　　E. 肠梗阻

7. 惊厥发作可导致　　　　　　　　　　　　　　　　　　　　（　　）
    A. 排尿排便失禁　　　　　B. 外伤　　　　　　　　　C. 高热
    D. 窒息　　　　　　　　　E. 意识障碍

8. 心绞痛可表现为　　　　　　　　　　　　　　　　　　　　（　　）
    A. 心前区疼痛　　　　　　B. 胸骨后疼痛　　　　　　C. 左肩痛或左臂痛
    D. 上腹部疼痛　　　　　　E. 牙痛

9. 对全身性水肿患者应注意观察　　　　　　　　　　　　　　（　　）
    A. 体重　　　　　　　　　B. 腹围　　　　　　　　　C. 24h 出入液量
    D. 生命体征　　　　　　　E. 血电解质

10. 长期、频繁、剧烈的咳嗽可以　　　　　　　　　　　　　　（　　）
    A. 使肺气肿加重　　　　　B. 诱发气胸　　　　　　　C. 影响患者睡眠
    D. 消耗患者体力　　　　　E. 加重心脏负担

11. 幽门梗阻的呕吐特点是　　　　　　　　　　　　　　　　　（　　）
    A. 呕吐量大　　　　　　　B. 呕吐物中有大量胆汁　　C. 呕吐宿食
    D. 呕吐后腹胀减轻　　　　E. 容易出现代谢性碱中毒

12. 哪些脏器出血可表现为呕血或黑便　　　　　　　　　　　　（　　）
    A. 食管　　　B. 十二指肠　　　C. 肝脏　　　D. 胰腺　　　E. 胆管

13. 无痛性黄疸伴胆囊肿大见于　　　　　　　　　　　　　　　（　　）
    A. 胰头癌　　　　　　　　B. 胆总管癌　　　　　　　C. 胆囊癌
    D. 胆囊炎胆石症　　　　　E. 胆道蛔虫症

14. 昏迷患者可出现 （　　）

    A. 营养不良　　　　　　B. 大小便失禁　　　　　　C. 肺部感染

    D. 角膜炎　　　　　　　E. 压疮

15. 惊厥伴有脑膜刺激征者应考虑 （　　）

    A. 中毒性菌痢　　　　　B. 破伤风　　　　　　　C. 颅内感染

    D. 蛛网膜下腔出血　　　E. 癫痫

16. 水肿产生的主要机制为 （　　）

    A. 体内水、钠潴留　　　　　　　　　　B. 毛细血管内静水压增高

    C. 血浆胶体渗透压降低　　　　　　　　D. 毛细血管通透性增加

    E. 淋巴回流受阻

17. 心源性水肿常伴有 （　　）

    A. 心脏扩大、心脏杂音　　B. 肝大　　　　　　　C. 晨起眼睑水肿

    D. 大量蛋白尿　　　　　E. 颈静脉怒张、肝颈静脉回流征阳性

18. 频繁而剧烈咳嗽的患者,可能出现的身心反应是 （　　）

    A. 肌肉疼痛　　　　　　B. 自发性气胸　　　　　C. 咳嗽性晕厥

    D. 焦虑　　　　　　　　E. 血压降低

19. 呼吸困难的患者,可能出现的身心反应是 （　　）

    A. 休克　　　　　　　　B. 消瘦　　　　　　　　C. 急躁、易怒

    D. 呼吸性酸中毒　　　　E. 窒息

20. 呼吸困难的患者,常见的护理诊断是 （　　）

    A. 活动无耐力　　　　　B. 自理缺陷　　　　　　C. 气体交换受损

    D. 体温过高　　　　　　E. 有窒息的危险

21. 咯血引起的身心反应中,可直接危及生命的是 （　　）

    A. 窒息　　　　　　　　B. 肺不张　　　　　　　C. 失血性休克

    D. 焦虑　　　　　　　　E. 肺部感染

22. 易出现发绀的部位是 （　　）

    A. 颊部　　　　　　　　B. 口唇　　　　　　　　C. 鼻尖

    D. 甲床　　　　　　　　E. 耳垂

23. 下列疾病在严重时可出现发绀的是 （　　）

    A. 严重贫血　　　　　　B. 肺炎　　　　　　　　C. 支气管哮喘

    D. 休克　　　　　　　　E. 肺气肿

24. 中枢性呕吐常见于 （　　）

    A. 颅内压增高　　　　　B. 前庭功能障碍　　　　C. 精神性呕吐

    D. 闭角型青光眼　　　　E. 中枢神经系统感染

25. 腹泻引起的身心反应为 （　　）

    A. 脱水、电解质紊乱　　　　　　　　　B. 严重者可引起低血容量性休克

    C. 肛周皮肤损害　　　　　　　　　　　D. 焦虑、恐惧

    E. 营养障碍

26.引起器质性便秘的常见原因是 （ ）

    A.肛裂   B.结肠癌   C.粘连性结核性腹膜炎

    D.重度营养不良   E.痔疮

27.抽搐与惊厥伴脑膜刺激征常见于 （ ）

    A.脑膜炎   B.妊娠高血压综合征   C.蛛网膜下腔出血

    D.高热惊厥   E.癔症性惊厥

28.容易引起焦虑的因素有 （ ）

    A.转学、工作调动等   B.长期服用抗精神病药物

    C.甲状腺功能低下等躯体疾病   D.阿片类药物戒断后

    E.缺乏自信的个性

29.与抑郁发生有关的因素有 （ ）

    A.长期的负性生活刺激   B.缺乏自信、易于感伤的个性倾向

    C.甲状腺功能低下等躯体疾病   D.使用抗癌药物

    E.遗传因素

30.符合抑郁的表现是 （ ）

    A.坐卧不宁   B.注意力不集中   C.表情淡漠

    D.烦躁、易怒   E.少言寡语

（潘淑慧 诸葛毅）

第四章　常用实验检查临床思维指导

【教学内容】

1. 血液检查。
2. 尿液检查。
3. 粪便检查。
4. 常用肝功能检查。
5. 常用肾功能检查。
6. 临床常用生物化学检查。
7. 浆膜腔穿刺液检查。
8. 脑脊液检查。
9. 常用免疫学检查。
10. 微生物学检查的临床应用。

【教学重点与难点】

1. 教学重点:各项常用实验检查的标本采集法;常用肝功能检查;常用肾功能检查;临床常用生物化学检查。

2. 教学难点:临床常用生物化学检查的参考值及其临床意义;常用免疫学检查项目的临床意义;各项常用实验检查的标本采集法。

【教学基本要求】

1. 掌握各项常用实验检查的标本采集法;常用肝功能检查;常用肾功能检查。

2. 熟悉血液、尿液、粪便一般检查的正常参考值及其临床意义;血型鉴定与交叉配血试验的临床意义;肝、肾功能检查的临床意义;临床常用生物化学检查的参考值及其临床意义;常用免疫学检查项目的临床意义。

3. 了解浆膜腔穿刺液检查的参考值及其临床意义;脑脊液检查的适应证、禁忌证及标本采集和临床意义。

【知识要点】

一、基本概念

1. 贫血
2. 核左移
3. 核右移
4. 红细胞沉降率

5.网织红细胞

6.蛋白尿

7.肾性糖尿

8.颗粒管型

9.镜下血尿

10.内生肌酐清除率

11.棒状小体

12.活化的部分凝血活酶时间

13.选择性蛋白尿

14.细胞管型

15.动脉血氧饱和度

16.类风湿因子

17.少尿

18.胆酶分离

19.丙氨酸氨基转移酶

20.血型

二、思考提示

1.简述网织红细胞检查的临床意义。

2.临床上贫血的程度如何划分？

3.简述引起淋巴细胞病理性增多的原因。

4.少尿可见于哪些病理情况？

5.尿沉渣镜检可见哪些病理性细胞？各有何临床意义？

6.尿液中的细胞管型有几种？各有何临床意义？

7.简述多尿的原因。

8.简述尿酮阳性的临床意义。

9.简述血尿素氮增高的临床意义。

10.简述血清清蛋白降低的临床意义。

11.如何判断黄疸的程度？

12.简述血清氨基转移酶升高的临床意义。

13.简述脑脊液检查的适应证与禁忌证。

14.简述甲胎蛋白升高的临床意义。

15.简述引起红细胞沉降率病理性增快的原因。

16.试述中性粒细胞增多的病理意义。

17.试述中性粒细胞减少的病理意义。

18.试述尿糖阳性的临床意义。

19.试述病理性蛋白尿的临床意义。

20.试述内生肌酐清除率测定的临床意义。

21.怀疑为原发性肝癌,应做哪些检查？分析可能会出现的结果。

22.分析乙型肝炎病毒标志物检查的临床意义。

23.试述血清钾升高的临床意义。

24.试述漏出液与渗出液的鉴别要点。

25.试述化脓性脑膜炎、结核性脑膜炎及病毒性脑膜炎脑脊液检查的鉴别要点。

26.红细胞比容测定标本采集应注意什么？

27.试述采集尿液标本的注意事项。

28.如何采集粪便隐血试验的标本？

29.试述微生物标本采集的基本原则。

30.试述尿液标本保存的注意事项及措施。

【知识链接】

一、基本概念

1.贫血：是指单位容积循环血液中红细胞计数、血红蛋白含量、血细胞比容低于正常范围的病理状态。

2.核左移：是指外周血中杆状核粒细胞及晚幼粒细胞、中幼粒细胞、早幼粒细胞的百分数＞5％。

3.核右移：是指外周血中5叶或更多分叶核中性粒细胞的百分数＞3％。

4.红细胞沉降率：是指红细胞在一定条件下沉降的速率。

5.网织红细胞：是介于晚幼红细胞和成熟红细胞之间尚未完全成熟的红细胞,胞质中尚残存多少不等的核糖核酸等嗜碱性物质。这类细胞在煌焦油蓝或新亚甲蓝染色时呈现蓝色的网织状,故称网织红细胞。网织红细胞增高多见于溶血性贫血。

6.蛋白尿：是指尿蛋白定性试验阳性或定量试验＞150mg/24h的尿。

7.肾性糖尿：指血糖正常,由于肾小管重吸收葡萄糖功能障碍而引起的糖尿。

8.颗粒管型：由大小不等的颗粒聚集于透明管型基质中形成,颗粒占管型体积的1/3以上。

9.镜下血尿：指尿液外观无明显变化,而尿沉渣镜检时提示红细胞超过3个/HP。

10.内生肌酐清除率：指在单位时间内,肾脏将若干毫升血液中的内生肌酐全部清除出去。

11.棒状小体：是白细胞胞质中出现的红色细杆状物质,一个或数个,长1～6μm,故称棒状小体。一旦棒状小体出现在细胞中,就可诊断为急性白血病。

12.活化的部分凝血活酶时间：指在受检血浆中加入部分凝血活酶磷脂悬液,在Ca^{2+}的作用下观察血浆凝固所需要的时间。活化的部分凝血活酶时间是内源性凝血系统的筛选试验,参考值为32～43s,超过对照值10s以上有意义。

13.选择性蛋白尿：指蛋白尿中以清蛋白为主,并有少量小分子蛋白,无大分子蛋白,免疫球蛋白/清蛋白清除率＜0.1,半定量＋＋＋～＋＋＋＋。选择性蛋白尿见于肾病综合征。

14.细胞管型：细胞含量超过管型体积的1/3,可分为肾小管上皮细胞管型、红细胞管型、白细胞管型和混合性管型。

15.动脉血氧饱和度：是指动脉血中氧与血红蛋白的结合程度,是单位血红蛋白含氧百分数,正常范围为95％～98％。

16.类风湿因子：是变性IgG刺激机体产生的一种自身抗体,主要存在于类风湿性关节炎患者的血清和关节液内。

17. 少尿：指 24h 尿量少于 400mL，或每小时少于 17mL。

18. 胆酶分离：指在急性重症肝炎恶化时，出现天门冬氨酸氨基转移酶、丙氨酸氨基转移酶下降，而黄疸进行性加深的现象。胆酶分离提示肝细胞严重坏死，预后不佳。

19. 丙氨酸氨基转移酶：主要分布在肝脏、心肌和骨骼肌等组织中。肝细胞损害严重时，丙氨酸氨基转移酶可明显增高。参考值：男性<40U/L，女性<35U/L（不同检测方法的参考值会有差异）。

20. 血型：指人体血液的一种遗传性状，是各种血液成分的遗传性标记，红细胞、白细胞、血小板及某些血浆蛋白在个体之间均具有抗原成分的差异。当缺乏某一抗原的个体输入该抗原时，就可以产生相应的抗体。由相互关联的抗原、抗体组成的血型体系，称为血型系统。血型检查用于输血、器官移植、骨髓移植、法医鉴定等。

二、思考提示

1. 网织红细胞检查的临床意义：①网织红细胞增多，表示骨髓红细胞系增生旺盛，常见于溶血性贫血、缺铁性贫血、巨幼细胞性贫血等；②网织红细胞减少，表示骨髓造血功能减低，常见于再生障碍性贫血、急性白血病等。

2. 临床上根据血红蛋白减少的程度将贫血分为 4 级：轻度，血红蛋白低于参考值低限至 90g/L；中度，90～60g/L；重度，60～30g/L；极重度，低于 30g/L。

3. 引起淋巴细胞病理性增多的原因有：①感染，主要见于病毒感染，也可见于百日咳杆菌、结核分枝杆菌、梅毒螺旋体、弓形体等的感染；②恶性肿瘤；③急性传染病的恢复期；④移植排斥反应。

4. 少尿常见的病理情况有：①肾前性少尿，见于休克、严重脱水、心力衰竭、肾动脉栓塞等；②肾性少尿，见于急性肾炎、肾小管坏死、肾衰竭等；③肾后性少尿，见于泌尿系结石、前列腺肥大等。

5. 尿沉渣镜检发现病理性细胞及其临床意义如下：①红细胞超过 3 个/HP，见于急性肾炎、慢性肾炎、肾结核、肾结石等；②白细胞大量出现，见于泌尿系化脓性感染，如肾盂肾炎、膀胱炎、尿道炎等；③上皮细胞大量出现，见于泌尿系感染、损伤、肿瘤等。

6. 尿液中细胞管型类型及其临床意义如下：①上皮细胞管型，见于肾小管损伤、肾移植手术后发生排异反应；②红细胞管型，见于急性肾炎、慢性肾炎等；③白细胞管型，见于肾盂肾炎、间质性肾炎等。

7. 多尿的原因如下：①暂时性多尿，见于饮水过多、应用利尿剂、静脉输液过多等；②病理性多尿，见于糖尿病、尿崩症、慢性肾炎早期、急性肾衰竭多尿期及精神性多尿症等。

8. 尿酮阳性的临床意义：尿酮阳性多见于糖尿病酮症酸中毒，发热、严重呕吐、腹泻、禁食、酒精性肝炎、肝硬化等亦可因糖代谢障碍而出现酮尿。

9. 血尿素氮增高的临床意义：血尿素氮增高见于器质性肾功能损害，如慢性肾炎、严重肾盂肾炎等；肾血流量减少，如严重脱水、休克、心力衰竭；蛋白质分解或摄入过多，如急性传染病、上消化道大出血、大面积烧伤等。

10. 血清清蛋白降低的临床意义：①清蛋白合成减少，肝细胞损害，如慢性肝炎、肝硬化、肝癌；②清蛋白合成原料不足，营养不良，如蛋白摄入不足、消化吸收不良；③清蛋白丢失过多,如肾病综合征、严重烧伤;④消耗增加,慢性消耗性疾病,如重症结核、甲状腺功能亢进症及恶性肿瘤;⑤稀释性减少,如水钠潴留或静脉补充过多的晶体溶液。

11.黄疸程度的判断:血清总胆红素 $34.2\sim171\mu mol/L$ 为轻度黄疸,$171\sim342\mu mol/L$ 为中度黄疸,超过 $342\mu mol/L$ 为重度黄疸。

12.血清氨基转移酶升高的临床意义:①肝细胞损害(以 ALT 升高为主),见于病毒性肝炎、酒精性肝病、药物性肝炎、肝硬化等,以病毒性肝炎诊断价值最大;②心肌细胞损害,以 AST 升高为主,见于急性心肌梗死、心肌炎等;③其他细胞损害,见于皮肌炎、进行性肌萎缩等。

13.脑脊液检查的适应证:脑膜刺激症,疑有颅内出血或脑膜白血病,原因不明的剧烈头痛、昏迷、抽搐或瘫痪等。禁忌证:颅内压显著增高、休克、衰竭或濒危状态,颅后窝有占位性病变。

14.甲胎蛋白升高的临床意义:甲胎蛋白升高主要见于原发性肝癌,亦可见于病毒性肝炎、肝硬化、睾丸癌、卵巢癌、畸胎瘤、胃癌、胰腺癌、妊娠妇女等。

15.引起红细胞沉降率病理性增快的常见原因有:①风湿热和结核病活动期;②组织损伤及坏死,如急性心肌梗死;③恶性肿瘤;④其他,如慢性肾炎、多发性骨髓瘤、系统性红斑狼疮、动脉粥样硬化、糖尿病、肾病综合征等。

16.中性粒细胞增多的病理意义:①急性感染,特别是急性化脓性感染,为其最常见的原因;②严重的组织损伤及大量血细胞破坏,如严重外伤及严重的血管内溶血等;③急性大出血,特别是内出血时,白细胞总数及中性粒细胞明显增多;④急性中毒,如糖尿病酮症酸中毒、尿毒症、急性铅中毒等;⑤白血病、骨髓增殖性疾病及恶性肿瘤。

17.中性粒细胞减少的病理意义:①某些革兰阴性杆菌感染(如伤寒、副伤寒等)、病毒感染(如流感、病毒性肝炎等)及原虫感染(如疟疾、黑热病等);②血液病,如再生障碍性贫血、巨幼细胞性贫血等;③物理、化学因素损伤,如 X 线、γ 射线等物理因素和氯霉素、抗肿瘤药等化学因素损伤骨髓;④脾功能亢进。

18.尿糖阳性的临床意义:①血糖增高性糖尿,见于糖尿病、嗜铬细胞瘤、库欣综合征、胰腺炎、胰腺癌等,其中以糖尿病最常见;②血糖正常性糖尿:肾小管重吸收葡萄糖的功能减退致尿糖增高,又称肾性糖尿,常见于慢性肾炎、肾病综合征、家族性糖尿病等;③生理性糖尿,见于进食大量碳水化合物、静脉注射大量葡萄糖后;④应激性糖尿,见于颅脑外伤、急性脑血管病、急性心肌梗死等;⑤其他糖尿:因进食或体内代谢失调可出现乳糖、半乳糖、果糖、甘露糖及戊糖等非葡萄糖糖尿。

19.病理性蛋白尿的临床意义:①肾小球性蛋白尿,为最常见的一种蛋白尿,常见于急性肾炎、慢性肾炎、肾病综合征等;②肾小管性蛋白尿,常见于肾盂肾炎、肾小管性酸中毒、肾小管损伤及肾移植术后;③混合性蛋白尿,指肾脏病变同时累及肾小球和肾小管而产生的蛋白尿,常见于慢性肾炎、肾盂肾炎、系统性红斑狼疮性肾炎、糖尿病型肾病综合征等;④溢出性蛋白尿,见于溶血性贫血、挤压综合征、多发性骨髓瘤、轻链病及浆细胞病等;⑤组织性蛋白尿,指由炎症或药物刺激肾小管分泌蛋白质增多或肾组织被破坏引起的蛋白尿;⑥假性蛋白尿:尿内混有血、脓、黏液以及阴道分泌物等而导致蛋白定性试验阳性。

20.内生肌酐清除率测定的临床意义:①内生肌酐清除率是判断肾小球损害的敏感指标。成人内生肌酐清除率降至50mL/min时,血清尿素氮、肌酐仍在正常范围,故是反映肾小球滤过功能下降的敏感指标。②评估肾功能的损害程度。内生肌酐清除率 $70\sim51mL/min$

为轻度损害,50～31mL/min 为中度损害,≤30mL/min 为重度损害。③指导治疗。内生肌酐清除率在 30～40mL/min 时,应限制蛋白质摄入;≤30mL/min,服用噻嗪类利尿剂治疗常无效;<10mL/min,应结合临床进行透析治疗。

21.怀疑为原发性肝癌时,应做血清蛋白测定及血清蛋白电泳、血清胆红素、血清酶学等肝功能检查,还应加查肝癌肿瘤标志物、血脂、肝炎病毒标志物等。其结果分析如下:①血清总蛋白、清蛋白正常或降低,球蛋白可升高,A/G 倒置;蛋白电泳表现为清蛋白及 α_1 球蛋白、α_2 球蛋白、β 球蛋白减少,γ 球蛋白增加。②血清胆红素(STB、UCB、CB)轻度升高或正常,尿胆素原可阳性或减少或缺如,尿胆红素阳性或阴性。③转氨酶(ALT、AST)轻度升高或正常,MAO 活性增加,LDH 及 ALP 中度或明显升高,GGT 显著升高,血清胆碱酯酶活性降低。④AFP 常高于 $300\mu g/L$,α-L-岩藻糖苷酶(AFU)及 CA125 水平可明显升高。⑤血清胆固醇、血清甘油三酯及低密度脂蛋白可能降低,空腹血糖降低,C 反应蛋白增高,HBsAg 阳性等。

22.乙型肝炎病毒标志物检查的临床意义:①HBsAg 本身不具有传染性,但因常与乙型肝炎病毒同时存在,故作为传染性标志之一。HBsAg 阳性见于急性乙型肝炎潜伏期、HBsAg携带者。②抗-HBs 是保护性抗体,有抗感染力。③若 HBeAg 阳性,则表明乙型肝炎处于活动期,提示 HBV 在体内复制,传染性较强;若 HBeAg 持续阳性,则表明肝细胞损害较重,且易转为慢性乙型肝炎或肝硬化。若 HBeAg 从阳性转为阴性,则表明病毒停止复制。④抗-HBe 阳性,表明大部分病毒被消除,复制减少,传染性较小。⑤一般情况下,HBcAg在血清中不易被检测到游离态。若 HBcAg 阳性,则表明血清中 HBV 较多,复制活跃,传染性强,预后较差。⑥抗-HBc 对机体无保护作用,是 HBV 在体内持续复制的标志,提示该血液有传染性。

23.血清钾升高的临床意义:①摄入过多,如高钾饮食、输入大量库存血、静脉输注大量钾盐等;②排出减少,如急性肾衰竭、长期使用潴钾利尿剂、肾上腺皮质功能减退症等;③细胞内钾外移,如严重溶血或组织损伤、急性酸中毒或组织缺氧、家族性高血钾性周期性麻痹等。

24.漏出液与渗出液的鉴别要点见表 4-1。

表 4-1 渗出液与漏出液的鉴别要点

检查项目	漏出液	渗出液
原　　因	非炎症	炎症、肿瘤或化学刺激等
外　　观	淡黄色	不定,可为黄色、血性、脓性、乳糜样
透明度	透明或微混	多混浊
比　　重	<1.018	>1.018
凝　　固	不凝固	常凝固
黏蛋白定性	阴性	阳性
蛋白定量	<25g/L	>30g/L
葡萄糖定量	>3.3mmol/L	可变化,常低于 3.3mmol/L
细胞计数	$<100\times10^6/L$	$>500\times10^6/L$
细胞分类	以淋巴细胞、间皮细胞为主	根据病因不同,分别以中性粒细胞、淋巴细胞等为主,肿瘤可找到肿瘤细胞
细菌学检查	阴性	可找到病原菌
LDH	<200U/L	>200U/L

25.化脓性脑膜炎、结核性脑膜炎及病毒性脑膜炎脑脊液检查的鉴别要点见表 4-2。

表 4-2　化脓性脑膜炎、结核性脑膜炎及病毒性脑膜炎脑脊液检查的鉴别要点

检查项目	化脓性脑膜炎	结核性脑膜炎	病毒性脑膜炎
外　观	乳白色、混浊	毛玻璃样混浊	透明
凝　固	凝块	形成薄膜	(一)
细胞计数	$>2000\times10^6/L$	$<2000\times10^6/L$	轻度增加
主要细胞类型	中性粒细胞	早期为中性粒细胞,中晚期为淋巴细胞	早期为中性粒细胞,晚期以淋巴细胞为主
蛋白质	明显增高	中度增高	轻度增高
葡萄糖	明显降低	中度降低	正常
氯化物	中度降低	明显降低	正常

26.红细胞比容测定标本采集应注意的事项:静脉采血时止血带结扎时间<1min,防止标本溶血;避免于大量输液后立即采血。

27.尿液标本采集的注意事项:①明确标记,特别注意在容器上标记留尿时间、尿量、标本种类等。②留尿容器最好符合以下条件:能容纳 50mL 以上尿液、广口(直径>4cm)、有盖、干燥洁净、无化学物质(如消毒剂、清洗剂等污染物)的一次性容器。③标本新鲜,一般行尿液检查时,标本通常不加防腐剂,采集后应在 1h 内送检;如不能及时送检,可在 2~8℃冷藏,但必须在 6h 内完成检验。

28.粪便隐血试验标本采集的要点:应于试验前 3d 起禁食肉类、动物血和某些蔬菜,禁服维生素 C、铁剂、铋剂等药物,并连续检查 3d。

29.微生物标本采集的基本原则:根据各种病原体所致感染性疾病的病程确定标本采集的时间、部位和种类。在标本留取过程中严格执行无菌操作,标本留置在无菌、有盖容器内,不能接触消毒剂和抗菌药物。从病灶处采集标本,避免标本被污染而影响检验结果。怀疑厌氧菌感染时,应将采集的标本置于厌氧瓶中送检。标本必须注明患者姓名、年龄、性别、临床诊断、标本性质、留取时间、检验项目等。标本采集后按不同标本类型处理,立即送到实验室。对于烈性传染病患者的标本应由专人护送。

30.尿液标本保存的注意事项及措施:尿液标本的检验一般应于采集后 1h 内完成。如不能立即送检,最好放冰箱内保存,一般在 4℃冰箱中可保存 6~8h。若留取的标本须放置较长时间时,可加适量防腐剂以延迟标本内容物的分解。常用的防腐剂有以下几种:①甲醛,对镜检物质如细胞、管型等可起固定形态作用,但因含有还原性醛基,不适用于尿糖等化学成分的检查,一般用量为 0.2~0.5mL/100mL 尿。②甲苯或二甲苯,用于尿糖、尿蛋白、丙酮、乙酰乙酸的防腐,它可在尿液表面形成一薄膜层,阻止标本与空气接触。一般用量为 0.5mL/100mL 尿。③浓盐酸,用于尿 17-羟类固醇或 17-酮类固醇、肾上腺素或去甲肾上腺素、儿茶酚胺、香草苦杏仁酸、丙酮等化学成分定量检测,一般用量为 0.5~1.0mL/100mL 尿。④冰醋酸,用于醛固酮及 5-羟色胺测定,一般用量为 5~10mL 冰醋酸/24h 尿。⑤碳酸钠,用于卟啉检查,一般用量约为 4g 碳酸钠/24h 尿。

自测习题

一、单项选择题

1. 成人女性血红蛋白的正常参考值为 （ ）
   A. 100～140g/L   B. 140～170g/L   C. 120～160g/L
   D. 110～150g/L   E. 170～200g/L

2. 可见红细胞和血红蛋白均增高的心脏病是 （ ）
   A. 高血压性心脏病   B. 慢性肺源性心脏病
   C. 冠状动脉粥样硬化性心脏病   D. 贫血性心脏病
   E. 风湿性心脏病

3. 网织红细胞减少见于 （ ）
   A. 上消化道出血   B. 缺铁性贫血   C. 溶血性贫血
   D. 再生障碍性贫血   E. 白血病

4. 下列参考值中错误的是 （ ）
   A. 网织红细胞 0.5％～1.5％   B. 白细胞计数(4.0～10.0)×10⁹/L
   C. 嗜酸性粒细胞 0.5％～5％   D. 嗜中性粒细胞 20％～40％
   E. 血小板计数(100～300)×10⁹/L

5. 中度贫血是指血红蛋白量为 （ ）
   A. ＞90g/L   B. 90～60g/L   C. 60～30g/L
   D. ＜60g/L   E. ＜30g/L

6. 下列哪一项属于小细胞低色素性贫血 （ ）
   A. 缺铁性贫血   B. 溶血性贫血   C. 急性失血性贫血
   D. 巨幼细胞性贫血   E. 再生障碍性贫血

7. 中性粒细胞增多最常见的原因是 （ ）
   A. 急性溶血   B. 急性中毒   C. 急性感染
   D. 大面积烧伤   E. 恶性肿瘤

8. 下列哪种疾病可引起白细胞总数减少 （ ）
   A. 尿毒症   B. 急性中毒   C. 化脓性感染
   D. 伤寒   E. 急性心肌梗死

9. 下列有关白细胞计数的描述中,不正确的是 （ ）
   A. ＞10×10⁹/L 为白细胞增多   B. ＜4×10⁹/L 为白细胞减少
   C. 化脓性感染,白细胞增多   D. 革兰阴性杆菌感染,白细胞可减少
   E. 白细胞增多和淋巴细胞增多常一致

10. 急性失血时,血象最早的变化是 （ ）
    A. 血小板减少   B. 血红蛋白减少   C. 白细胞增多
    D. 白细胞减少   E. 血小板增多

11. 嗜酸性粒细胞增多见于 （　）

    A. 急性出血　　B. 急性感染　　C. 过敏性疾病　　D. 肺结核　　E. 伤寒

12. 淋巴细胞增多见于 （　）

    A. 化脓性感染　　　　　　B. 寄生虫病　　　　　　C. 病毒性感染

    D. 皮肤病　　　　　　　　E. 过敏性疾病

13. 下列除哪种情况外，均可引起血小板减少 （　）

    A. 再生障碍性贫血　　　　B. 急性大失血　　　　　C. 放射病

    D. 脾功能亢进　　　　　　E. 弥散性血管内凝血

14. 出血时间延长见于 （　）

    A. 上消化道出血　　　　　B. 肺出血　　　　　　　C. 脑出血

    D. 血小板减少　　　　　　E. 红细胞减少

15. 凝血时间缩短见于 （　）

    A. 血友病　　　　　　　　B. 严重肝病　　　　　　C. 无纤维蛋白血症

    D. 弥散性血管内凝血　　　E. 纤维蛋白溶解活性亢进

16. 网织红细胞明显增多最常见于 （　）

    A. 巨幼细胞性贫血　　　　B. 未治疗的缺铁性贫血　　C. 溶血性贫血

    D. 淋巴瘤　　　　　　　　E. 再生障碍性贫血

17. 通常作为判断贫血治疗效果和治疗性试验的指标是 （　）

    A. 红细胞　　B. 血红蛋白　　C. 网织红细胞　　D. 红细胞比容　　E. 红细胞沉降率

18. MCH 是指 （　）

    A. 平均红细胞体积　　　　　　　　　B. 平均红细胞血红蛋白量

    C. 血细胞比容　　　　　　　　　　　D. 红细胞体积分布宽度

    E. 平均红细胞血红蛋白浓度

19. 反映红细胞体积大小变异的指标是 （　）

    A. MCV　　　B. MPV　　　C. RDW　　　D. Hct　　　E. ESR

20. 下列哪种成分增高可导致红细胞沉降率增快 （　）

    A. 白细胞　　B. 清蛋白　　C. 球蛋白　　D. 网织红细胞　　E. 血小板

21. 某患者血液检查结果为：MCV 76fl，MCH 24pg，MCHC 290g/L，应属于 （　）

    A. 大细胞性贫血　　　　　B. 正常细胞性贫血　　　C. 小细胞低色素性贫血

    D. 单纯小细胞性贫血　　　E. 正常范围

22. 镜下血尿是指尿中红细胞数 （　）

    A. >2 个/HP　　　　　　　B. >3 个/HP　　　　　　C. >4 个/HP

    D. >5 个/HP　　　　　　　E. >7 个/HP

23. 正常尿液中可偶见 （　）

    A. 透明管型　　B. 脂肪管型　　C. 颗粒管型　　D. 白细胞管型　　E. 蜡样管型

24. 正常人的尿比重为 （　）

    A. 1.010　　　　　　　　　B. 1.015～1.025　　　　C. 1.020

    D. 1.015　　　　　　　　　E. 1.025～1.035

25. 少尿是指 24h 尿量少于 （ ）

    A. 100mL   B. 400mL   C. 600mL   D. 800mL   E. 1000mL

26. 下列哪一项是肾性少尿的原因 （ ）

    A. 肾动脉血栓形成   B. 休克   C. 急性肾炎

    D. 重度失水   E. 前列腺肥大

27. 多尿是指 24h 尿量多于 （ ）

    A. 1000mL   B. 1500mL   C. 2000mL   D. 2500mL   E. 3000mL

28. 酱油色尿易见于 （ ）

    A. 血友病   B. 膀胱炎   C. 肾盂肾炎

    D. 蚕豆病   E. 缺铁性贫血

29. 尿中出现哪种管型,应首先考虑急性肾盂肾炎 （ ）

    A. 白细胞管型   B. 蜡样管型   C. 脂肪管型

    D. 上皮细胞管型   E. 红细胞管型

30. 振荡尿液后,尿液泡沫呈黄色,见于 （ ）

    A. 药物影响   B. 食用胡萝卜影响   C. 尿中有血红蛋白

    D. 尿中有胆红素   E. 尿中有红细胞

31. 下列有关尿常规一般检查结果的描述中,表示异常的是 （ ）

    A. 淡红云雾状   B. 淡黄色   C. 无特殊气味

    D. 呈弱酸性反应   E. 比重为 1.018

32. 尿液有烂苹果样气味见于 （ ）

    A. 正常尿液   B. 多食水果后   C. 糖尿病酮症酸中毒

    D. 慢性膀胱炎   E. 膀胱直肠瘘

33. 尿比重低而固定见于 （ ）

    A. 慢性肾炎   B. 急性肾炎   C. 急性肾盂肾炎

    D. 肾肿瘤   E. 高血压

34. 下列哪种情况不会出现病理性蛋白尿 （ ）

    A. 肾盂肾炎   B. 剧烈运动   C. 糖尿病

    D. 药物影响   E. 高血压

35. 尿糖定性持续阳性,最多见于 （ ）

    A. 食糖过多   B. 肾肿瘤   C. 脑外伤   D. 糖尿病   E. 紧张

36. 尿酮阳性,有助于诊断 （ ）

    A. 高脂饮食   B. 饥饿   C. 糖尿病酮症酸中毒

    D. 重症不能进食者   E. 妊娠呕吐

37. 下列检查需留取 24h 尿的是 （ ）

    A. 尿蛋白定性   B. 尿糖定性   C. 尿蛋白定量

    D. 尿胆素原检查   E. 尿胆红素检查

38. 尿液碱度增高见于 （ ）

    A. 糖尿病   B. 膀胱炎   C. 白血病   D. 痛风   E. 服用氯化铵

39. 血糖浓度超过下列何值时,尿糖定性试验为阳性　　　　　　　　　（　　）

　　A. 6. 88mmol/L　　　　　　　B. 7. 88mmol/L　　　　　C. 8. 88mmol/L

　　D. 9. 88mmol/L　　　　　　　E. 10. 88mmol/L

40. 哪种管型对急性肾小球肾炎的诊断价值最大　　　　　　　　　　（　　）

　　A. 蜡样管型　　　　　　　　　B. 红细胞管型　　　　　　C. 透明管型

　　D. 颗粒管型　　　　　　　　　E. 白细胞管型

41. 下列检查项目中,诊断泌尿系统疾病首选　　　　　　　　　　　（　　）

　　A. 内生肌酐清除率　　　　　　B. 血尿素氮　　　　　　　C. 尿浓缩稀释试验

　　D. 血清肌酐　　　　　　　　　E. 尿常规检查

42. 下列能较早反映肾小球滤过功能的是　　　　　　　　　　　　　（　　）

　　A. 内生肌酐清除率　　　　　　B. 血尿素氮　　　　　　　C. 血肌酐

　　D. 尿液浓缩-稀释功能　　　　　E. 酚红排泄试验

43. 血清尿素氮和肌酐增高对下列哪种病情最有诊断意义　　　　　　（　　）

　　A. 上消化道出血　　　　　　　B. 严重感染　　　　　　　C. 饮食中蛋白质过多

　　D. 肾功能减退　　　　　　　　E. 严重失水

44. 下列哪一项检查对肝硬化诊断最有意义　　　　　　　　　　　　（　　）

　　A. 碱性磷酸酶　　B. 转氨酶　　C. 甲胎蛋白　　D. 胆红素　　　E. 清蛋白/球蛋白

45. 正常人 A/G 比值为　　　　　　　　　　　　　　　　　　　　（　　）

　　A. 1. 0～1. 3∶1　　　　　　　B. 1. 0～1. 5∶1　　　　　C. 1. 5～2. 0∶1

　　D. 1. 5～2. 5∶1　　　　　　　E. 1. 8～2. 0∶1

46. 急性黄疸患者,尿中胆红素增高,尿胆素原消失,最大可能是　　（　　）

　　A. 急性肝炎　　　　　　　　　B. 肝硬化　　　　　　　　C. 溶血性贫血

　　D. 胆管阻塞　　　　　　　　　E. 慢性肝炎

47. 血清总胆红素的正常参考值是　　　　　　　　　　　　　　　　（　　）

　　A. 1. 0～1. 5μmmol/L　　　　　B. 3. 4～17. 1μmmol/L　　C. 1. 7～2. 1μmmol/L

　　D. 2. 0～2. 5μmmol/L　　　　　E. 2. 1～17. 1μmmol/L

48. 血清总胆红素和结合胆红素增高,粪便呈白陶土色,常见于　　　（　　）

　　A. 先天性黄疸　　　　　　　　　　　　　B. 溶血性黄疸

　　C. 不完全性胆汁淤积性黄疸　　　　　　　D. 肝细胞性黄疸

　　E. 完全性胆汁淤积性黄疸

49. 患酒精性肝病,哪种酶升高最明显　　　　　　　　　　　　　　（　　）

　　A. ALT　　　　B. AST　　　　C. ALP　　　　D. LDH　　　　E. MAO

50. 急性病毒性肝炎首选检测的酶是　　　　　　　　　　　　　　　（　　）

　　A. ALT　　　　B. AST　　　　C. ALP　　　　D. LDH　　　　E. MAO

51. 血清清蛋白减少,球蛋白增多,最主要见于　　　　　　　　　　（　　）

　　A. 肝硬化　　　B. 急性肝炎　　C. 慢性胃炎　　D. 肾病综合征　　E. 急性胆囊炎

52. 下列哪种酶在心肌细胞中的含量最高　　　　　　　　　　　　　（　　）

　　A. ALT　　　　B. AST　　　　C. ALP　　　　D. γ-GT　　　　E. LDH

53.碱性磷酸酶明显升高最常见于　　　　　　　　　　　　　　　　　　（　　）

    A.溶血性黄疸　　　　　　　　B.肝细胞性黄疸　　　　　　　C.胆汁淤积性黄疸

    D.急性肝炎　　　　　　　　　　E.慢性肝炎

54.脑脊液检查结果为细胞数和蛋白量显著增高,葡萄糖明显减少,见于　　（　　）

    A.急性脊髓炎　　　　　　　　B.病毒性脑膜炎　　　　　　　C.化脓性脑膜炎

    D.感染性多发性神经炎　　　　E.脑肿瘤

55.脑脊液呈毛玻璃样混浊见于　　　　　　　　　　　　　　　　　　　（　　）

    A.新型隐球菌性脑膜炎　　　　B.流行性乙型脑炎　　　　　　C.病毒性脑膜炎

    D.化脓性脑膜炎　　　　　　　E.结核性脑膜炎

56.脑脊液中氯化物显著减少最常见于　　　　　　　　　　　　　　　　（　　）

    A.化脓性脑膜炎　　　　　　　　　　　　B.新型隐球菌性脑膜炎

    C.病毒性脑膜炎　　　　　　　　　　　　D.流行性乙型脑炎

    E.结核性脑膜炎

57.脑脊液静置12~24h后在液面上形成纤细的薄膜,这是下列哪种疾病的特征　（　　）

    A.化脓性脑膜炎　　　　　　　　B.结核性脑膜炎　　　　　　　C.流行性乙型脑炎

    D.脑膜白血病　　　　　　　　　E.病毒性脑膜炎

58.以下选项中符合渗出液的是　　　　　　　　　　　　　　　　　　　（　　）

    A.淡黄色,透明　　　　　　　　B.比重<1.018　　　　　　　C.放置后自凝

    D.黏蛋白定性试验(-)　　　　　E.细胞计数<$500×10^6$/L

59.腹腔内渗出液常见于　　　　　　　　　　　　　　　　　　　　　　（　　）

    A.肾病综合征　　　　　　　　B.肝硬化　　　　　　　　　　C.重度营养不良

    D.肝癌　　　　　　　　　　　　E.慢性心力衰竭

60.胸腔积液中乳酸脱氢酶活性最高的疾病是　　　　　　　　　　　　　（　　）

    A.结核性胸膜炎　　　　　　　　B.化脓性胸膜炎　　　　　　　C.癌性胸腔积液

    D.心力衰竭　　　　　　　　　　E.肝硬化

61.下列有关渗出液的叙述中,不正确的是　　　　　　　　　　　　　　（　　）

    A.易自凝　　　　　　　　　　B.细胞计数>$500×10^6$/L　C.蛋白定量>30g/L

    D.糖含量明显高于血糖　　　　E.常见于炎症、肿瘤、寄生虫侵犯浆膜时

62.血清钠增高可见于　　　　　　　　　　　　　　　　　　　　　　　（　　）

    A.大面积烧伤　　　　　　　　B.胃肠减压　　　　　　　　　C.大量放腹水

    D.原发性醛固酮增多症　　　　E.酮症酸中毒

63.血清钾增高可见于　　　　　　　　　　　　　　　　　　　　　　　（　　）

    A.严重腹泻　　　　　　　　　B.代谢性碱中毒　　　　　　　C.急性肾衰竭

    D.原发性醛固酮增多症　　　　E.肾上腺皮质功能亢进

64.下列哪一项检验不需在空腹下采静脉血　　　　　　　　　　　　　　（　　）

    A.血清钾、钠、氯、钙　　　　　　　　　　B.血清总胆固醇

    C.血清甘油三酯　　　　　　　　　　　　D.血清总蛋白和清蛋白、球蛋白

    E.血清总胆红素

65. 空腹血糖升高主要见于 （　　）

    A. 胰岛 B 细胞瘤　　　　　　B. 糖尿病　　　　　　　　C. 肾上腺皮质功能亢进

    D. 颅内压升高　　　　　　　E. 运动后

66. 下列检查标本在采集时须将静脉血与抗凝剂充分摇匀的是 （　　）

    A. 电解质测定　　　　　　　B. 血清酶学测定　　　　　C. 血清蛋白测定

    D. 血清胆红素测定　　　　　E. 红细胞比容测定

67. 除哪种疾病外,其他均可引起血清总胆固醇增高 （　　）

    A. 高脂血症　　　　　　　　B. 糖尿病　　　　　　　　C. 动脉粥样硬化

    D. 肾病综合征　　　　　　　E. 严重肝病

68. 目前 AMI 的确诊标志物是 （　　）

    A. CK-MB　　　B. AST　　　　C. ALT　　　　D. LDH　　　　E. cTnT

69. 补体 C_3 减低见于 （　　）

    A. 急性肾炎　　　　　　　　B. 慢性肾炎　　　　　　　C. 急性炎症

    D. 恶性肿瘤　　　　　　　　E. 传染病早期

70. 对原发性肝癌的早期诊断最有价值的是 （　　）

    A. LDH　　　　B. γ-GT　　　　C. ALP　　　　D. AFP　　　　E. MAO

71. HBsAg(＋),HBeAg(＋),说明该患者 （　　）

    A. 无传染性　　　　　　　　B. 具有免疫力　　　　　　C. 病情比较稳定

    D. 乙型肝炎恢复期　　　　　E. 具有传染性

72. 下列哪种情况说明乙型肝炎患者病情已恢复 （　　）

    A. HBsAg(＋)　B. 抗-HBs(＋)　C. HBeAg(＋)　D. 抗-HBe(＋)　E. 抗-HBc(＋)

73. 心肌梗死时不升高的酶是 （　　）

    A. LDH　　　　B. CK　　　　C. ALT　　　　D. ALP　　　　E. AST

74. 抗"O"增高对诊断以下哪种疾病无意义 （　　）

    A. 风湿性关节炎　　　　　　B. 风湿活动　　　　　　　C. 肾小球肾炎

    D. 类风湿性关节炎　　　　　E. 以上都可以

75. 需了解慢性肝病肝脏功能受损程度时应选择 （　　）

    A. 异常凝血酶原与甲胎蛋白　　　　　　　B. 血清蛋白电泳与 A/G

    C. ALT/AST　　　　　　　　　　　　　　D. ALP

    E. 血清铜

76. 在判断血清转氨酶增高的临床意义时,下列哪种情况是错误的 （　　）

    A. 急性病毒性肝炎时 ALT 明显增高

    B. ALT 增高是病毒性肝炎特异性指标

    C. ALT 是反映肝细胞坏死最敏感的指标

    D. 慢性病毒性肝炎活动期 ALT 可轻度增高

    E. 肝硬化如有转氨酶异常,以 AST＞ALT 居多

77. 反映肾小管损害最严重的管型是 （　　）

    A. 细胞管型　　B. 透明管型　　C. 蜡样管型　　D. 脂肪管型　　E. 颗粒管型

78. 白细胞总数及中性粒细胞百分数增高,并见核左移或仅核左移时表示 （ ）
    A. 感染较重,预后不良　　　　　　　　B. 感染较轻,预后尚好
    C. 急性感染恢复期　　　　　　　　　　D. 慢性感染恢复期
    E. 以上均不是

79. 下列检验结果中,错误的是 （ ）
    A. 正常男性周围红细胞计数为$(4.0\sim5.5)\times10^{12}$/L
    B. 正常人周围血白细胞计数为$(4\sim10)\times10^{9}$/L
    C. 正常人红细胞沉降率<20mm/h
    D. 正常人骨髓有核细胞增生极度活跃,有核细胞:成熟细胞约为1:1
    E. 正常人周围血网织红细胞为$0.5\%\sim1.5\%$

80. 除哪种疾病外,其他均可引起红细胞沉降率增快 （ ）
    A. 恶性肿瘤　　　　　　　B. 高胆固醇血症　　　　　　C. 红细胞增多症
    D. 高球蛋白血症　　　　　E. 贫血

81. 外周血中性粒细胞减少可见于下列几种情况,但哪一项除外 （ ）
    A. 再生障碍性贫血　　　　　　　　　　B. 伤寒、副伤寒杆菌感染
    C. 水痘、风疹病毒感染　　　　　　　　D. 急性心肌梗死后$12\sim36$h
    E. 某些原虫感染,如疟疾、黑热病

82. 以下哪一类复合型酸碱紊乱不可能同时存在于同一患者 （ ）
    A. 呼吸性酸中毒合并代谢性酸中毒　　　B. 代谢性酸中毒合并代谢性碱中毒
    C. 代谢性酸中毒合并呼吸性碱中毒　　　D. 呼吸性酸中毒合并呼吸性碱中毒
    E. 以上都不可以

83. 在血清总胆红素(STB)测定中,隐性黄疸是指 （ ）
    A. STB $1.71\sim17.10\mu$mol/L　　　　　B. STB $171.00\sim342.00\mu$mol/L
    C. STB $17.10\sim34.20\mu$mol/L　　　　　D. STB $1.71\sim3.42\mu$mol/L
    E. STB $34.20\sim171.00\mu$mol/L

84. 下列泌尿系统疾病中无管型尿的是 （ ）
    A. 急性肾小球肾炎　　　　B. 慢性肾小球肾炎　　　　C. 肾病综合征
    D. 急性肾盂肾炎　　　　　E. 急性膀胱炎

85. 出血时间延长不常见于以下哪种情况 （ ）
    A. 血管异常　　　　　　　B. 血小板明显减少　　　　C. Ⅷ因子减少
    D. 长期服用双嘧达莫　　　E. 血小板功能异常

86. 骨髓增生极度活跃最常见的疾病是 （ ）
    A. 溶血性贫血　　　　　　B. 慢性粒细胞性白血病　　C. 缺铁性贫血
    D. 急性白血病　　　　　　E. 失血性贫血

87. 下列有关血液标本采集的叙述中,错误的是 （ ）
    A. 毛细血管采血成人在指端　　　　　　B. 静脉采血婴幼儿常在颈外静脉
    C. 血气分析时多在股动脉穿刺采血　　　D. 急诊采血不受时间限制
    E. 必要时可以从静脉输液管中采取血液标本

88. 红细胞的平均寿命是 （　　）

    A. 90d   B. 30d   C. 100d   D. 50d   E. 120d

89. 贫血是外周血单位体积中 （　　）

    A. 红细胞数低于正常

    B. 血细胞比容低于正常

    C. 红细胞数、血红蛋白量低于正常

    D. 红细胞数、血红蛋白量和血细胞比容低于正常

    E. 循环血量较正常减少

90. 评估肾脏疾病最常见的不可取代的首选检查是 （　　）

    A. 尿常规   B. 血尿素氮、肌酐、尿酸   C. 血尿素氮

    D. 24h 尿蛋白定量测定   E. 尿沉渣镜检

91. 做尿常规检查、化学检查以清晨首次尿为好,新鲜尿液最好在多长时间内送检 （　　）

    A. 2h   B. 1h   C. 30min   D. 40min   E. 1.5h

92. 每升尿中含血量超过多少即可呈现淡红色,称为肉眼血尿 （　　）

    A. 1mL   B. 2mL   C. 3mL   D. 4mL   E. 5mL

93. 粪便镜检有大量白细胞,常见于 （　　）

    A. 肠炎   B. 细菌性痢疾   C. 阿米巴痢疾

    D. 溃疡性结肠炎   E. 克罗恩病

94. 粪便隐血试验持续阳性常见于 （　　）

    A. 消化性溃疡病   B. 胃癌   C. 食动物血

    D. 肠结核   E. 溃疡性结肠炎

95. 霍乱、副霍乱患者大便的性状是 （　　）

    A. 黏液便   B. 脓血便   C. 鲜血便

    D. 米泔水样便   E. 冻状便

96. 粪便中最常见的寄生虫卵是 （　　）

    A. 蛲虫卵   B. 血吸虫卵   C. 钩虫卵   D. 蛔虫卵   E. 鞭虫卵

97. 尿胆素原减少或缺如见于 （　　）

    A. 慢性肝炎   B. 溶血性贫血   C. 顽固性便秘

    D. 碱性尿   E. 胆道梗阻

98. 血清总胆固醇增高见于 （　　）

    A. 肝硬化   B. 再生障碍性贫血   C. 甲状腺功能亢进

    D. 糖尿病   E. 营养不良

99. 下列有关低钠血症临床意义的叙述中,错误的是 （　　）

    A. 摄取不足   B. 胃肠道失钠失水   C. 肾失钠失水

    D. 甲亢患者   E. 严重烧伤

100. 缺铁性贫血和 β 球蛋白合成障碍性贫血患者的 RDW （　　）

    A. 均增大   B. 均正常   C. 均缩小

    D. 前者多增大,后者多正常   E. 前者多正常,后者多增大

二、多项选择题

1. 血小板的生理功能包括 （ ）
   A. 粘附功能 　　　　　　 B. 聚集功能 　　　　　　 C. 释放功能
   D. 血块收缩 　　　　　　 E. 促凝血活性

2. 血小板聚集功能增高的疾病有 （ ）
   A. 急性心肌梗死 　　　　 B. 脑梗死 　　　　　　　 C. 糖尿病
   D. 血管性血友病 　　　　 E. 应用抗血小板药物

3. 出血时间延长见于下列哪些疾病 （ ）
   A. 血友病 　　　　　　　　　　　 B. 原发性血小板减少性紫癜
   C. 血小板无力症 　　　　　　　　 D. 血管性血友病
   E. 服用阿司匹林后

4. 下列关于 DIC 实验室检查的叙述中，正确的是 （ ）
   A. 血小板计数 $<100\times10^9$/L 或进行性下降
   B. 纤维蛋白原 <1.5g/L 或进行性下降
   C. FDP 降低
   D. PT 缩短或延长 3s 以上或呈动态变化
   E. D-Dimer 升高

5. 正确的痰液标本采集方法是 （ ）
   A. 晨起后先漱口后咳痰 　　　　　 B. 痰液应来自呼吸道深部
   C. 1～2 口即可 　　　　　　　　　 D. 用内壁无吸水性的洁净容器存放
   E. 室温下 2h 内、冷藏下 24h 内送检

6. 嗜酸性粒细胞增多见于 （ ）
   A. 支气管哮喘 　　　　　 B. 蛔虫病 　　　　　　　 C. 伤寒
   D. 慢性粒细胞白血病 　　 E. 长期应用肾上腺糖皮质激素

7. 尿酮阳性见于 （ ）
   A. 严重呕吐 　 B. 长期饥饿 　 C. 肝硬化 　 D. 高热 　 E. 腹泻

8. 尿液呈乳白色可见于 （ ）
   A. 脓尿 　　　　　　　　 B. 菌尿 　　　　　　　　 C. 乳糜尿
   D. 脂肪尿 　　　　　　　 E. 血红蛋白尿

9. 粪便隐血试验阳性可见于 （ ）
   A. 消化道出血 　　　　　 B. 摄入鱼、肉 　　　　　 C. 服用维生素 C
   D. 服用铁剂 　　　　　　 E. 服用铋剂

10. 脑脊液葡萄糖减少见于 （ ）
    A. 结核性脑膜炎 　　　　 B. 化脓性脑膜炎 　　　　 C. 病毒性脑膜炎
    D. 低血糖 　　　　　　　 E. 颅内肿瘤

11. 血性胸水常见于 （ ）
    A. 恶性肿瘤 　　　　　　 B. 结核病急性期 　　　　 C. 化脓性细菌感染
    D. 穿刺损伤 　　　　　　 E. 淋巴管阻塞

12. 血尿素氮升高可见于下列哪些病理情况 （　　）

    A. 上消化道出血　　　　　　　　　　　B. 应用大剂量肾上腺皮质激素

    C. 休克　　　　　　　　　　　　　　　D. 高热

    E. 甲状腺功能亢进

13. 病理性血氨增高常见于 （　　）

    A. 剧烈运动　　　　　　　B. 肝昏迷　　　　　　　C. 尿毒症

    D. 重症肝病　　　　　　　E. 进食高蛋白食物

14. 空腹血糖标本采集时应注意 （　　）

    A. 禁食 12～14h 内　　　　　　　　　B. 停用胰岛素和降糖药物

    C. 避免剧烈运动　　　　　　　　　　　D. 防止标本溶血

    E. 采集后尽快送检

15. 心肌肌钙蛋白检测在急性冠状动脉综合征中的临床意义主要有 （　　）

    A. 确定诊断　　　　　　　　　　　　　B. 危险性分类

    C. 估计病情　　　　　　　　　　　　　D. 指导治疗

    E. 急性心肌梗死后溶栓治疗效果观察

16. 抗-HBs 阳性可见于 （　　）

    A. 既往曾感染乙型肝炎病毒者　　　　　B. 慢性活动性肝炎

    C. 接种乙肝疫苗后　　　　　　　　　　D. 慢性 HBsAg 携带者

    E. 慢性迁延性肝炎

17. 在静脉采血过程中,下列措施正确的是 （　　）

    A. 尽量无痛、适量

    B. 避免采用手臂下垂,不拍打手臂

    C. 止血带结扎时间不宜超过 1min

    D. 采血完毕后立即松开止血带

    E. 握拳,拍打手臂

18. 脓血便可见于 （　　）

    A. 痢疾　　　　　　　　　B. 结肠癌　　　　　　　C. 肛裂

    D. 溃疡性结肠炎　　　　　E. 局限性肠炎

19. 影响检验结果的常见因素有 （　　）

    A. 一般的技术误差　　　　　　　　　　B. 患者的性别、年龄等生理因素

    C. 标本的采集与处理　　　　　　　　　D. 药物的影响

    E. 进食、吸烟、饮酒等生活因素

20. 以下贫血属于生理性贫血的有 （　　）

    A. 老年人　　　　　　　　B. 妊娠中后期　　　　　C. 肺心病

    D. 高原地区居民　　　　　E. 肾癌

21. 以下哪些原因可造成中性粒细胞增多 （　　）

    A. 化脓性感染　　　　　　B. 急性心肌梗死　　　　C. 急性溶血

    D. 消化道大出血　　　　　E. 非白血性白血病

22. ESR 增快可见于 （ ）

    A. 风湿热活动期   B. 手术创伤   C. 心绞痛

    D. 恶性肿瘤   E. 多发性骨髓瘤

23. Addis 尿沉渣计数的判断标准参考值是 （ ）

    A. RBC<10 万/12h   B. WBC<100 万/12h

    C. RBC<50 万/12h   D. RBC<3 万/12h

    E. 管型<5000/12h

24. 尿标本中常用的防腐剂有 （ ）

    A. 浓盐酸   B. 甲苯   C. 甲醛   D. 硝酸   E. 福尔马林

25. 下列哪种疾病所致的腹水为漏出液 （ ）

    A. 肝硬化   B. 肾病综合征   C. 胃穿孔

    D. 重度营养不良   E. 丝虫病

（陈芳建 诸葛毅）

第五章　影像学检查临床思维指导

【教学内容】

1.放射学检查。

2.超声检查。

3.电子计算机体层扫描。

4.其他影像学技术的临床应用。

【教学重点与难点】

1.教学重点:各项影像学检查前患者的准备工作;超声检查前患者的准备工作;CT 检查前患者的准备工作;MRI 检查前患者的准备工作;核医学检查前患者的准备工作。

2.教学难点:X 线检查常见异常表现及其临床意义;各项影像学检查前患者的准备工作。

【教学基本要求】

1.掌握各项影像学检查前患者的准备工作;超声检查前患者的准备工作;CT 检查前患者的准备工作;MRI 检查前患者的准备工作;核医学检查前患者的准备工作。

2.熟悉各系统 X 线检查的正常表现和 X 线检查的常见异常表现及其临床意义。

3.了解各项影像学检查的常用方法及临床应用。

【知识要点】

一、基本概念

1.肺野

2.肺门

3.肺纹理

4.卫星病灶

5.原发复合征

6.急性粟粒性肺结核

7.结核球

8.倒"S"征

9.梨形心

10.靴形心

11. 肺门舞蹈征

12. 龛影

13. 环堤征

14. 跳跃征

15. "手握球"样表现

16. 骨性强直

17. 纤维性强直

18. 骺离骨折

19. 青枝骨折

20. 超声检查

21. 核医学检查

22. 排泄性尿路造影

23. 充盈缺损

24. 双弧阴影

25. 四弧征

二、思考提示

1. 何谓医学影像学？

2. 透视的主要优缺点是什么？

3. X 线检查的主要优缺点是什么？

4. 透视检查前患者的准备工作包括哪些？

5. X 线检查前患者的准备工作包括哪些？

6. 造影检查前患者的准备工作包括哪些？

7. 胃肠钡餐检查前患者的准备工作包括哪些？

8. 钡剂灌肠检查前患者的准备工作包括哪些？

9. 超声检查前患者的准备工作包括哪些？

10. CT 检查前患者的准备工作包括哪些？

11. MRI 检查前患者的准备工作包括哪些？

12. 核医学检查前患者的准备工作包括哪些？

13. X 线的特性和检查方法有哪些？

14. 简述 CT、MRI 成像的基本原理。

15. MRI 与 CT 的主要优点比较。

16. 简述大叶性肺炎的 X 线表现。

17. 简述支气管肺癌的 X 线表现。

18. 良、恶性溃疡 X 线表现的鉴别要点有哪些？

【知识链接】

一、基本概念

1. 肺野：是指含有空气的肺在胸片上所显示的透明区域。一侧肺野可纵行分为三等份，分别称为内、中、外带,在第2、4肋骨前端下缘画一水平线,可将肺野分为上、中、下三野。

2.肺门:由肺动脉、肺静脉、支气管及淋巴结所组成,但主要是肺动脉阴影。肺门位于两侧肺野的内带,第2—4前肋骨之间,左侧较右侧约高1cm。

3.肺纹理:为肺门向肺野呈放射状分布的树枝状影。肺纹理由肺动脉、肺静脉及支气管组成,其主要成分是肺动脉及其分支。

4.卫星病灶:指肺结核时结核球周围存在的散在增殖性或纤维性病灶。借此可与肺肿瘤相鉴别。

5.原发复合征:原发型肺结核的肺内原发病灶、淋巴结炎和淋巴管炎,这三者构成原发复合征。三者相连呈哑铃状双极征象,是原发复合征的典型X线表现。

6.急性粟粒性肺结核:又称急性血行播散型肺结核,X线表现为两肺野出现弥漫性的大小相仿的粟粒样阴影,该阴影具有大小均匀、密度均匀、分布均匀的"三均匀"特点。正常肺纹理常不能显示。

7.结核球:指肺结核干酪性病变被纤维组织包绕而成的球形病灶,也可因空洞的引流支气管阻塞,其内被干酪样物质所充填而成。结核球好发于上叶尖后段和下叶背段。

8.倒"S"征:发生于右肺上叶的中央型支气管肺癌时,由肺门部肿块和右肺上叶不张而上移的水平裂连在一起,下缘可形成典型倒"S"征。

9.梨形心:心向两侧扩大,心腰饱满或呈弧形凸出,主动脉球缩小,此型心脏外形呈梨形,故称梨形心。梨形心多见于风湿性心脏病伴二尖瓣狭窄或狭窄伴有关闭不全、肺源性心脏病。

10.靴形心:主动脉阴影增宽,主动脉球突出,心腰凹陷,左心室向左隆凸,心外形呈靴形,故称靴形心。靴形心常见于主动脉瓣膜病、高血压、主动脉缩窄等以左心室扩大为主的心脏疾病。

11.肺门舞蹈征:肺充血时右下肺动脉干扩张(成人超过1.5cm),透视下肺动脉段和两侧肺门血管搏动增强,呈扩张性搏动,即为"肺门舞蹈征"。

12.龛影:指某些病变侵蚀胃肠道内壁致局部出现溃烂缺损,造影剂充填于其中,X线从切线位投照时表现为向腔外凸出的阴影。

13.环堤征:发生于溃疡型胃癌的切线位上,龛影位于胃的轮廓之内,龛影周围为透亮区环绕形成"环堤征"。

14.跳跃征:消化道X线造影时,末端回肠、盲肠和升结肠的一部分充盈不良,表现为钡剂排空加快、无钡剂或仅有少量钡剂存留,而其上、下肠管则充盈如常,称为跳跃征。跳跃征见于局部肠管有炎症或溃疡的刺激。

15."手握球"样表现:如肾癌的肿瘤较大,涉及多个肾盏,可使肾盏互相分离与移位,造成"手握球"或"蜘蛛足"样表现。

16.骨性强直:指化脓性关节炎等病变使关节明显破坏后,关节骨端由骨组织所连接,X线表现为关节间隙明显变窄或消失,并由骨小梁通过关节连接两侧骨端。

17.纤维性强直:是关节破坏的后果,此时虽然关节活动消失,但X线上仍可见狭窄的关节间隙,且无骨小梁贯穿。

18.骺离骨折:指儿童由于骨骺未与骨干部愈合,外力可经过骨骺板达干骺端,引起骨骺分离。

19.青枝骨折:指儿童长骨骨折时,由于儿童的骨骼柔韧性大,外力不易使骨质完全断裂,仅见局部骨皮质和骨小梁扭曲,而不见骨折线,或只引起骨皮质发生皱褶、凹陷或隆起。

20.超声检查:是指运用超声波的物理特性和人体器官、组织声学性质上的差异,以波形、曲线或图像的形式显示和记录,从而对人体组织的物理特征、形态结构、功能状态做出判断而进行疾病诊断的一种非创伤性的检查方法。

21.核医学检查:核医学是利用放射性核素及其标志的化合物进行疾病诊断和治疗的一门学科。它不仅能够反映组织、器官整体或局部的功能,而且能提供定量的、准确的数据,能简便、安全、无损伤地诊断疾病,能有效地治疗某些疾病等。

22.排泄性尿路造影:又称静脉尿路造影,是指将含碘对比剂注入静脉内,待其经肾脏排泄后,可使肾和输尿管、膀胱、尿道显影,以观察尿路有无器质性或功能性改变的 X 线造影检查。

23.充盈缺损:指病变向腔内凸出,在 X 线造影检查时该局部不能被对比剂充盈。良性病变边缘多光滑整齐,恶性病变边缘多不规则。

24.双弧阴影:左心房向右增大时,于心右缘可见到左心房的边缘,使右心缘下段形成两个弧影,上弧代表左心房,下弧代表右心房,即所谓的双弧阴影。

25.四弧征:左心房向左增大时,使左心耳向左心缘凸出,则在肺动脉段与左心室段之间出现一弧形突起,使正常三弧的左心缘成为四弧,称为心左缘四弧征。

二、思考提示

1.医学影像学是在 X 线诊断的基础上发展起来的一门新的医学学科,包括传统的 X 线诊断、电子计算机体层扫描(CT)、超声诊断、磁共振成像、放射性核素成像(伽马照相)和热图像等。最新的研究项目如正电子发射体层扫描和高能粒子摄影也属于医学影像学范畴。

2.透视的主要优点是设备简单,操作方便,费用低廉,可立即得出结论,并能观察器官的形态和动态变化。主要缺点是受器官密度和厚度的影响,影像不如摄片清晰,且缺乏图像记录,不便对患者做随访观察。

3.X 线摄片的主要优点是成像清晰,对比度、清晰度较好,随摄片条件的调整一般不受器官密度和厚度的影响,可作为客观记录留存,便于复查时对照和会诊。缺点是常需拍摄两个方位的照片,即正位和侧位,且对于功能方面的观察不如透视方便和直观,费用比透视高。

4.透视检查前患者的准备工作:应简单向患者说明检查的目的和需要配合的姿势,以消除患者的恐惧心理;应尽量除去透视部位的厚层衣物及影响 X 线穿透的物品,如发夹、金属饰物、膏药、敷料等,以免干扰检查结果,影响诊断治疗。

5.X 线检查前患者的准备工作:应向患者解释摄片的目的、方法、注意事项,如充分暴露投照部位、胸腹部摄片时须屏气等,使患者在摄片时充分合作。除急腹症外,腹部摄片前应先清理肠道,以免气体或粪便影响摄片质量。创伤患者摄片时,应尽量少搬动,危重患者摄片必须由临床医护人员监护。

6.造影检查前患者的准备工作:应向患者做必要的解释,以取得合作。一定要了解患者有无造影的禁忌证,如严重心、肾疾病或过敏体质等。用含碘对比剂做检查的患者事先须做碘过敏试验,并应备齐各种急救药物与用品,掌握严重反应的急救方法。

7.胃肠钡餐检查前患者的准备工作:检查前 3d 禁服影响胃肠道功能的药物和含钾、镁、钙等重金属的药物;禁食 10h 以上,禁饮 4h 以上;有幽门梗阻者在检查前应先抽出胃内滞留物。

8.钡剂灌肠检查前患者的准备工作:检查前 1d 予以少渣半流质饮食,下午至晚上饮水 1000mL 左右;行钡气双重灌肠造影检查前 1d 晚上,须服用番泻叶导泻;检查当日禁食早餐;服用番泻叶导泻效果不明显者,检查前 2h 应彻底清洁灌肠。

9.超声检查前患者的准备工作:①常规行肝、胆囊、胆道及胰腺检查通常需空腹。必要时饮水 400～500mL,使胃充盈作为声窗,以使胃后方的胰腺及腹部血管等结构充分显示。胃的检查需饮水及服胃造影剂,显示胃黏膜及胃腔。②早孕、妇科、膀胱及前列腺检查需患者于检查前 2h 饮水 400～500mL,以充盈膀胱。③心脏、大血管及外周血管、浅表器官及组织、颅脑检查一般不需特殊准备。④婴幼儿对检查不合作者,可予以水合氯醛灌肠,待安静入睡后再行检查。⑤腹部检查 2d 内应避免行胃肠钡剂造影和胆系造影,因钡剂可能干扰超声检查。

10.CT 检查前患者的准备工作:①向患者说明 CT 是一种简单、迅速、参考价值高的检查方法。检查无痛苦与危险,帮助患者克服紧张和恐惧心理。妊娠妇女如非必须,禁止行 CT 扫描。②检查前询问患者有无过敏史并做好碘过敏试验,阳性反应者在检查时不能注射含碘对比剂。③腹部检查时,应根据不同的检查目的服用不同的对比剂。④凡做增强 CT 检查者,检查前须禁饮、禁食 4h。⑤女性患者行盆腔扫描前,阴道内置阴道塞或纱布填塞,以标记阴道位置。⑥请患者不要服用含金属和含碘的药物,不要做胃肠钡餐检查。⑦做头颅 CT 检查者,扫描前 1d 洗净头发;做胸、腹、盆腔 CT 检查时,须穿无金属扣子的棉布内衣。⑧胸部、腹部 CT 检查,需训练患者吸气与屏气,以免呼吸移动造成图像模糊。⑨检查的当天,患者应按时赴 CT 室检查,并持 CT 预约单、相关 X 线片、B 超检查结果等,便于扫描时定位或诊断参考。

11.MRI 检查前患者的准备工作:①向患者解释检查的目的和意义,检查的过程和时间,以利于患者配合。②检查前询问病史,排除禁忌证。装有心脏起搏器者为绝对禁忌证;铁磁性夹用于动脉瘤夹闭术后的患者、体内检查部位有铁磁性金属植入物者,不能做此项检查;特别危重需要监护的患者不宜行 MRI 检查;早孕者也不建议做 MRI 检查。③患者需带 X 线片、CT 或 B 超检查结果及相关病史资料,按预约时间赴检。④小儿及不能合作者需镇静后方能检查,病情较重者需由医务人员陪同。⑤患者不可携带金属物品以及磁性物体(如手机、手表、钥匙、皮带、磁卡等)进入磁体检查室,以防干扰检查结果和损坏物品。⑥做眼部检查的患者勿化妆;行盆腔检查的患者需保留尿液,充盈膀胱。⑦检查前告诉患者所取体位。为了定位准确,告诉患者全身放松,平静呼吸,不可随便改变体位,以免影响图像质量。

12.核医学检查前患者的准备工作:①向患者解释检查的目的、意义,以消除其恐惧心理。②在施以放射性药物前必须仔细核对患者的姓名,放射性药物的名称、化学形式和活度等。③根据不同的检查方法和内容,给予特殊的准备:(ⅰ)行肝血流血池显像注药前 1h,常规口服高氯酸钾 400mg;(ⅱ)行肝胆显像检查前,患者禁食至少 2h 以上,同时须自备煮鸡蛋或炸鸡蛋 2 个;(ⅲ)行甲状腺摄碘试验和甲状腺显像检查前,需禁食含碘食物(如海带、紫菜、海鱼、海虾等)2 周,含碘药物(如碘化物、复方碘溶液、碘酊、含碘片)根据服用多少需停用2～8周,甲状腺片及抗甲状腺药物停服4～6周,受检者早晨空腹;(ⅳ)行放射免疫分析者,其血标本采集一般要求早晨空腹抽血,抽血前天晚上应禁止饮酒和进食油腻食物。样品采集后应及时送检,以免生物活性物质发生酶解、降解和变质。④儿童、妊娠妇女在核医学检查或治疗时要采取慎重态度。⑤在核医学检查或治疗中,患者可能发生病情变化,必须准备好抢救药物和物品。

13.X线的特性包括穿透性(X线成像基础)、荧光效应(透视检查基础)、感光效应(X线摄影基础)、电离效应(放射治疗基础)。X线的检查方法包括普通检查(荧光透视和摄片)、特殊检查(体层摄影和软线摄影)和造影检查。

14.CT成像的基本原理是通过X线束对人体检查部位一定厚度的层面进行扫描,由探测器接收透过该层面的X线,转变为可见光后由光电转换器转变为电信号,再经模拟数字转换器转为数字信号,输入计算机处理,并重建出该扫描层面的图像。MRI成像的基本原理是将患者摆入强的外磁场中,发射无线电波(射频脉冲),瞬间关掉无线电波,接收患者体内发出的磁共振信号,用磁共振信号重建图像。

15.MRI与CT的主要优点比较如下。MRI优于CT的方面:①没有电离辐射;②多方位成像;③解剖结构细节显示较好;④组织对比优于CT;⑤信号强度可决定组织类型(如脂肪、软组织)。CT优于MRI的方面:CT在显示钙化和骨骼肌肉系统的骨质异常方面优于MRI。

16.根据不同的病理阶段可将大叶性肺炎的X线表现分为以下三期。①充血期:此期可无异常X线表现或仅表现为肺纹理增粗,肺野透亮度略低。②实变期:此期相当于病理上的红色肝样变期和灰色肝样变期。X线表现为密度均匀呈肺段或肺叶分布的致密影,边缘清楚或模糊。③消散期:X线表现为实变区的密度逐渐减低,常见散在的、分布不规则的斑片状阴影及条索状阴影。

17.支气管肺癌简称肺癌,起源于支气管黏膜,按发生的部位可分为中心型肺癌和周围型肺癌。①中心型肺癌是指发生在肺段或肺段以上支气管至主支气管的肺癌,以鳞状上皮细胞癌(鳞癌)多见。肿瘤早期局限于支气管黏膜内,X线平片可无异常发现,或出现阻塞性肺气肿、阻塞性肺炎、肺膨胀不全等。肿瘤晚期可出现阻塞性肺不张。发生于右上肺的支气管肺癌,肺门部肿块和右上叶不粘连在一起,下缘可形成典型倒"S"征。②周围型肺癌是指发生于肺段以下支气管的肺癌,以腺癌多见。肿瘤早期表现为肺野内有直径1～2cm的结节状或球形病灶,密度较淡,边缘不清,短期内可明显增大,密度增高,边界清楚,呈分叶状或有脐凹征,多具有细短毛刺,CT扫描则更加明显。鳞癌由于中心坏死,坏死组织经支气管咳出体外,可形成偏心、内壁不整、壁厚、多数无液平的癌性空洞。

18.良、恶性溃疡X线表现的鉴别要点如下。①良性溃疡:龛影呈圆形或椭圆形,边缘光滑整齐;龛影凸出胃轮廓外;龛影口部黏膜水肿表现如黏膜线、项圈征等,黏膜皱襞向龛影集中直达龛口;附近胃壁柔软,有蠕动。②恶性溃疡:龛影形状不规则,扁平,有多个尖角;龛影位于胃轮廓内;龛影周围有指压迹样充盈缺损,有不规则环堤,皱襞中断、破坏;附近胃壁僵硬,峭直,蠕动消失。

自测习题

一、单项选择题

1.透视的缺点是 （ ）

    A.操作方便,费用低   B.可变换角度观察

    C.能观察器官的动态情况   D.无客观记录

    E.吞钡剂能观察食管的动态情况

2.正常胸部 X 线影像上主要显示 （ ）

    A.胸廓、纵隔、肺、心脏   B.皮肤、皮下脂肪、肺、肋骨

    C.心脏、大血管、气管、肺   D.肺、心脏、肋骨、皮肤

    E.肺、肋骨、心脏、皮下脂肪

3.患者疑为乳腺肿瘤,应选用下列哪一项影像学检查 （ ）

    A.记波摄影   B.CT 检查   C.软 X 线摄影

    D.造影检查   E.X 线透视

4.除哪一项外,其他组织器官组成肺门阴影 （ ）

    A.肺动脉   B.肺静脉   C.支气管   D.淋巴组织   E.纵隔

5.正常肺纹理的主要构成是 （ ）

    A.肺动脉   B.肺静脉   C.支气管   D.淋巴组织   E.纵隔

6.工作中接触 X 线的医护人员应采取防护措施,这主要是针对 X 线的哪一项作用 （ ）

    A.穿透作用   B.荧光作用   C.摄影作用

    D.电离作用   E.辐射作用

7.X 线透视成像的工作原理是 （ ）

    A.穿透性   B.荧光效应   C.生物效应

    D.电离效应   E.摄片效应

8.以下 X 线在体内各部位的穿透力由高到低排列正确的是 （ ）

    A.含气组织,脂肪,液体及软组织,骨骼

    B.脂肪,含气组织,骨骼,液体及软组织

    C.骨骼,液体及软组织,脂肪,含气组织

    D.骨骼,脂肪,液体及软组织,含气组织

    E.液体及软组织,脂肪,骨骼,含气组织

9.X 线观察时必须用人工对比方法的是 （ ）

    A.含气肺组织   B.骨盆   C.肩关节   D.胃肠道   E.上颌窦

10.利用 X 线行胸部常规摄片,对结构显示最差的是 （ ）

    A.胸椎   B.肋骨   C.肋软骨   D.锁骨   E.横膈

11.X 线摄片显示人体组织中密度最高的是 （ ）

    A.气体   B.脂肪   C.骨骼   D.软组织   E.血管

12. X 线表现为片状或云絮状密度增高阴影,边缘模糊的是　　　　　　　（　　）

    A. 肺炎　　　　　　　　　B. 肺癌　　　　　　　　　C. 肺脓肿

    D. 胸腔积液　　　　　　　E. 肺结核

13. 不需做对比剂过敏试验的 X 线检查项目是　　　　　　　　　　　　（　　）

    A. 支气管造影　　　　　　B. 心血管造影　　　　　　C. 胃肠钡餐造影

    D. 静脉肾盂造影　　　　　E. 静脉胆管造影

14. X 线检查前的准备不正确的是　　　　　　　　　　　　　　　　　（　　）

    A. 充分暴露摄片部位　　　　　　　　　B. 摄片时要屏气

    C. 急腹症摄片前清理肠道　　　　　　　D. 创伤患者摄片时尽量少搬动

    E. 危重患者摄片必须由临床医护人员监护

15. 胃肠钡餐造影检查前的准备不包括　　　　　　　　　　　　　　　（　　）

    A. 检查前 1d 做对比剂过敏试验

    B. 忌服含重金属的药物 3d

    C. 检查前禁食 12h

    D. 有幽门梗阻者必要时抽尽胃内容物

    E. 停服影响胃肠功能的药物 3d

16. 应用最广泛的 X 线检查方法是　　　　　　　　　　　　　　　　（　　）

    A. 摄片　　　　　　　　　B. 透视　　　　　　　　　C. 造影

    D. 体层摄片　　　　　　　E. 介入造影

17. X 线在医学上利用的原理不包括　　　　　　　　　　　　　　　（　　）

    A. 利用其穿透性进行 X 线检查　　　　　B. 利用其荧光作用进行透视检查

    C. 利用其摄影作用进行摄片检查　　　　　D. 利用其电离作用进行 CT 扫描

    E. 利用其生物效应进行放射治疗

18. 下列防护物质中,最理想的防护物是　　　　　　　　　　　　　　（　　）

    A. 铁　　　　B. 铅　　　　C. 铜　　　　D. 铝　　　　E. 锌

19. 下列哪一项检查不属于特殊检查　　　　　　　　　　　　　　　（　　）

    A. 透视　　　　　　　　　B. 体层摄片　　　　　　　C. 记波摄影

    D. 软 X 线摄影　　　　　　E. 介入造影

20. 造影检查的目的是　　　　　　　　　　　　　　　　　　　　　（　　）

    A. 增加器官组织的密度　　　　　　　　B. 降低器官组织的密度

    C. 增加器官组织的自然对比　　　　　　D. 增加器官组织的人工对比

    E. 降低器官组织的生物效应

21. 钡剂主要用于下列哪类组织器官的检查　　　　　　　　　　　　（　　）

    A. 呼吸道　　　B. 胃肠道　　　C. 泌尿道　　　D. 胆管　　　E. 耳道

22. 透视检查前的准备错误的是　　　　　　　　　　　　　　　　　（　　）

    A. 说明检查目的　　　　　　　　　　　B. 除去厚层衣服、发夹、金属饰物

    C. 腹部透视前应常规清理肠道　　　　　D. 消除患者紧张情绪

    E. 肺部透视的呼吸配合

23. 静脉肾盂造影检查前的准备错误的是 （　　）

　　A. 向患者做好解释,取得其合作

　　B. 做碘过敏试验

　　C. 备齐各种急救药物与急救器材

　　D. 患者有严重的肾功能不全,但可以进行检查

　　E. 腹部透视的呼吸配合

24. 除哪一项外,其他均是钡剂灌肠检查前的准备 （　　）

　　A. 检查前 1d 摄少量流质饮食　　　　　　B. 下午至晚上饮水 1000mL 左右

　　C. 检查当天可进早餐,给予流质饮食　　　D. 检查前 2h 做彻底清洁灌肠

　　E. 检查前 1d 番泻叶泡茶饮用,导泻

25. 体层摄片最常用于 （　　）

　　A. 骨骼　　　　　　　B. 气管、支气管、肺　　　　　C. 头颅

　　D. 四肢及关节　　　　E. 乳腺

26. 胸片上常不能看到的骨结构有 （　　）

　　A. 锁骨　　　B. 肋骨　　　C. 肩胛骨　　　D. 腰椎　　　E. 胸椎

27. 肺部基本病变不应包括 （　　）

　　A. 渗出　　　　　　　B. 纤维化、钙化　　　　　　C. 空洞、空腔

　　D. 液气胸　　　　　　E. 增殖

28. 某患者肺部的 X 线摄片显示密度较高的结节状、梅花瓣状阴影,病变应属于 （　　）

　　A. 渗出　　　B. 增殖　　　C. 纤维化　　　D. 钙化　　　E. 空洞、空腔

29. X 线检查发现肺部有云絮状、边缘不清的阴影,应当是 （　　）

　　A. 慢性增殖性炎症的 X 线表现

　　B. 急性渗出性炎症的 X 线表现

　　C. 纤维化的 X 线表现

　　D. 有实质性组织充填时的 X 线表现

　　E. 钙化的 X 线表现

30. X 线检查中,肺门是指 （　　）

　　A. 肺静脉入肺的阴影　　　　B. 肺动脉入肺的阴影　　　C. 肺淋巴管的阴影

　　D. 肺支气管的阴影　　　　　E. 肺淋巴结的阴影

31. 支气管肺炎最典型的 X 线表现是 （　　）

　　A. 大片致密影在双下肺出现

　　B. 双肺中下肺野多发结节状影,边缘模糊

　　C. 双下肺斑片状模糊影,空洞形成

　　D. 肺纹理增多、增粗,下肺散布小斑片状模糊阴影

　　E. 双下肺密度较高的结节状阴影

32. 下列胸部 X 线表现中,属于婴儿肺结核最常见的表现是 （　　）

　　A. 肺内浸润阴影和肺门淋巴结肿大　　　　B. 结核球

　　C. 空洞和肺门淋巴结肿大　　　　　　　　D. 薄壁空洞

E.肺内钙化阴影

33. 慢性纤维空洞型肺结核的基本 X 线表现是　　　　　　　　　　（　　）

A.上肺野有纤维厚壁样空洞,周围有条索状纤维化及新旧不一病灶,并有支气管播散灶

B.肺门上提,肺纹理呈垂柳状,水平裂上移、增厚,纵隔向患侧移位

C.胸廓塌陷,肋间隙变窄,肋膈角闭塞,膈顶部幕状粘连

D.肺硬变呈大片状致密影,内有透光区,其余肺部有代偿性肺气肿

E.薄壁空洞和肺门淋巴结肿大

34. 患者,男性,14 岁,因寒战、高热、盗汗、咳嗽、食欲减退而入院。胸片示:两肺布满大小相等、密度相同、分布均匀的米粒样点状阴影。可诊断为　　　　（　　）

A.急性血行播散型肺结核　　　　　　　B.急性支气管肺炎

C.浸润型肺结核　　　　　　　　　　　D.慢性血行播散型肺结核

E.急性气管炎

35. 患者,女性,28 岁,低热、食欲减退、盗汗伴咳嗽一月余。查体:右锁骨下闻及细湿啰音。胸片示:右上肺野见密度较淡的云絮状阴影,边缘模糊。最可能的诊断是　（　　）

A.右上肺炎　　　　　　B.肺癌　　　　　　C.原发性肺结核

D.继发性肺结核　　　　E.急性血行播散型肺结核

36. 某发热患者,咳嗽,胸痛,咳臭痰,胸片发现右下肺野有大片状阴影,其中可见透光区及内有液气平面,首先应考虑　　　　　　　　　　　　　　　　（　　）

A.大叶性肺炎　　　　　　B.支气管肺炎　　　　　　C.肺结核

D.肺脓肿　　　　　　　　E.肺癌

37. X 线片见肺门处呈发髻样团块影,肺野外带呈高度透亮区,无肺纹理,考虑为（　　）

A.肺气肿　　　B.气胸　　　C.空洞　　　D.肺不张　　　E.肺大泡

38. 下列哪个病变可造成纵隔向患侧移位　　　　　　　　　　　　　（　　）

A.胸腔积液　　　　　　B.气胸　　　　　　C.一侧性肺气肿

D.广泛性胸膜增厚　　　E.血气胸

39. 胸部 X 线平片显示一侧肺野密度普遍性增高,气管、纵隔向患侧移位,提示　（　　）

A.大量胸腔积液　　　　　　　　　　　B.一侧全肺不张

C.一侧肺多叶受累的大叶性肺炎　　　　D.单侧肺气肿

E.大叶性肺炎

40. 右上肺有野扇形致密影,下缘呈弓面向上的凹弧状,气管右移,右肺门位置上移,提示　　　　　　　　　　　　　　　　　　　　　　　　　　　　　（　　）

A.右上叶肺不张　　　　　　　　　　　B.右上肺浸润型肺结核

C.右上叶大叶性肺炎　　　　　　　　　D.右上胸膜增厚

E.右侧大量胸腔积液

41. 肺结核的 X 线表现易与支气管肺癌的 X 线表现混淆的阴影是　　　　（　　）

A.纤维空洞　　　　　　B.纤维钙化病灶　　　　　　C.结核球

D.胸膜肥厚　　　　　　E.肺部粟粒样阴影

42. 周围型肺癌的主要 X 线表现是 （ ）
    A. 肺门肿块   B. 肺野肿块   C. 阻塞性肺炎
    D. 阻塞性肺不张   E. 肺部钙化阴影

43. X 线检查发现肺部有一个分叶状肿块并带有短毛刺阴影,应首先考虑 （ ）
    A. 中心型肺癌   B. 周围型肺癌   C. 肺囊肿
    D. 支气管淋巴结核   E. 大叶性肺炎

44. 左前斜位心影后缘下部是哪个房室的投影 （ ）
    A. 左心房   B. 肺动脉圆锥   C. 左心室   D. 右心室   E. 右心房

45. 食管吞钡 X 线检查,在右前斜位上显示食管有深压迹,应首先考虑 （ ）
    A. 左心室增大   B. 右心室增大   C. 左心房增大
    D. 右心房增大   E. 肺动脉圆锥增大

46. 右心室肥大,X 线表现正确的是 （ ）
    A. 后前位心腰凹陷,反搏点上移   B. 心脏向左扩大,心尖翘起
    C. 右前斜位心前区增宽   D. 肺动脉圆锥不清
    E. 靴形心脏

47. X 线平片显示心脏阴影为"梨形心",最常见于 （ ）
    A. 主动脉狭窄   B. 主动脉关闭不全   C. 二尖瓣狭窄
    D. 二尖瓣关闭不全   E. 三尖瓣关闭不全

48. X 线平片显示心脏阴影为"靴形心",引起的主要原因是 （ ）
    A. 左心室增大   B. 右心室增大   C. 左心房增大
    D. 右心房增大   E. 肺动脉圆锥增大

49. 以下哪一项 X 线征象是左心房增大的可靠指征 （ ）
    A. 食管受压移位   B. 右心室漏斗部和肺动脉段凸起
    C. 双重阴影和双弧影   D. 透视下相反搏动点上移
    E. 心脏向左扩大,心尖翘起

50. 胃十二指肠溃疡的直接 X 线征象是 （ ）
    A. 充盈缺损   B. 龛影   C. 胃有切迹   D. 激惹征   E. 黏膜纠集

51. 食管吞钡 X 线检查显示蚯蚓状充盈缺损,见于 （ ）
    A. 食管炎   B. 食管癌   C. 食管静脉曲张
    D. 食管异物   E. 食管憩室

52. 食管下段管腔狭窄,扩张受限,黏膜破坏,有充盈缺损,应诊断为 （ ）
    A. 食管静脉曲张   B. 食管平滑肌瘤   C. 食管良性狭窄
    D. 食管癌   E. 食管炎

53. 下列关于胃溃疡的 X 线征象的描述中,不正确的是 （ ）
    A. 龛影   B. 充盈缺损   C. 项圈征   D. 黏膜纠集   E. 胃有切迹

54. 胃钡餐造影显示充盈缺损,见于 （ ）
    A. 胃溃疡   B. 溃疡型胃癌   C. 蕈伞型胃癌
    D. 十二指肠溃疡   E. 胃炎

55. 胃钡餐造影显示龛影在胃腔轮廓以内,见于　　　　　　　　　　　　（　　）

　　A. 胃溃疡　　　　　　　　　　B. 溃疡型胃癌　　　　　　　C. 蕈伞型胃癌

　　D. 十二指肠溃疡　　　　　　　E. 胃炎

56. 胃钡餐造影显示龛影在胃腔轮廓以外,见于　　　　　　　　　　　　（　　）

　　A. 胃溃疡　　　　　　　　　　B. 溃疡型胃癌　　　　　　　C. 蕈伞型胃癌

　　D. 十二指肠溃疡　　　　　　　E. 胃炎

57. 下列关于骨质疏松的 X 线表现的描述中,正确的是　　　　　　　　（　　）

　　A. 骨骼变形　　　　　　　　　B. 骨质破坏　　　　　　　　C. 骨小梁模糊

　　D. 骨密度减低　　　　　　　　E. 骨小梁连续性中断

58. 骨与关节 X 线摄片检查的常规要求是　　　　　　　　　　　　　（　　）

　　A. 正侧位摄片,包括周围软组织及邻近一个关节

　　B. 双侧对照摄片

　　C. 左右斜位摄片

　　D. 正斜位摄片,必要时做双侧对照

　　E. 关节部位摄片时要放不透光标志物

59. 干骺端是指　　　　　　　　　　　　　　　　　　　　　　　　（　　）

　　A. 成人长骨骨干两端较粗大的部分　　　　B. 小儿长骨未完成发育的两末端

　　C. 小儿长骨骨干两端较粗大的部分　　　　D. 成人长骨的远端

　　E. 成人长骨的近端

60. 急性化脓性骨髓炎的 X 线特点是　　　　　　　　　　　　　　　（　　）

　　A. 在骨质破坏周围有骨质增生硬化现象

　　B. 不同范围的骨质破坏,不同程度的骨膜增生和死骨

　　C. 松质骨骨质疏松

　　D. 关节囊和关节软组织肿胀,密度增高

　　E. 骨小梁中断与扭曲

61. 对泌尿系阳性结石,应选哪种 X 线检查为宜　　　　　　　　　　（　　）

　　A. 腹部平片　　　　　　　　　B. 腹膜后充气造影　　　　　C. 逆行肾盂造影

　　D. 静脉肾盂造影　　　　　　　E. 选择性肾动脉造影

62. 观察轻中度肾盂积水的有效方法是　　　　　　　　　　　　　　（　　）

　　A. 腹部平片　　　　　　　　　B. 逆行肾盂造影　　　　　　C. 腹膜后充气造影

　　D. 静脉肾盂造影　　　　　　　E. 选择性肾动脉造影

63. CT 扫描在临床诊断上较广泛应用,但下列哪一项除外　　　　　　（　　）

　　A. 脑部　　　B. 肺部　　　C. 肝脏　　　D. 腹腔　　　　E. 乳腺

64. 超声检查的优点是　　　　　　　　　　　　　　　　　　　　　（　　）

　　A. 不仅能够反映组织器官的整体或局部的功能,而且能提供定量的、准确的数据,
　　　能简便、安全、无损伤地诊断疾病,能有效地治疗某些疾病等

　　B. 无放射性损伤,软组织密度分辨率高,多方位、多序列成像,在一定程度上反映了
　　　组织的病理及生化改变甚至功能的改变

C. 密度分辨率高,图像清晰,检查方便、迅速而安全,易为患者所接受,而且随访方便

D. 具有分辨率高、操作简便、图像清晰、可多次重复、能及时获得结论、无特殊禁忌证及无放射性损伤等优点

E. 在无光的暗室中观察,图像更为清晰,分辨率更高

65. 早期妊娠宜选用哪种影像学检查方法用于诊断 （　　）

    A. 透视　　　　B. 摄片　　　　C. CT　　　　D. B超　　　　E. MRI

66. 观察盆腔脏器宜选用哪种超声影像学检查 （　　）

    A. A超　　　　　　　　B. B超　　　　　　　　C. M超

    D. D超　　　　　　　　E. 彩色多普勒血流显像

67. 胆系疾病的首选影像学检查是 （　　）

    A. B超　　　　　　　　B. 口服胆囊造影　　　　C. 腹部平片

    D. 胃肠钡餐造影　　　　E. 选择性动脉造影

68. 腹内实质性脏器病变宜先采用哪种影像学检查 （　　）

    A. 透视　　　　B. 摄片　　　　C. CT　　　　D. B超　　　　E. MRI

69. 诊断动脉狭窄或动脉瘤,宜选用哪种超声影像学检查 （　　）

    A. A超　　　　　　　　B. B超　　　　　　　　C. M超

    D. D超　　　　　　　　E. 彩色多普勒血流显像

70. 腹部超声检查前准备,下列方法中错误的是 （　　）

    A. 前1d晚餐宜清淡饮食　　　　　　　　B. 晚餐后即禁食

    C. 次晨起排便后进行检查　　　　　　　　D. 次晨起可饮少许水

    E. 前2d避免胃肠钡剂造影

71. 盆腔B超的正常声像图中,在盆腔内呈现低回声液性暗区的是 （　　）

    A. 子宫　　　　　　　　B. 卵巢　　　　　　　　C. 输卵管

    D. 膀胱壁　　　　　　　E. 充盈膀胱内的尿液

72. M型超声主要用于探查以下疾病 （　　）

    A. 肝脏疾病　　　　　　　　　　　　B. 心脏疾病

    C. 血管的血流动力学状态　　　　　　　D. 胰腺疾病

    E. 盆腔脏器疾病

73. 下列哪一项不适宜选用超声检查作为临床应用 （　　）

    A. 心血管疾病　　　　　　　　　　　B. 中枢神经系统疾病

    C. 肝、胆、脾、胰疾病　　　　　　　　D. 妇产科疾病

    E. 甲状腺占位性疾病

74. 在做CT检查时,以下哪种疾病需要在平扫后加做增强扫描 （　　）

    A. 头颅外伤　　　　　　B. 脑血管意外　　　　　C. 椎间盘检查

    D. 颅内肿瘤　　　　　　E. 支气管扩张

75. 颅内肿瘤应尽早选用的检查是 （　　）

    A. 脑血管造影　　　　　　B. X线摄片　　　　　C. B超

    D. CT　　　　　　　　　E. 透视

76. 关于 CT 检查前的准备工作,下列叙述中错误的是 （ ）

    A. 检查前询问患者有无过敏史并做好碘过敏试验,阳性反应者检查时不能注射碘对比剂

    B. 女性患者行盆腔扫描前,阴道内置阴道塞或纱布填塞,以标记阴道位置

    C. 凡做增强扫描者,检查前无须禁饮、禁食

    D. 做头颅 CT 者,扫描前 1d 洗净头发;做胸部、腹部、盆腔 CT 者检查时,须穿无金属扣子的棉布内衣

    E. 检查前的近期内不做钡餐检查

77. MRI 诊断价值最高的一项是 （ ）

    A. 脑、脊髓疾病   B. 乳腺病变   C. 腹部脏器病变

    D. 盆腔脏器病变   E. 骨骼疾病

78. 下列关于 MRI 检查前准备工作的叙述中,正确的是 （ ）

    A. 特别危重需要监护的患者宜行 MRI 检查

    B. 早孕者宜做 MRI 检查

    C. 装有心脏起搏器者为绝对禁忌证

    D. 行盆腔检查的患者不需保留尿液

    E. 患者需带手机及相关病史资料,按预约时间赴检

79. 核医学的体内检查法中,核素显像法的特点是 （ ）

    A. 除有提示脏器的动态功能信息的突出特点外,还具有较高的特异性

    B. 具有灵敏度高($10^{-9} \sim 10^{-15}$g)、特异性强、精密度高和准确度高以及应用广泛等特点

    C. 简便、价廉,作为初筛检查有一定临床价值

    D. 能够提供定量的、准确的数据,反映组织器官的整体或局部的功能

    E. 能简便、安全、无损伤地诊断疾病和有效地治疗某些疾病等

80. 核医学检查的优点是 （ ）

    A. 不仅能够反映组织器官的整体或局部的功能,而且能提供定量的、准确的数据,能简便、安全、无损伤地诊断疾病,能有效地治疗某些疾病等

    B. 无放射性损伤,软组织密度分辨率高,多方位、多序列成像,在一定程度上反映了组织的病理及生化改变甚至功能的改变

    C. 密度分辨率高,图像清晰,检查方便、迅速而安全,易为患者所接受,而且随访方便

    D. 具有分辨率高、操作简便、可多次重复、能及时获得结论、无特殊禁忌证及无放射性损伤等优点

    E. 检测心脏、大血管及外周血管的结构、功能与血流动力学状态

二、多项选择题

1. X 线检查利用了 X 线的哪些特性 （ ）

    A. 穿透作用   B. 荧光作用   C. 感光作用   D. 电离效应   E. 生物效应

2. X 线造成人体损害的主要作用是 （ ）

    A. 荧光作用   B. 穿透作用   C. 电离效应

    D. 生物效应   E. 感光作用

3. 下列哪些检查属于特殊检查 （ ）

    A. 透视   B. 体层摄片   C. 记波摄影

    D. 高千伏摄影   E. 荧光缩影

4. 一张合格的 X 线胸片，对诊断十分重要，其要求有 （ ）

    A. 包括整个胸廓影像，不能漏掉一些部位，如膈、肋膈角等

    B. 片上不应该显示胸部以外的其他影像，如钢笔、纽扣等

    C. 两侧肩胛骨脊柱缘应旋转出肺野之外

    D. 曝光度适度，胸片上只能模糊显示第 1—4 胸椎椎体影像

    E. 曝光度适度，胸片上应清晰显示全部胸椎椎体影像

5. 体层摄片在胸部疾病诊断中主要用于 （ ）

    A. 显示肺部病变与支气管的关系以及支气管本身有无狭窄、扩张、受压、中断及缺损

    B. 较准确地显示肺内肿块、空洞等病变的形态、结构、部位及毗邻关系

    C. 显示肺门增大的淋巴结、纵隔内病变及其与大血管的关系

    D. 对中央型肺癌、纵隔病变以及肺尘埃沉着症等诊断价值很大

    E. 确定有无空洞，并显示洞壁与引流支气管的关系

6. 易形成空洞的疾病是 （ ）

    A. 大叶性肺炎   B. 肺脓肿   C. 肺结核   D. 肺癌   E. 支气管肺炎

7. 下列有关大叶性肺炎的描述中，正确的是 （ ）

    A. 大叶性肺炎是由肺炎链球菌引起的肺部急性炎症病变，可累及肺叶或肺段，多见于青壮年

    B. 充血期 X 线表现正常或仅表现为肺纹理增粗，肺野透亮度略低

    C. 实变期 X 线表现为密度均匀呈肺段或肺叶分布的致密影，边缘清楚或模糊

    D. 目前典型的整叶的大叶性肺炎已少见，更多的是侵犯肺段或几个肺段内而形成的节段性肺炎，X 线表现为均匀的片状或三角形阴影

    E. 消散期 X 线表现为实变区的密度逐渐减低，常见散在的、分布不规则的斑片状阴影及条索状阴影

8. 下列有关支气管肺炎的描述中，正确的是 （ ）

    A. X 线表现为两肺中下野内中带肺纹理增多，沿肺纹理分布不规则的小片状或斑点状模糊阴影，病变融合时可呈大片状阴影，肺门阴影可增大，小儿患者常伴有局限性肺气肿

    B. X 线一般表现为肺纹理增多、紊乱及扭曲变形等，以中下肺野为重；合并感染时肺纹理更加增粗增多，边缘模糊

    C. 支气管肺炎又称小叶性肺炎，致病菌常为链球菌、葡萄球菌和肺炎球菌，好发于婴幼儿、老年人和极度衰弱的患者

    D. X 线表现为两肺野出现弥漫性大小相仿的粟粒样阴影，此点状阴影具有大小相等、密度一致、分布均匀的三大特点

    E. X 线表现可见单侧或双侧上、中肺野大小不等的，分布不均匀且密度不同的斑点状阴影，边缘模糊或锐利，新旧病灶同时存在

9. 血行播散型肺结核的 X 线表现有　　　　　　　　　　　　　　　　（　　）

A. X 线表现为两肺中下野内中带肺纹理增多,沿肺纹理分布不规则的小片状或斑点状模糊阴影,病变融合时可呈大片状阴影,肺门阴影可增大。小儿患者常伴有局限性肺气肿

B. X 线一般表现为肺纹理增多、紊乱及扭曲变形等,以中下肺野为重,合并感染时肺纹理更加增粗增多,边缘模糊

C. 支气管肺炎又称小叶性肺炎,致病菌常为链球菌、葡萄球菌和肺炎球菌,好发于婴幼儿、老年人和极度衰弱的患者

D. X 线表现为两肺野出现弥漫性大小相仿的粟粒样阴影,此点状阴影具有大小相等、密度一致、分布均匀的三大特点

E. X 线表现可见单侧或双侧上、中肺野大小不等的,分布不均匀且密度不同的斑点状阴影,边缘模糊或锐利,新旧病灶同时存在

10. 成人继发性肺结核,常见的 X 线表现是　　　　　　　　　　　　　　（　　）

A. 上肺野呈片状云絮样密度增高影

B. 病灶中央可有空洞

C. 可有支气管播散

D. 肺门淋巴结常肿大

E. 肺内原发病灶、淋巴结炎和淋巴管炎

11. 下列关于肺结核的叙述中,正确的是　　　　　　　　　　　　　　　（　　）

A. 原发复合征常见于儿童

B. 粟粒性肺结核应首选透视检查

C. 继发性肺结核常见于成人

D. 结核性胸膜炎不属于肺结核

E. 结核球是一种纤维干酪性肺结核

12. 以下表现符合肺不张的是　　　　　　　　　　　　　　　　　　　（　　）

A. 整个肺叶缩小　　　　　　　　　　　　B. 该肺叶肺纹理密集

C. 该肺叶呈大片致密影　　　　　　　　　D. 叶间裂呈梭形膨出移位

E. 邻近肺组织出现代偿性肺气肿

13. 中心型肺癌的 X 线表现有　　　　　　　　　　　　　　　　　　　（　　）

A. 肺门肿块　　　　　　　　　　　　　　B. 合并阻塞性肺炎

C. 合并阻塞性肺不张　　　　　　　　　　D. 合并肺门淋巴结钙化

E. 合并癌性空洞

14. 周围型肺癌的 X 线具有重要诊断意义的征象有　　　　　　　　　　（　　）

A. 分叶征　　　　　　　B. 毛刺征　　　　　　　C. 胸膜凹陷征

D. 卫星灶　　　　　　　E. 倒"S"征

15. 肺癌转移途径主要包括　　　　　　　　　　　　　　　　　　　　（　　）

A. 淋巴道转移　　　　　B. 血行转移　　　　　　C. 直接蔓延

D. 气道播散　　　　　　E. 以上都对

16. 以下 X 线所见与疾病的组合正确的是 （ ）

    A. 病灶呈密度均匀一致的阴影——大叶性肺炎

    B. 病灶呈大小一致、密度一致、分布一致的阴影——急性粟粒性肺结核

    C. 病灶呈多发性小片状阴影——肺气肿

    D. 病灶呈蜂窝状阴影——支气管肺炎

    E. 圆形、卵圆形团块状阴影，边缘清楚或模糊——肺癌

17. 二尖瓣狭窄的 X 线征象表现有 （ ）

    A. 心脏为二尖瓣型   B. 左心房增大

    C. 右心室增大   D. 左心室及主动脉结缩小

    E. 心腰凹陷

18. 二尖瓣关闭不全的 X 线征象表现有 （ ）

    A. 心脏为二尖瓣型   B. 左心室增大   C. 左心房增大

    D. 主动脉扩张   E. 右心室增大

19. 主动脉瓣关闭不全的 X 线征象表现有 （ ）

    A. 心脏呈靴形   B. 心腰凹陷

    C. 主动脉球部凸出   D. 左心下缘向前膨凸

    E. 心尖向下

20. 下列关于肺充血的 X 线表现的叙述中，正确的是 （ ）

    A. 两侧肺门阴影增大，肺血管纹理增粗、增多、边缘清楚

    B. 肺门舞蹈征

    C. 肺动脉段凸出，搏动增强

    D. 肺野透亮度正常

    E. 胸腔及叶间可有积液

21. 下列关于肺动脉高压的描述中，正确的是 （ ）

    A. 常见于风湿性二尖瓣狭窄

    B. 某些先天性心脏病及慢性肺源性心脏病亦可引起肺动脉高压

    C. X 线表现为显著的肺动脉凸出

    D. 肺门及其周围的血管阴影明显扩张，而外周血管细且稀少，肺外带透明度增加

    E. 右心室不同程度扩大

22. 高血压性心脏病的 X 线表现有 （ ）

    A. 主动脉增宽迂曲

    B. 左心室显示各种不同程度的增大

    C. 右心室增大

    D. 心外形呈靴形

    E. 心腰部相对凹陷得更加显著

23. 左心房增大的 X 线表现有 （ ）

    A. 双房影   B. 双弧阴影   C. 四弧征

    D. 肺门舞蹈征   E. 胸膜凹陷征

24. 肺水肿的 X 线表现有　　　　　　　　　　　　　　　　　　　( )
　　A. X 线表现可分为实质性肺水肿和间质性肺水肿两种
　　B. 肺门及其周围的血管阴影明显扩张,而外周血管细且稀少,肺外带透明度增加
　　C. 实质性肺水肿表现为两肺中下野大片状致密阴影,自肺门向外呈蝶翼状
　　D. 间质性肺水肿可见肺门周围纹理增多,边缘模糊,呈条索状向外延伸,肺野透亮度
　　　减低
　　E. 两侧肺门阴影增大,肺血管纹理增粗、增多,边缘清楚

25. 下列关于肺瘀血的 X 线表现的叙述中,正确的是　　　　　　　( )
　　A. 肺门阴影增大并较模糊　　　　　　　B. 肺门周围血管扩张
　　C. 肺纹理增多、增粗,边缘清晰　　　　　D. 肺透亮度减低
　　E. 胸腔及叶间可有积液

26. 消化道基本病变中形态改变的 X 线表现包括　　　　　　　　　( )
　　A. 黏膜皱襞　　　　　　　B. 蠕动　　　　　　　C. 狭窄与扩张
　　D. 充盈缺损　　　　　　　E. 龛影

27. 恶性胃溃疡的 X 线特点有　　　　　　　　　　　　　　　　　( )
　　A. 龛影不规则,有多个尖角　　　　　　B. 龛影位于腔内
　　C. 黏膜破坏,皱襞中断　　　　　　　　D. 癌瘤区蠕动消失
　　E. 口部黏膜线、项圈征

28. 食管静脉曲张的 X 线特点有　　　　　　　　　　　　　　　　( )
　　A. 食管中、下段黏膜皱襞增宽、迂曲,可呈蛇状或串珠状,严重者呈泡沫状充盈缺损
　　B. 食管边缘凹凸不平
　　C. 正常黏膜皱襞消失
　　D. 管壁僵硬及蠕动消失
　　E. 食管管腔狭窄

29. 食管癌的 X 线特点有　　　　　　　　　　　　　　　　　　　( )
　　A. 黏膜皱襞破坏　　　　　　　　　　　B. 管壁僵硬及蠕动消失
　　C. 食管管腔狭窄　　　　　　　　　　　D. 不规则充盈缺损
　　E. 食管腔内龛影

30. 中晚期食管癌的病理形态学类型包括　　　　　　　　　　　　( )
　　A. 平坦型　　　　　　　　B. 蕈伞型　　　　　　　C. 髓质型
　　D. 浸润型　　　　　　　　E. 溃疡型

31. 胃溃疡的 X 线特点有　　　　　　　　　　　　　　　　　　　( )
　　A. 切线位上,龛影位于胃的轮廓之内,龛影周围为透亮区环绕形成的环堤征
　　B. 多见于小弯侧,典型征象是龛影
　　C. 全胃或胃腔局部呈向心性狭窄,位于胃体者可形成葫芦状胃,位于胃窦者可形成
　　　漏斗状狭窄
　　D. 其口部有一圈由黏膜水肿所致的透明带
　　E. 轴位像观察龛影呈白色钡点或钡斑,周围黏膜皱襞呈星芒状向龛影口部集中

32. 十二指肠溃疡的 X 线特点有 （ ）

    A. 龛影是十二指肠溃疡的直接征象，由于十二指肠球部腔小壁薄，发生溃疡后容易变形，表现为"山"字形、花瓣形或管状等，此时龛影常不易显示

    B. 绝大部分十二指肠溃疡在 X 线影像上可显示龛影

    C. 易恶变，表现为腔内龛影

    D. 溃疡口部常可见环堤征

    E. 间接 X 线征象有激惹现象，表现为钡剂不在球部停留，迅即通过，因此球部常不能完全充盈

33. 进展期胃癌的病理形态学类型包括 （ ）

    A. 平坦型   B. 蕈伞型   C. 髓质型

    D. 浸润型   E. 溃疡型

34. 胃癌的 X 线特点有 （ ）

    A. X 线钡餐检查主要表现为充盈缺损，边缘不整，病变区黏膜皱襞中断，胃壁僵直，蠕动消失，并可见小龛影

    B. X 线见全胃或胃腔局部呈向心性狭窄，位于胃体者可形成葫芦状胃，位于胃窦者可形成漏斗状狭窄

    C. 轴位像观察龛影呈白色钡点或钡斑，周围黏膜皱襞呈星芒状向龛影口部集中

    D. 弥漫性浸润者，全胃受侵，表现为整个胃腔变窄，黏膜皱襞浅平或消失，胃壁僵硬，蠕动消失，边缘不整呈革袋状

    E. X 线表现以胃腔内有扁平的充盈缺损，中央有大而浅的不规则的龛影为特征；切线位上，龛影位于胃的轮廓之内，龛影周围为透亮区环绕形成的环堤征；龛影周围的黏膜呈杵状或小结节状增粗或破坏消失

35. 骨的基本病变包括 （ ）

    A. 骨破坏   B. 骨坏死   C. 骨膜增生

    D. 骨质软化   E. 骨质疏松

36. 关节的基本病变包括 （ ）

    A. 关节肿胀   B. 关节全脱位、半脱位   C. 关节纤维性强直

    D. 关节破坏   E. 关节骨性强直

37. 下列关于骨关节的基本病变的描述中，正确的是 （ ）

    A. 关节骨性强直，X 线表现为关节间隙消失，且有骨小梁贯穿其中

    B. 关节间隙变窄是关节腔消失所致

    C. 骨质增生是骨量增多的结果

    D. 骨质坏死的主要 X 线表现是有密度增高的死骨片存在

    E. 关节肿胀的 X 线表现是关节周围软组织肿胀，密度增高

38. 下列有关椎间盘脱出的描述中，正确的是 （ ）

    A. 椎间盘脱出多为慢性损伤的后果，常见于腰椎和颈椎

    B. 椎间隙均匀或不均匀性狭窄

    C. 椎体边缘骨赘增生，尤其是后缘出现骨赘

D.脊椎排列变直或有侧弯现象

E.椎体骨质破坏,椎间隙狭窄

39.下列关于脊柱结核的 X 线表现的叙述中,正确的是　　　　　　　　　　（　　）

A.椎体骨质破坏

B.椎间隙狭窄

C.易形成椎旁脓肿和脊柱侧弯,后突畸形

D.椎体骨质破坏并产生大量骨质增生、硬化

E.易累及棘突

40.下列关于慢性骨髓炎的叙述中,正确的是　　　　　　　　　　　　　　（　　）

A.骨质疏松　　　　　　　　　B.骨质增生与破坏　　　　C.骨骼变形

D.死骨形成　　　　　　　　　E.瘘管形成

41.骨巨细胞瘤的典型 X 线表现有　　　　　　　　　　　　　　　　　　（　　）

A.偏心性、膨胀性溶骨破坏,边界清楚

B.破坏区似有分隔,呈泡沫状表现

C.破坏边缘一般无骨硬化

D.一般无骨膜反应

E.骨性肿块向外凸出,生长方向常背向骨骺

42.下列关于骨软骨瘤的 X 线表现的叙述中,正确的是　　　　　　　　　　（　　）

A.是最常见的良性骨肿瘤　　　　　　　　B.好发于长骨干骺端

C.男性多于女性　　　　　　　　　　　　D.可侵蚀附近骨,形成破坏

E.10～20 岁发病率高

43.下列关于良性骨肿瘤的 X 线表现的叙述中,正确的是　　　　　　　　　（　　）

A.生长缓慢,病程长　　　　　B.病变边缘骨硬化　　　　C.病变呈膨胀性生长

D.病变边缘清楚　　　　　　　E.皮质断裂

44.下列关于骨肉瘤的描述中,正确的是　　　　　　　　　　　　　　　　（　　）

A.骨肉瘤是起于骨间叶组织且最常见的恶性骨肿瘤,多见于青年人,男性较多

B.好发于股骨下端、胫骨上端和肱骨上端。干骺部为好发部位,病变进展迅速

C.多为偏侧性骨破坏,边界清楚,有不规则、多少不等的骨嵴,将破坏区分隔为大小
不等的小房,呈泡沫状表现

D.X 线表现主要为骨髓腔内不规则骨质破坏和增生、骨皮质破坏、不同形式(平行、层
状或放射针状)骨膜增生及骨膜新生骨的破坏、软组织肿胀和其中的瘤骨形成等

E.根据其瘤骨形成和骨质破坏的程度不同大致分为成骨型、溶骨型和混合型三类

45.以下泌尿系统 X 线检查前的准备工作,正确的是　　　　　　　　　　　（　　）

A.检查前 2～3d 内禁服吸收 X 线的药物,如铋剂、碘剂和钡剂等

B.检查前 1d 不进食产气和多渣食物

C.检查当天早晨禁食、禁水

D.检查前 1d 晚上服植物性轻泻剂,如番泻叶,或检查前 1～2h 清洁灌肠

E.检查前排尿或导尿

46.静脉尿路造影的适应证包括 （ ）

  A.不明原因的血尿、脓尿等

  B.明确尿路结石的部位和了解有无阴性结石

  C.肾、输尿管本身疾病

  D.腹膜后肿块

  E.急性泌尿系统感染者

47.下列关于输尿管结石的叙述中,正确的是 （ ）

  A.大多数由肾结石下移而来

  B.结石在泌尿系平片上常不显影

  C.平片上典型输尿管结石呈卵圆形,长轴与输尿管走行一致

  D.结石多为阳性,位于骨盆中下部耻骨联合上方

  E.静脉尿路造影可有结石上方输尿管及肾盂、肾盏扩大、积水的表现

48.下列关于肾自截的叙述中,正确的是 （ ）

  A.静脉肾盂造影可见肾盏破坏和脓腔形成

  B.全肾为干酪坏死物质和空洞所替代

  C.肾大部分或全肾钙化

  D.肾功能完全丧失

  E.静脉尿路造影不显影

49.在进行磁共振检查前必须去除的物品有 （ ）

  A.发夹   B.硬币   C.磁卡   D.手表   E.首饰

50.下列哪些疾病不是CT检查的适应证 （ ）

  A.脑出血   B.前列腺炎   C.卵巢肿瘤

  D.早期乳腺癌   E.早期鼻窦癌

（朱希松　诸葛毅）

第六章　心电图检查学习指导

【教学内容】

1.临床心电图基本知识。
2.心电图的测量和正常值。
3.心房肥大与心室肥大。
4.冠状动脉供血不足。
5.心肌梗死。
6.心律失常。
7.心电图的临床应用与分析。
8.心电监护基础知识。

【教学重点与难点】

1.教学重点:心电图的测量方法,正常心电图的波形特点与正常值;急性心肌梗死的特征性心电图表现;正常窦性心律、房性期前收缩、室性期前收缩、阵发性室上性心动过速、阵发性室性心动过速、心房颤动、三度房室传导阻滞的心电图特征。

2.教学难点:心电图的测量方法,正常心电图的波形特点与正常值;严重心律失常的心电图特征。

【教学基本要求】

1.了解心电监护仪电极的安放以及对心电监护仪上几种高危心律失常情况的识别。

2.熟悉心电图各波段的命名,常规心电图导联的体表连接部位;交界性期前收缩、二度Ⅰ型房室传导阻滞、二度Ⅱ型房室传导阻滞、心室颤动的心电图特征;心电图的描记和临床应用价值。

3.掌握心电图的测量方法,正常心电图的波形特点与正常值;急性心肌梗死的特征性心电图表现;正常窦性心律、房性期前收缩、室性期前收缩、阵发性室上性心动过速、阵发性室性心动过速、心房颤动、三度房室传导阻滞的心电图特征。

【知识要点】

一、基本概念

1.心电图

2.心电图导联

3.平均心电轴

4.中心电端

5.伪差

6.易颤期

7.窦性停搏

8.期前收缩

9.联律间期

10.代偿间歇

11.异常 Q 波

12.肢体导联低电压

13.二尖瓣型 P 波

14.多源性室性期前收缩

15.阵发性心动过速

16.室性融合波

17.文氏现象

18.冠状 T 波

19.室性期前收缩二联律

20.房室传导阻滞

21.窦性心律

22.逆行 P 波

23.心室夺获

二、思考提示

1.简述通过心电图计算心率的方法。

2.如何确定心电图波的测量标准?

3.分别叙述 P 波、P-R 间期、QRS 波、ST 段、T 波及 Q-T 间期的临床意义。

4.如何分析一份心电图?

5.简述心电图在临床上的应用。

6.简述房性期前收缩和交界性期前收缩的心电图特点。

7.简述尖端扭转型室性心动过速的心电图特点和临床意义。

8.简述心房颤动的心电图特点。

9.试述急性前壁心肌梗死的典型演变过程及特征。

10.简述室性期前收缩的心电图诊断要点。

11.简述一度、二度和三度房室传导阻滞的心电图诊断要点。

12.简述右束支传导阻滞的心电图特点。

13.简述左束支传导阻滞的心电图特点。

14.简述预激综合征的心电图特点。

15.治疗量的洋地黄对心电图有哪些影响?

16. 洋地黄中毒的心电图表现有哪些?

17. 心肌梗死时,心电图上可先后出现哪些特征性改变?

18. 试述室性期前收缩的心电图特点。

19. 试述一度房室传导阻滞与二度房室传导阻滞的心电图的最大区别。

20. ST 段抬高可见于哪些情况?

21. 试述心房扑动心电图与心房颤动心电图的异同。

22. 心电图诊断应包括哪些内容?

23. 正常心电图包括哪些波和段?

24. 急性心肌梗死后心电图的改变有哪些?

25. 试述心肌梗死的分期及各期主要的心电图表现。

26. 心电图运动试验的适应证和禁忌证是什么?

27. 何为联律间期?

【知识链接】

一、基本概念

1. **心电图**:指心脏在机械收缩之前先产生电激动,心房和心室的电激动可经人体组织传到体表,利用心电图机从体表记录心脏每一个心动周期所产生的电活动变化的曲线图形。

2. **心电图导联**:在人体不同部位放置电极,并通过导联线与心电图机电流计的正负极相连,这种记录心电图的电路连接方法称为心电图导联。

3. **平均心电轴**:是心室除极过程中全部瞬间向量的综合(平均 QRS 向量),借以说明心室在除极过程这一总时间内的平均电势方向和强度,通常是指它投影在前额面上的心电轴。

4. **中心电端**:在肢体导联三个电极上各串联一个 5kΩ 的电阻,将三者连接起来构成"无干电极"。在心电图导联系统中,将左上肢、右上肢和左下肢三处的导联电极线连接在一处,形成肢体导联和胸前导联的共同参照电位点,即零电位点,如此连接可使该处电位接近零电位且较稳定,称为中心电端。

5. **伪差**:凡不是由于心脏电激动而发生于心电图上的改变称为伪差。

6. **易颤期**:又称易损期,心肌从绝对不应期到相对不应期前一半的一段时间,T 波顶峰前 $0.03 \sim 0.04s$ 处若受到一适当强度的刺激,可发生多处的单向阻滞和折返激动而引起颤动,故称为易颤期。

7. **窦性停搏**:又称窦性静止,窦房结病变或迷走神经功能亢进时,在一段时间内窦房结停止发放激动。心电图上可表现为在规则的 P-P 间距内出现长 P-P 间距,长 P-P 间距与正常的 P-P 间距不成倍数关系。

8. **期前收缩**:指心脏窦房结以外的异位起搏点提前发出的激动。

9. **联律间期**:指异位搏动与其前窦性搏动之间的时距。

10. **代偿间歇**:指期前出现的异位搏动代替了一个正常的窦性搏动,其后出现一个较正常心动周期长的间歇。

11. **异常 Q 波**:指超过正常范围过深、过宽的 Q 波。异常 Q 波常见于心肌梗死。

12.肢体导联低电压:指在 3 个标准导联和 3 个加压单极肢体导联中,每个导联的 R 波加 S 波的绝对值均小于 0.5mV。

13.二尖瓣型 P 波:心电图波形显示,P 波时间≥0.11s,顶端呈双峰型,后峰常大于前峰,峰间距≥0.04s,Ⅰ、Ⅱ、aVL 导联明显,常见于二尖瓣狭窄,故称二尖瓣型 P 波。

14.多源性室性期前收缩:指同一导联上室性期前收缩的形态在两种以上且联律间期不等的期前收缩。

15.阵发性心动过速:指异位起搏点自律性增高,连续出现 3 次或 3 次以上的期前收缩。

16.室性融合波:指窦性激动与室性异位激动同时激发心室形成的 QRS 波。

17.文氏现象:指在一系列的 P 波中,P-R 间期一次比一次延长,直至一次 QRS 波脱落的现象。

18.冠状 T 波:指尖深对称的倒置 T 波。

19.室性期前收缩二联律:指每个正常的 QRS 波之后都出现一个室性期前收缩,以这两个心搏为一组,连续出现 3 组或 3 组以上。

20.房室传导阻滞:指激动从心房到心室传导过程中发生障碍。

21.窦性心律:凡是起源于窦房结的心律称为窦性心律。

22.逆行 P 波:指交界区激动逆行传至心房,P 波在Ⅱ导联倒置,在 aVR 导联直立,P-R 间期<0.12s。

23.心室夺获:心房与心室基本上是由两个起搏点分别控制,偶尔窦房结的激动到达交界区时,适逢交界区已脱离了不应期,激动便可下传心室,这一次下传的室性搏动称为心室夺获。

二、思考提示

1.心电图记录纸由纵线和横线划分各为 $1mm^2$ 的小方格,通常标准的心电图走纸速度为 25mm/s,每小格代表 0.04s,每大格是 0.20s。

心率的计算方法有两种:①双分规,15cm 便代表 6s,P 波数目×10 即为心房率,R 波数目×10 即为心室率;②分规测若干个(5 个以上)P-P 间期或 R-R 间隔,求其平均数 HR＝60/P-P 或 R-R,即为心房率或心室率。

2.心电图波振幅的测量标准:向上的波,从等电位线上缘到波的顶端;向下的波,从等电位线下缘到波的底端。P 波振幅测定参考水平:以 P 波起始前的水平线为准。QRS 波群、J 点、ST 段、T 波、U 波振幅,统一采用 QRS 起始部水平线,如 QRS 起始部为一斜段,应以 QRS 波起点为测量参考。

波宽度的测量标准:如十二导联同步时,P 波时间是从最早的 P 波起点到最晚的 P 波终点,QRS 波时间是从最早的 Q 波起点到最晚的 S 波终点,P-R 间期是从最早的 P 波起点到最早的 QRS 波起点,Q-T 间期是从最早的 QRS 波起点到最晚的 T 波终点。如为单导记录,P 波和 QRS 波都是测量十二导联中最宽的 P 波和 QRS 波,P-R 间期是选十二导联中 P 波宽大且有 Q 波导联进行测量,Q-T 间期是选十二导联中最长的 Q-T 间期进行测量。

3.P 波代表心房的除极(左、右心房激动)。P-R 间期是从 P 波起点至 QRS 波群起点的时间,代表自心房除极开始到心室开始除极所需要的时间。QRS 波群代表心室的除极电位和时间的变化。ST 段是从 QRS 波终点到 T 波起点间的线段,测量从 J 点后开始测量,代表心室缓慢复极过程。T 波是指 ST 段后出现一个圆钝较大且占时间较长的波,代表心室快速复极时的电位变化。Q-T间期代表心室除极和复极的全过程所需要的时间。

4.分析一份心电图应注意以下几点：①大致浏览，辨明有无伪差；②观察P波，确定是窦性还是房性，一般P波在Ⅱ、V_1导联更清楚；③测量P-P间期、R-R间期，计算心房率和心室率；④观察QRS波、ST段、T波的形态、方向、电压及时间；⑤测量Q-T间期；⑥通过观察P-P间期、R-R间期，确定心房律和心室律的关系；⑦综合心电图，患者的年龄、临床症状和体征及临床用药情况做出诊断。

5.心电图对各种心律失常及心肌梗死有确诊价值，并可判断心律失常的起源、传导，确定心肌梗死的部位、范围和演变规律。对心肌疾病、房室肥大、急性心包炎的诊断有参考价值，并可提示药物对心肌的影响，用于心脏手术、心导管的监测。但心电图有其局限性：①无特异性；②心脏病变轻时心电图可完全正常；③临界数值误认为正常，并非绝对；④不能判断心功能。

6.房性期前收缩的心电图特点：①提前出现异位P′波，形态不同于窦性P波；②P-P间期超过0.12s；③代偿间歇不完全，可有房性期前收缩未下传或伴室内差异性传导。

交界性期前收缩的心电图特点：①提前出现QRS-T波，QRS-T波形态正常；②逆行P′波（Ⅱ、Ⅲ、aVF导联倒置，aVR导联直立）；③完全性代偿间歇。

7.尖端扭转型室性心动过速的心电图特点：①频率较快（通常为180～300次/min）；②QRS波形态多变，每3～10个心搏主波方向围绕基线不断扭转其正负方向（持续数秒至10s）；③易自行终止、复发或蜕变为室颤。

临床意义：见于①先天性Q-T间期延长综合征（LQTS）；②三度房室传导阻滞；③电解质紊乱，如低钾、低镁；④服用某些药物，如奎尼丁、索他洛尔。

8.心房颤动的心电图特点：①正常P波消失，代之心房颤动"f"波；②"f"波频率为350～600次/min；③心室节律绝对不规则；④QRS波形态通常正常。

9.急性前壁心肌梗死的典型演变过程及特征：①心电图的异常变化主要局限于V_3、V_4导联；②早期，ST段斜形抬高，T波高耸直立，持续数小时；③急性期，V_3、V_4导联出现病理性Q波，ST段弓背向上抬高，持续数日；④近期，ST段下降正常，T波倒置由深变浅持续数周至数月；⑤陈旧性期，T波恢复正常或持续倒置不变，残留坏死的Q波，常出现在急性心肌梗死3～6个月以后。

10.室性期前收缩的心电图诊断要点：①提前出现宽大、畸形的QRS波，T波与QRS波主波方向相反；②在提前出现的QRS波前无提前出现的P′波，但在QRS-T波中可见窦性P波；③有固定的联律间期；④代偿间歇多数是完全的。

11.房室传导阻滞的心电图诊断要点如下。

(1)一度房室传导阻滞的心电图特点：①P-R间期延长，成人P-R间期超过0.20s（老年人超过0.22s）；②每个P波后均有QRS波形。

(2)二度房室传导阻滞又分为：①二度Ⅰ型房室传导阻滞，其心电图特点是P波规律性地出现，P-R间期逐渐延长，直到P波后脱漏QRS波群；②二度Ⅱ型房室传导阻滞（Mobitz Ⅱ型），其心电图特点是P-R间期恒定（正常或延长），部分P波后无QRS波群。

(3)三度房室传导阻滞（完全性房室传导阻滞）的心电图特点：①P波与QRS波毫无关系，心房率大于心室率；②出现交界性逸搏或室性逸搏。

12.右束支传导阻滞的心电图特点：①V_1或V_2导联QRS呈rsR′型或M型，Ⅰ、V_5、V_6

导联 S 波增宽而有切迹；aVR 导联呈 QR 型，其 R 波宽而有切迹；②QRS 波群增宽，完全性右束支传导阻滞不小于 0.12s，不完全性右束支传导阻滞小于 0.12s；③V₁ 导联 R 峰时间大于 0.05s；④继发 ST-T 波改变，V₁、V₂ 导联轻度压低，T 波倒置，Ⅰ、V₅、V₆ 导联主波方向一般与终末 T 波方向相反，仍为直立。

13. 左束支传导阻滞的心电图特点：①V₁、V₂ 导联呈 rS 波或呈宽而深的 QS 波，Ⅰ、aVL、V₅、V₆ 导联出现宽大、顶端粗钝或有切迹的 R 波；②心电轴左偏；③QRS 波不小于 0.12s；④Ⅰ、V₅、V₆ 导联 Q 波消失，V₅、V₆ 导联 R 峰时间大于 0.06s；⑤ST-T 波方向与 QRS 主波方向相反。

14. 预激综合征的心电图特点：①P-R 间期缩短，小于 0.12s；②QRS 增宽，大于 0.10s；③QRS 波起始部粗钝，有预激波（δ 波）；④P-J 时间正常；⑤继发 ST-T 波改变。

V₁ 导联 δ 波正向且以 R 波为主，则旁路位于左侧；如 V₁ 导联 QRS 主波以负向波为主，则旁路位于右侧。

15. 洋地黄对心电图的影响较为常见，即使治疗量的洋地黄且无中毒表现的患者，也有 50% 的病例心电图上出现 ST-T 波和 Q-T 间期改变，这些改变应视为洋地黄的影响，而不属于洋地黄中毒。

治疗量的洋地黄对心电图的影响主要是：①ST 段下斜形下移，T 波低平、双向或倒置，形成典型的"鱼钩样"改变，在以 R 波为主的导联中最为典型；②Q-T 间期缩短；③P 波电压降低或有切迹，U 波振幅增高。

16. 洋地黄中毒的心电图表现有：①期前收缩，以室性期前收缩多见，常以二联律或多源性室性期前收缩形式出现；②房室传导阻滞；③阵发性房性心动过速伴或不伴有房室传导阻滞；④房室交界区心律；⑤心房扑动、心房颤动、心室颤动或室性心动过速。

17. 心肌梗死时，心电图上可先后出现的特征性改变有：①缺血型改变表现为缺血型 T 波由直立变为倒置；②损伤型改变表现为 ST 段抬高呈弓背向上型，明显抬高可形成单相曲线；③坏死型改变表现为异常的 Q 波或 QS 波。

18. 室性期前收缩的心电图特点：①提早出现的 QRS 波群，其宽大畸形，时限＞0.12s；②其前无相关的 P 波；③T 波与 QRS 波群主波方向相反；④有完全性代偿间歇。

19. 一度房室传导阻滞无 QRS 波脱漏，而二度房室传导阻滞有 QRS 波脱漏。

20. ST 段抬高可见于急性心肌梗死、急性心包炎、变异型心绞痛、早期复极综合征等。

21. 心房扑动与心房颤动的共同点是 P 波均消失。不同点是：心房扑动时 P 波消失代之以大小、形态、间距相同的"f"波，频率为 250～350 次/min，R-R 间期可以规则也可不规则；而心房颤动则代之以大小、形态、间距均不相同的"f"波，频率为 350～600 次/min，R-R 间期绝对不规则。

22. 心电图诊断应包括节律、心脏有无传导障碍、房室大小、心肌方面的问题。

23. 正常心电图包括以下波和段：P 波、P-R 间期、QRS 波群、J 点、ST 段、T 波、Q-T 间期、U 波。

24. 急性心肌梗死后产生 3 种类型心电图改变：缺血型改变、损伤型改变和坏死型改变。

25. 心肌梗死的分期及各期主要的心电图表现如下：①超急性期，数小时内，T 波高耸；②急性期，数小时至数天，ST 段抬高；③演变期（亚急性期），数天至数周，T 波直立，ST 段回复至等电位线,T 波倒置,Q 波形成;④慢性期(陈旧期),异常 Q 波如下。

26.心电图运动试验的适应证和禁忌证如下。

(1)适应证:①对不典型心绞痛或可疑冠心病进行鉴别;②评估冠心病患者的心肌负荷能力;③评价冠心病的药物或手术治疗效果;④进行冠心病易患人群流行病调查筛选试验。

(2)禁忌证:①急性心肌梗死或心肌梗死合并室壁瘤;②不稳定性心绞痛;③心力衰竭;④中、重度瓣膜病或先天性心脏病;⑤急性或严重慢性疾病;⑥严重高血压;⑦急性心包炎或心肌炎;⑧肺栓塞;⑨严重主动脉狭窄;⑩严重残疾不能运动。

27.联律间期是指提前出现的异位冲动(期前收缩)与其前窦性搏动之间的时距。房性期前收缩的联律间期应从异位 P 波起点测量至其前窦性 P 波的起点,而室性期前收缩的联律间期应从异位搏动的 QRS 波起点测量至其前窦性 QRS 波的起点。

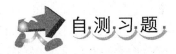

自测习题

一、单项选择题

1.患者,男性,55 岁,近一周内频发胸痛,与活动无关,含服硝酸甘油 3min 后缓解。该患者不适合进行的检查是 ( )
   A.常规心电图　　　　　B.动态心电图　　　　　C.心电向量图
   D.运动负荷试验　　　　E.超声心动图

2.以下心房扑动心电图表现中错误的是 ( )
   A.扑动波间无等电位线,波幅呈锯齿状且大小一致
   B.多在Ⅱ、Ⅲ、aVF 导联清晰可见
   C.扑动波间隔规则,频率为 240～350 次/min
   D.QRS 波一般呈室上性
   E.P 波消失,代以大小间距不等的"f"波

3.在心电图上测 P-P(R-R)间隔时间为 0.75s,则被检查者的心率应为 ( )
   A.65 次/min　　B.70 次/min　　C.75 次/min　　D.80 次/min　　E.85 次/min

4.下列哪一项不是"窦性 P 波"的指标 ( )
   A.P 波时限 0.10s
   B.P 波电压肢体导联 0.25mV
   C.Ⅱ、Ⅲ、aVF 导联直立,aVR 导联倒置
   D.P-R 间期 0.12s
   E.Ⅱ、Ⅲ、aVF 导联倒置,aVR 导联直立

5.心电图可见 P 波增宽,时间＞0.11s,并有切迹,首先考虑 ( )
   A.左心房增大　　　　　B.左心室增大　　　　　C.右心房增大
   D.右心室增大　　　　　E.心肌缺血

6.下列哪一项不会提示右心房肥大心电图改变 ( )
   A.P 波电压增高,肢体导联超过 0.25mV

B. P 波电压心前区 V_1 导联超过 0.2mV

C. 多见于慢性肺源性心脏病

D. P 波时间正常

E. 心电图 V_1 导联 P 波终末电势($PtfV_1$)绝对值超过 0.04mm/s

7. 以下正常 ST 段的偏移范围,不正确的是 （　）

   A. ST 段下降心前区导联不超过 0.05mV

   B. ST 段抬高心前区 V_1 导联不超过 0.3mV

   C. ST 段抬高心前区 V_3 导联不超过 0.5mV

   D. ST 段抬高心前区 V_5 导联不超过 0.1mV

   E. ST 段抬高肢体导联不超过 0.05mV

8. 左心室肥大时,心电图上最重要的诊断指标是 （　）

   A. 额面心电轴呈 -15°　　　B. 左心室高电压　　　C. ST-T 继发性改变

   D. QRS 时限延长　　　E. 以上都不是

9. 心电图示 $R_{V_1} + S_{V_5}$ 为 1.5mV,额面心电轴呈 110°,最可能的诊断是 （　）

   A. 左心房肥大　　　B. 右心房肥大　　　C. 左心室肥大

   D. 右心室肥大　　　E. 右束支传导阻滞

10. 下列哪一项指标不支持左心室肥大心电图改变 （　）

   A. 额面心电轴呈 -30°　　　B. $R_I > 1.5$mV　　　C. $R_{V_5} + S_{V_1} > 4.0$mV

   D. aVR 导联 R/S≥1　　　E. $R_I + S_{III} > 2.5$mV

11. 下列哪种情况在常规导联心电图上不出现典型心肌梗死图形 （　）

   A. 前间壁心肌梗死　　　B. 前壁心肌梗死　　　C. 下壁心肌梗死

   D. 后壁心肌梗死　　　E. 前侧壁心肌梗死

12. 心电图示 II、III、aVF 导联 ST 段抬高与 T 波融合成单向曲线,首先考虑 （　）

   A. 急性前间壁心肌梗死　　　　　　B. 急性下壁心肌梗死

   C. 陈旧性下壁心肌梗死　　　　　　D. 急性心内膜下心肌梗死

   E. 陈旧性侧壁心肌梗死

13. 心电图示 P 波在 II、III、aVF 导联直立,aVR 导联倒置,P-P 均齐,间隔 0.48s,应考虑 （　）

   A. 窦性心动过速　　　　　　　　　B. 窦性心动过缓

   C. 阵发性室上性心动过速　　　　　D. 心房颤动

   E. 阵发性室性心动过速

14. 心电图可见在正常窦性心律后,提前出现一宽大畸形的 QRS 波群,时限 0.14s,其前无相关的 P 波,T 波与 QRS 波群主波方向相反,代偿间歇完全,应诊断为 （　）

   A. 房性期前收缩　　　B. 房室交界性期前收缩　　　C. 室性期前收缩

   D. 阵发性室性心动过速　　　E. 左束支传导阻滞

15. 下列不支持房性期前收缩的心电图指标是 （　）

   A. 提前出现的 P 波　　　　　　　　B. P 波形态与窦性 P 波略有不同

   C. QRS 波群宽大畸形　　　　　　　D. P-R 间期≥0.12s

   E. 代偿间歇不完全

16.下列哪一项提示心电图上有房室交界性期前收缩 （ ）

  A.提前出现宽大畸形 QRS 波群   B.提前出现一逆行 P 波

  C.提前出现 P-QRS-T 波群   D.代偿间歇完全

  E.T 波与 QRS 波群主波方向相反

17.心电图示 R-R 间隔绝对规则，频率 220 次/min，QRS 波群时限<0.10s，应考虑

                        （ ）

  A.窦性心动过速   B.阵发性室上性心动过速

  C.阵发性室性心动过速   D.心房颤动

  E.心房扑动

18.下列有关心房纤颤的心电图指标中，不正确的是 （ ）

  A.P 波消失，代之为"f"波   B."f"波频率为 $350\sim600$ 次/min

  C.心室率规则   D.QRS 波群形态同窦性心律

  E.V_1"f"波导联最明显

19.心电图示 P-R 间期固定，且>0.21s，最可能的诊断是 （ ）

  A.一度房室传导阻滞   B.文氏现象   C.窦性心动过缓

  D.莫氏Ⅱ型   E.窦性心律不齐

20.在心电图上，下列哪一项最能提示为三度房室传导阻滞 （ ）

  A.P-R 间期固定性延长   B.P-R 间期逐渐延长

  C.部分 P 波后无 QRS 波群   D.P 波与 QRS 波群无固定关系

  E.P 波频率高于 QRS 波群频率

21.下列关于心电图临床诊断价值的表述中，不正确的是 （ ）

  A.心电图对心律失常的分析和诊断具有肯定的临床价值

  B.心电图对心肌梗死的诊断和定位有重要价值

  C.心电图可确诊房室肥大

  D.心电图对发现某些遗传性离子通道疾病有重要作用

  E.心电图对电解质紊乱的诊断有一定帮助

22.下列关于左、右手电极反接时的心电图表现的描述中，错误的是 （ ）

  A.胸导联 R 波振幅逐渐降低

  B.胸导联 S 波振幅逐渐降低

  C.Ⅰ导联的 P 波、QRS 波群和 T 波颠倒

  D.aVF 导联图形不变

  E.Ⅱ导联与Ⅲ导联图形互换

23.下列关于正常人 Q 波的描述中，错误的是 （ ）

  A.Q 波振幅<1/4R   B.Q 波时间<0.04s

  C.aVR 导联可见深而宽的 Q 波   D.V_1 导联可呈 QS 波

  E.$V_1—V_3$ 导联可有小 q 波

24.急性心肌梗死时，不会出现病理性 Q 波的情况是 （ ）

  A.心肌梗死的直径>$20\sim25$mm   B.心肌梗死的厚度>$5\sim7$mm

C. 心肌梗死发生在前壁　　　　　　　　　　D. 心肌梗死发生在下壁

E. 心肌梗死发生在基底部

25. 引起异常 Q 波的原因是　　　　　　　　　　　　　　　　　　　（　　）

A. 心室局部除极向量丧失　　　　　　　　B. 心室局部除极向量异常增加

D. 心脏除极顺序改变　　　　　　　　　　D. 心脏位置和胸廓畸形

E. 以上均是

26. V₁ 导联 R/S>1,V₅ 导联 R/S<1,常见于　　　　　　　　　　　　（　　）

A. 左心室肥大　　　　　B. 左束支传导阻滞　　　　C. 左前分支传导阻滞

D. 右心室肥大　　　　　E. 右束支传导阻滞

27. 可引起 QRS 波群振幅降低的原因是　　　　　　　　　　　　　　（　　）

A. 皮下气肿　　　　　　B. 肺气肿　　　　　　　　C. 胸腔积液

D. 全身明显水肿　　　　E. 以上都是

28. 下列关于正常额面 QRS 心电轴的描述中,正确的是　　　　　　　（　　）

A. 少数正常人额面 QRS 心电轴可位于－90°～±180°

B. 正常人额面 QRS 心电轴的范围为 0°～＋90°

C. 正常人额面 QRS 心电轴的范围为＋30°～＋110°

D. 正常人额面 QRS 心电轴的范围为 0°～＋110°

E. 少数正常人额面 QRS 心电轴可位于＋100°～＋110°

29. 下列关于正常人 T 波的表述中,不正确的是　　　　　　　　　　（　　）

A. T 波代表快速心室复极时的电位变化

B. T 波的方向应与 QRS 波群主波方向一致

C. aVR 导联 T 波向下

D. 若 V₁ 导联 T 波向上,则 V₂—V₆ 导联 T 波不应再向下

E. V₅、V₆ 导联 T 波可为负正双向

30. 宽 QRS 波群心动过速可见于　　　　　　　　　　　　　　　　　（　　）

A. 室性心动过速

B. 室上性心动过速伴室内差异传导

C. 室上性心动过速伴原来存在左束支传导阻滞或右束支传导阻滞

D. 预激综合征合并心房颤动

E. 以上都是

31. 以下提示为室性心动过速的心电图特征是　　　　　　　　　　　（　　）

A. QRS 波群宽大畸形　　　　　　　　　　B. 心率为 140～200 次/min

C. 心室夺获与室性融合波　　　　　　　　D. 房室分离,心房率快于心室率

E. 节律轻度不齐

32. 以下不支持室性心动过速表现的是　　　　　　　　　　　　　　（　　）

A. R-R 间距略有不齐　　　　　　　　　　B. 存在心室夺获

C. 有室性融合波　　　　　　　　　　　　D. 临床症状较重

E. 刺激迷走神经可终止

33. 变异型心绞痛的心电图表现是 （ ）

 A. 相关导联 ST 段呈弓背向上型抬高,变化迅速,出现病理性 Q 波

 B. 普通导联 ST 段呈凹面向上型抬高(aVR、V₁ 导联除外),不出现病理性 Q 波

 C. ST 段呈凹面向上型抬高,主要为 J 点抬高,多见于胸导联,不出现病理性 Q 波

 D. 相关导联一过性 ST 段抬高,对应导联 ST 段下移,变化迅速

 E. 相关导联 ST 段呈弓背向上型抬高,持续达数月,有病理性 Q 波

34. 患者,男性,69 岁,急性心肌梗死,心电图记录到宽 QRS 波群心动过速。首先应考虑 （ ）

 A. 室性心动过速　　　　　　　　　　B. 室内差异传导

 C. 心房颤动伴室性心动过速　　　　　D. 阵发性室上性心动过速

 E. 窦性心动过速

35. 患者,女性,35 岁,心悸反复发作 3 年,突发突止,每次发作无明显诱因,持续时间多为数分钟,体格检查未见异常。最可能的诊断是 （ ）

 A. 室性心动过速　　　　　　　　　　B. 室内差异传导

 C. 心房颤动伴室性心动过速　　　　　D. 阵发性室上性心动过速

 E. 窦性心动过速

36. 患者,男性,66 岁,陈旧性心肌梗死。患者日常活动无胸痛症状,为评价是否存在无症状心肌缺血,最合适的检查是 （ ）

 A. 常规心电图　　　　　　　　　　　B. 运动心电图

 C. 动态心电图　　　　　　　　　　　D. 心电向量图

 E. 超声心动图

37. 除哪一项外,其他均是心电图运动负荷试验的适应证 （ ）

 A. 帮助诊断不明原因的胸痛　　　　　B. 了解各种与运动相关的症状

 C. 评估冠心病患者的预后,检出高危患者　D. 心律失常的定性诊断和定量诊断

 E. 了解各种心血管病变对运动的反应

38. 以下为心电图运动试验阳性的判断标准,但不包括 （ ）

 A. ST 段水平型或下斜型下移≥0.1mV,持续 2min 以上

 B. ST 段抬高≥0.1mV

 C. 运动中出现室性心律失常

 D. 如果运动前心电图 ST 段已下移,则运动中在原基础上应再下移≥0.1mV,持续 2min 以上

 E. 运动中及运动后出现典型的心绞痛症状

39. 以下应立即终止心电图运动试验的情况是 （ ）

 A. 收缩压较基础值升高＞10mmHg

 B. 轻度胸闷

 C. 出现面色苍白、发绀

 D. 无病理性 Q 波的导联 ST 段抬高 0.05mV

 E. ST 段水平型下移 0.01mV

40. 属于心电图运动试验绝对禁忌证的是 （　　）

    A. 不稳定型心绞痛   B. 动态心电图提示有室性期前收缩

    C. 心功能Ⅱ级   D. 陈旧性心肌梗死

    E. 贫血

41. 下列哪一项不是完全性左束支传导阻滞心电图改变 （　　）

    A. Ⅰ、V_5、V_6 导联 R 波增宽且有切迹   B. Ⅰ、V_5、V_6 导联无 Q 波

    C. QRS 时限≥0.12s   D. V_1 导联的 VAT≥0.06s

    E. V_5 导联 T 波与 QRS 波群主波方向相反

42. 完全性右束支传导阻滞,最有特征性的心电图改变是 （　　）

    A. QRS 时限≥0.12s   B. V_1 导联呈 rsR′型

    C. Ⅰ、V_5、V_6 导联呈 qRS 型   D. Ⅰ、V_5、V_6 导联 S 波增宽并有切迹

    E. V_1 导联 ST-T 与 QRS 主波方向相反

43. 正常 T 波的形态特点是 （　　）

    A. 在任何导联均直立

    B. 除 aVR 导联倒置外,其余导联均直立

    C. aVR 导联 T 波总是直立

    D. 在以 R 波为主的导联中,T 波直立且不应低于同导联 R 波的 1/10

    E. 以上都不是

44. 以下哪一项符合窦性 P 波的形态方向 （　　）

    A. $P_Ⅱ$ 倒置,P_{aVR} 倒置   B. $P_Ⅲ$ 倒置,P_{aVR} 直立

    C. $P_Ⅱ$ 直立,P_{aVR} 倒置   D. P_{aVR} 直立,$P_Ⅱ$ 倒置

    E. P_{aVF} 倒置,P_{aVR} 直立

45. 下列指标中,哪一项不符合阵发性室性心动过速的心电图条件 （　　）

    A. QRS 波群宽大畸形   B. QRS 波群时限 0.13s

    C. 心室率为 200 次/min   D. 伴有继发性 ST-T 改变

    E. 心室律规则

46. 下列哪一项不支持心肌梗死缺血型改变 （　　）

    A. T 波由直立变为倒置   B. T 波顶端尖耸

    C. T 波两支不对称   D. ST 段呈缺血型下移≥0.05mV

    E. T 波低平

47. 心室律绝对不规则的心电图是 （　　）

    A. 室性心动过速   B. 房性心动过速伴 2∶1 传导

    C. 交界性逸搏心律   D. 心房颤动

    E. 心房扑动伴 4∶1 传导

48. 下列关于室性期前收缩的诊断的叙述中,错误的是 （　　）

    A. QRS 波前后可有与其无关的窦性 P 波   B. 有提前出现的逆行 P 波

    C. 无窦性 P 波   D. QRS 波群宽大畸形

    E. 有完全性代偿间歇

49. 心电图示 P 波与 QRS 波群无关,心室率 45 次/min,律齐,最可能的诊断是 （　　）

    A. 窦性心动过缓　　　　　　　　　　　　B. 二度Ⅰ型房室传导阻滞

    C. 二度Ⅱ型房室传导阻滞　　　　　　　　D. 三度房室传导阻滞

    E. 以上都不是

50. 二度Ⅰ型与Ⅱ型房室传导阻滞的区别在于前者 （　　）

    A. P-R 间期固定　　　　　　B. P-R 间期逐渐延长　　　　C. P 波与 QRS 波群无关

    D. 可见 QRS 波群脱漏　　　　E. P-P 间期＜P-R 间期

51. 单极胸导联 V₅ 的电极应安放在 （　　）

    A. 左腋中线第 5 肋间水平　　　　　　　　B. 胸骨右缘第 4 肋间

    C. 胸骨左缘第 4 肋间　　　　　　　　　　D. 左锁骨中线与第 5 肋间相交点

    E. 左腋前线 V₄ 水平处

52. 一度房室传导阻滞与二度房室传导阻滞的区别在于前者 （　　）

    A. P-R 间期不固定　　　　　　　　　　　B. QRS 波群呈比例脱漏

    C. P-P 频率＞R-R 频率　　　　　　　　　D. QRS 波群形态正常

    E. 无 QRS 波群脱漏

53. 三度房室传导阻滞的心电图的特点是 （　　）

    A. 心室率＜60 次/min　　　　　　　　　B. QRS 波群为室上型

    C. 可见心室夺获　　　　　　　　　　　　D. P-R 间期延长

    E. P-P 间距＜R-R 间距,P 波与 QRS 波群无关

54. 治疗心室颤动,下列措施中最有效的是 （　　）

    A. 人工呼吸　　　　　　　　B. 电击除颤　　　　　　　　C. 心脏按压

    D. 心腔内注射肾上腺素　　　　E. 静脉注射利多卡因

55. 患者,女性,19 岁,上呼吸道感染后 2 周出现心悸、心前区不适和胸闷;心电图检查为
    窦性心律,心率为 108 次/min,P-R 间期为 0.22s。诊断为 （　　）

    A. 窦性心动过速

    B. 窦性心律不齐

    C. 一度房室传导阻滞

    D. 窦性心动过速合并一度房室传导阻滞

    E. 二度房室传导阻滞

56. 急性心肌梗死的常见心律失常是 （　　）

    A. 室性心律失常　　　　　　　　B. 窦性心动过速　　　　　　C. 心房纤维颤动

    D. 房室传导阻滞　　　　　　　　E. 心房扑动

57. 室性期前收缩出现宽大畸形的 QRS 波群前均为 （　　）

    A. 无窦性 P 波　　　　　　　　　　　　　B. 有窦性 P 波

    C. 有提早出现的 P′波　　　　　　　　　　D. 无相关的 P 波或提早出现的 P′波

    E. 有逆行性的 P′波

58. 二度Ⅰ型(文氏型)房室传导阻滞最主要的诊断依据是 （　　）

    A. P 波与 QRS 波群无关　　　　　　　　　B. 有心室漏搏

C. P-P 间期逐次延长　　　　　　　　　　D. P-R 间期逐渐缩短

E. P-R 间期逐渐延长,随后脱漏一个 QRS 波群

59. 下列有关成人心电图正常参考值的叙述中,错误的是　　　　　　　　　　（　　）

A. P-R 间期为 0.12～0.20s　　　　　　　B. P 波时限＜0.11s

C. V_1、V_2 导联 ST 段上抬一般小于 0.2mV　　D. QRS 波群时限＜0.11s

E. QTc 间期＞0.44s

60. 正常成人 P-R 间期为　　　　　　　　　　　　　　　　　　　　　　（　　）

A. 0.10～0.20s　　　　　　B. 0.12～0.20s　　　　　　C. 0.06～0.08s

D. 0.32～0.44s　　　　　　E. 0.08～0.22s

61. 心率正常而整齐的心律失常是　　　　　　　　　　　　　　　　　　（　　）

A. 一度房室传导阻滞　　　　　　　　　B. 心房颤动

C. 室性期前收缩　　　　　　　　　　　D. 二度Ⅰ型房室传导阻滞

E. 伴有 4∶1 和 3∶1 房室传导比例的心房扑动

62. 以下哪一项符合窦性心动过速的特征　　　　　　　　　　　　　　　（　　）

A. 突然发生,突然终止　　　　　　　　B. 逐渐发生,逐渐终止

C. 心率为 160～250 次/min　　　　　　D. 运动无影响

E. 压迫眼球和颈动脉窦有效

63. 以下哪一项符合Ⅰ度窦房传导阻滞的心电图特征　　　　　　　　　　（　　）

A. P-P 间隔逐渐缩短　　　B. 窦性 P 波形态不同　　　C. P 波有脱漏

D. 窦性心律不齐　　　　　E. 一般无法诊断

64. 完全性右束支传导阻滞的心电图特征是　　　　　　　　　　　　　　（　　）

A. QRS 波群时间延长≥0.12s　　　　　　B. V_1 导联 QRS 波群呈 rsR′型

C. ST-T 方向与 QRS 终末向量方向相反　　D. V_5 呈现粗钝的 S 波

E. 以上均符合

65. 下列有关典型预激综合征的心电图表现的描述中,不正确的是　　　　（　　）

A. P-R 间期＜0.12s　　　　　　　　　　B. QRS 波增宽≥0.10s

C. QRS 起始部有预激波　　　　　　　　D. P-J 间期延长

E. 继发性 ST-T 改变

66. 下列关于室性逸搏的心电图特征的描述中,错误的是　　　　　　　　（　　）

A. 窦性心律心电图中出现宽大畸形的 QRS 波群

B. 宽大畸形的 QRS 波是在较长心室间歇后,延迟出现的心室激动

C. 频率一般为 20～40 次/min

D. T 波与主波方向相反

E. 宽大畸形的 QRS 波提早出现

67. 下列关于阵发性室性心动过速的心电图表现的描述中,错误的是　　　（　　）

A. 连续出现快速的、宽大畸形的 QRS 波群　　B. QRS 波时限＜0.12s

C. 心室率为 150 次/min　　　　　　　　D. 有房室分离现象

E. 见室性融合波

68. P 波在 Ⅰ、Ⅱ、aVF 导联倒置，aVR 导联直立，P-R 间期为 0.08s，QRS 波群形态正常，此心搏的起源是　　　　　　　　　　　　　　　　　　　　（　　）

    A. 窦房结　　　　　　　　　B. 房室交界区　　　　　　C. 心室

    D. 心房　　　　　　　　　　E. 以上都不是

69. P 波消失，V_1 导联可见"f"波，R-R 间期固定为 1.20s，心电图应诊断为　　（　　）

    A. 心房纤颤　　　　　　　　　　　　　B. 心房纤颤伴三度房室传导阻滞

    C. 三度房室传导阻滞　　　　　　　　　D. 心房纤颤伴二度房室传导阻滞

    E. 心房扑动

70. 心室扑动的频率是　　　　　　　　　　　　　　　　　　　　　　　　（　　）

    A. 180～220 次/min　　　　B. 200～230 次/min　　　C. 200～300 次/min

    D. 200～250 次/min　　　　E. 220～250 次/min

71. 诊断陈旧性心肌梗死的心电图改变是　　　　　　　　　　　　　　　　（　　）

    A. 异常 Q 波　　　　　　　　B. T 波倒置　　　　　　　C. ST 段水平下降

    D. T 波高尖　　　　　　　　E. ST 段抬高与 T 波融合成单向曲线

72. 在心电图上，P 波反映的是　　　　　　　　　　　　　　　　　　　　（　　）

    A. 窦房结除极　　　　　　　B. 窦房结复极　　　　　　C. 心房除极

    D. 心房复极　　　　　　　　E. 房室结除极

73. 下列关于胸导联电极的安放位置的描述中，不正确的是　　　　　　　　（　　）

    A. V_1 导联——胸骨右缘第 4 肋间　　　B. V_2 导联——胸骨左缘第 4 肋间

    C. V_3 导联——V_2 导联与 V_4 导联连线中点　　D. V_4 导联——左第 5 肋间锁骨中线处

    E. V_5 导联——左第 5 肋间腋前线处

74. 下列关于心电图的价值的叙述中，不正确的是　　　　　　　　　　　　（　　）

    A. 能确诊心律失常　　　　　　　　　　B. 能确诊心肌梗死

    C. 辅助诊断房室肥大　　　　　　　　　D. 辅助诊断电解质紊乱

    E. 能反映心功能状态

75. 根据 Ⅰ、Ⅲ 导联 QRS 主波方向来估测心电轴，下列哪一项是不正确的　（　　）

    A. Ⅰ导联主波向上，Ⅲ导联主波向下，心电轴左偏

    B. 两者主波向上，心电轴不偏

    C. 两者主波向下，心电轴显著右偏

    D. Ⅰ导联主波向下，Ⅲ导联主波向上，心电轴右偏

    E. Ⅰ导联正负波代数和为 0，Ⅲ导联主波向上，心电轴为 +90°

76. 右心房肥大的心电图表现是　　　　　　　　　　　　　　　　　　　　（　　）

    A. P 波高而宽　　　　　　　　B. P 波增宽　　　　　　　C. P 波出现切迹

    D. P 波尖锐高耸　　　　　　　E. P 波呈双峰状

77. QRS 波群只表现为一个向下的大波时，其命名应该是　　　　　　　　（　　）

    A. S 波　　　　　B. Q 波　　　　C. QS 波　　　　D. qS 波　　　　E. q 波

78. 下列关于心肌梗死的心电图定位诊断的描述中，不正确的是　　　　　（　　）

    A. 急性前间壁心肌梗死，V_1—V_3 导联出现异常 Q 波

B. 前壁心肌梗死时，异常 Q 波出现在 V_3、V_4（V_5）导联

C. 侧壁心肌梗死时，在 I、aVL、V_5、V_6 导联出现异常 Q 波

D. 下壁心肌梗死时，在 V_1—V_6 导联出现异常 Q 波或 QS 波

E. 如果大部分胸导联或所有胸导联（V_1—V_6）都出现异常 Q 波或 QS 波，则称为广泛前壁心肌梗死

79. 心肌梗死的"损伤型"心电图改变主要表现在 　　　　（　　）

　　A. R 波电压降低　　　　　　B. 异常 Q 波　　　　　　C. T 波直立高耸

　　D. ST 段抬高　　　　　　　E. T 波对称性

80. 下列哪一项提示 P 波异常 　　　　（　　）

　　A. II 导联 P 波直立　　　　　B. III 导联 P 波双向　　　　C. aVR 导联 P 波倒置

　　D. aVL 导联 P 波不明显　　　E. V_5 导联 P 波倒置

81. 除哪一项外，其他均是室性期前收缩的心电图特点 　　　　（　　）

　　A. 提前出现的宽大 QRS 波　　　　　　B. 宽大 QRS 波前无 P 波

　　C. 其 T 波方向与 QRS 主波方向相反　　D. 代偿间期不完全

　　E. QRS 波时间＞0.12s

82. 心电图上 U 波明显增高，临床上见于 　　　　（　　）

　　A. 高血钾　　　B. 高血钙　　　C. 低血钾　　　D. 低血钙　　　E. 低血镁

83. 患者心电图的 II、III、aVF 导联上出现异常 Q 波，则心肌梗死的部位在 　　　　（　　）

　　A. 前间壁　　　B. 广泛前壁　　　C. 下壁　　　D. 高侧壁　　　E. 正后壁

84. 患者心电图的 V_1—V_6 导联上出现异常 Q 波，则心肌梗死的部位在 　　　　（　　）

　　A. 前间壁　　　B. 广泛前壁　　　C. 下壁　　　D. 高侧壁　　　E. 正后壁

85. 下列关于房室传导阻滞的描述中，错误的是 　　　　（　　）

　　A. 一度房室传导阻滞，主要为 P-R 间期延长

　　B. 二度房室传导阻滞分为两种类型，分别为二度 I 型房室传导阻滞和二度 II 型房室传导阻滞

　　C. 一度房室传导阻滞，P-R 间期恒定（正常或延长），部分 P 波后无 QRS 波群

　　D. 二度 I 型房室传导阻滞，又称文氏现象

　　E. 三度房室传导阻滞，又称完全性房室传导阻滞

86. 急性前间壁心肌梗死时出现梗死图形的导联是 　　　　（　　）

　　A. II、III、aVF 导联　　　　　B. I、aVF 导联　　　　　C. V_1、V_2、V_3 导联

　　D. V_4、V_5、V_6 导联　　　　E. I、aVL、V_5、V_6 导联

87. 患者突发心悸，心电图示心率 180 次/min，QRS 波时间为 0.10s，R-R 间期绝对整齐，提示 　　　　（　　）

　　A. 房室交界性逸博心率　　　　　　B. 阵发性室上性心动过速

　　C. 阵发性室性心动过速　　　　　　D. 窦性心动过速

　　E. 心房纤维颤动

88. 下列关于 P 波在正常心电图中的描述，其中正确的是 　　　　（　　）

　　A. P 波代表心房肌肉复极的电位变化

  B.P 波代表心房肌肉除极的电位变化

  C.P 波代表心室肌肉复极的电位变化

  D.P 波代表心室肌肉除极的电位变化

  E. 没有多大意义

89. 文氏现象的心电图特征是 （ ）

  A.P-R 间期进行性缩短

  B.R-R 间距进行性缩短

  C. 固定的房室 3：1 传导

  D.P-R 间期进行性延长,伴 QRS 波脱漏

  E.P-R 间期进行性延长

90. 下列关于 ST 段的描述中,错误的是 （ ）

  A. 自 QRS 波群的终点至 T 波起点间的线段,代表心室缓慢复极过程

  B. 在任何导联中,ST 段下移一般不超过 0.05mV

  C.ST 段上抬在 V_1-V_2 导联中,一般不超过 0.3mV

  D.ST 段上抬在 V_3 导联中,一般不超过 0.5mV

  E.ST 段上抬在 V_4-V_6 导联中,一般不超过 0.3mV

91. 心肌梗死时,根据心电图图形的演变过程和演变时间可进行分期,下列哪一项是错误的 （ ）

  A. 超急性期   B. 急性期   C. 近期(亚急性期)

  D. 陈旧期   E. 不分期

92. 下列关于 QRS 波在正常心电图中的描述,其中正确的是 （ ）

  A.QRS 波代表心房肌复极的电位变化

  B.QRS 波代表心房肌除极的电位变化

  C.QRS 波代表心室肌复极的电位变化

  D.QRS 波代表心室肌除极的电位变化

  E. 没有多大意义

93. 下列关于 T 波的描述中,错误的是 （ ）

  A. 代表心室快速复极时的电位变化

  B. 在正常情况下,T 波的方向大多与 QRS 波主波的方向一致

  C. 代表心室缓慢复极过程

  D. 若心内膜下心肌缺血,使 T 波向量增大,面向缺血区的导联出现高大的 T 波

  E. 若心外膜下心肌缺血,面向缺血区的导联出现倒置的 T 波

94. 下列关于右心室肥大的心电图表现的描述中,错误的是 （ ）

  A.V_1 导联 R/S≤1,呈 r 型或 rS 型

  B.V_5 导联 R/S≤1 或 S 波比正常加深

  C.aVR 导联以 R 波为主,R/q≥1 或 R/S≥1

  D.$R_{V_1}+S_{V_5}>1.05mV$(重度>1.20mV)

  E. 心电轴右偏≥+90°(重度可大于110°)

95. 下列关于心房颤动的心电图表现的描述中,错误的是 （　）

　　A. 正常 P 波消失,代之以大小不同、形状各异的颤动波

　　B. 颤动波的频率为 250～350 次/min

　　C. 心室律绝对不规则,QRS 波群一般不增宽

　　D. 临床上很常见的心律失常

　　E. 心脏疾病出现心房颤动,多与心房扩大和心房肌受损有关

96. 心电图对区别心肌梗死和变异型心绞痛最有诊断意义的改变是 （　）

　　A. 频发室性期前收缩　　　　　　　　B. ST 段抬高

　　C. T 波异常高耸　　　　　　　　　　D. 病理性 Q 波

　　E. QRS 波群低电压

97. 患者,女性,76 岁,原有冠心病病史,因胸痛 3h 住院,心电图如图所示,首先应考虑（　）

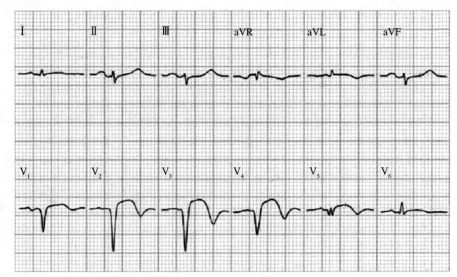

　　A. 急性前间壁、前壁心肌梗死

　　B. 陈旧性前壁、下壁心肌梗死伴前壁室壁瘤形成

　　C. 急性前壁心肌梗死,陈旧性下壁心肌梗死

　　D. 急性下壁心肌梗死,陈旧性前壁心肌梗死

　　E. 变异型心绞痛

98. 根据以下心电图可以诊断为 （　）

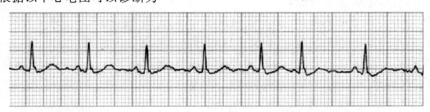

　　A. 窦性心律不齐　　　　　　　　　　B. 房性期前收缩

　　C. 室性期前收缩　　　　　　　　　　D. 正常心电图

　　E. 窦房传导阻滞

99. 患者,男性,35岁。既往有心肌炎病史,以下心电图提示 （ ）

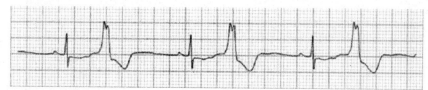

A. 窦性心律不齐   B. 房性期前收缩

C. 室性期前收缩   D. 室性期前收缩二联律

E. 窦房传导阻滞

100. 患者有高血压病史数年,心电图检查如图所示,根据心电图可诊断为 （ ）

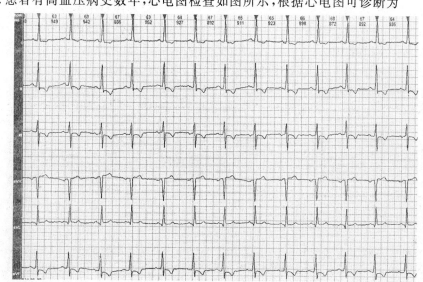

A. 正常心电图   B. 右心室肥大   C. 左心室肥大

D. 心肌梗死   E. 室性期前收缩

101. 患者突感心悸、胸闷,心电图检查如图所示,根据心电图可诊断为 （ ）

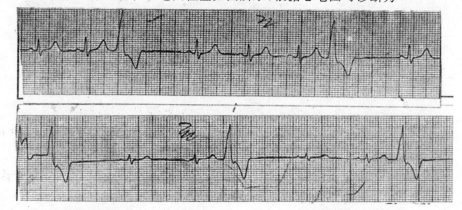

A. 房性期前收缩   B. 室性期前收缩

C. 三度房室传导阻滞   D. 交界性期前收缩

E. 正常心电图

102. 老年男性患者参加健康体检,心电图检查如图所示,根据心电图可诊断为　　(　　)

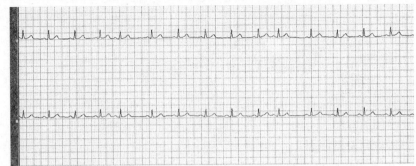

A. 正常心电图　　　　　　　　　　　　B. 窦性心律不齐

C. 二度房室传导阻滞　　　　　　　　　D. 房性期前收缩

E. 室性期前收缩

103. 患者近期反复晕厥,心电图检查如图所示,根据心电图可诊断为　　(　　)

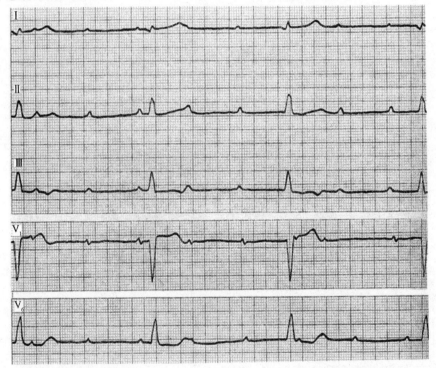

A. 频发室性期前收缩　　　　　　　　　B. 窦性心动过缓

C. 三度房室传导阻滞　　　　　　　　　D. 房性期前收缩伴室内差异传导

E. 房性期前收缩

104. 患者,男性,65 岁,胸闷 2h 入院。急诊心电图检查如图所示,根据心电图可诊断为

(　　)

A. 急性广泛前壁心肌梗死　　　　　　　B. 频发室性期前收缩

C. 阵发性室性心动过速　　　　　　　　D. 左心室肥大伴心肌缺血

E. 房性期前收缩

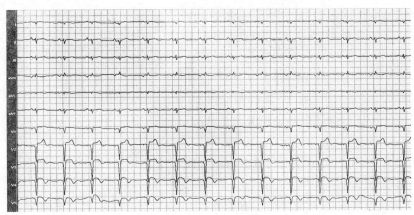

105. 患者心电图显示：P 波消失，代之小而不规则的"f"波，频率 500 次/min，QRS 波形态正常。此心电图提示 （ ）

    A. 房性心动过速　　　　　B. 室性心动过速　　　　　C. 心室颤动

    D. 心房颤动　　　　　　　E. 心房扑动

二、多项选择题

1. 三度房室传导阻滞心电图的特点是 （ ）

    A. P 波频率小于 QRS 波群频率

    B. P 波与 QRS 波群无固定关系

    C. QRS 波群形态取决于心室起搏点位置的高低

    D. P-R 间期固定

    E. 偶见 QRS 波脱漏

2. 二尖瓣型 P 波心电图的特点是 （ ）

    A. P 波高而尖　　　　　　　　　　　B. P 波增宽，时间 ≥0.11s

    C. P 波有明显切迹，双峰距 ≥0.04s　　D. P-R 间期 >0.20s

    E. P-R 间期 <0.12s

3. 窦性心律时，心电图上 P 波应具备的条件是 （ ）

    A. P 波频率为 60～100 次/min

    B. P 波在 Ⅱ、Ⅲ、aVF 导联直立，在 aVR 导联倒置

    C. P 波在 Ⅱ、Ⅲ、aVF 导联倒置，在 aVR 导联直立

    D. P 波时限 0.10s

    E. P-R 间期 <0.12s

4. 符合阵发性室性心动过速的心电图条件是 （ ）

    A. QRS 波群宽大畸形　　　　　　　B. R-R 间隔 0.36～0.26s

    C. R-R 间隔 0.4～0.3s　　　　　　　D. QRS 波群时限 >0.12s

    E. 心室律绝对规则

5. ST 段抬高见于 （ ）

    A. 急性心肌炎　　　　　　B. 急性心肌梗死　　　　　C. 急性心包炎

    D. 心肌缺血　　　　　　　E. 变异型心绞痛

6. 下列关于正常 T 波的描述中,正确的是 （　）

A. T 波的方向和 QRS 波群的主波方向一致

B. 在 Ⅰ、Ⅱ、V_4—V_6 导联倒置,在 aVR 导联直立

C. T 波的振幅不应低于同导联 R 波的 1/10

D. 如果 V_1 导联直立,则 V_3 导联不能倒置

E. T 波的振幅不应低于同导联 R 波的 1/4

7. 下列关于心房颤动的描述中,正确的是 （　）

A. P 波消失,代之大小、形态、频率均不一致的"f"波

B. 心房率为 250～350 次/min

C. QRS 波正常或受"f"波影响稍有差异

D. R-R 间距不等,心室率不超过 200 次/min,一般为室性

E. R-R 间距规则,心室率常为 60～100 次/min

8. 下列哪些是心电图的正常范围 （　）

A. P 波的宽度不超过 0.11s

B. P-R 间期在 0.12～0.20s

C. QRS 波群的宽度在 0.06～0.10s

D. T 波的振幅不应低于同导联 R 波的 1/4

E. Q 波的振幅不应低于同导联 R 波的 1/10

9. 异常 Q 波的特点是 （　）

A. Q 波的宽度≥0.03s

B. Q 波的宽度≥0.04s

C. Q 波的深度超过同导联 R 波振幅的 1/2

D. Q 波的深度超过同导联 R 波振幅的 1/4

E. Q 波的深度超过同导联 R 波振幅的 1/10

10. 阵发性室性心动过速的心电图改变是 （　）

A. 连续 3 个以上的室性异位搏动

B. 频率为 140～200 次/min

C. 代偿间期不完全

D. 常见室性融合波或心室夺获

E. 逆行 P 波可出现在 QRS 波群之前

11. 左心室肥大时,心电图上的主要诊断依据有 （　）

A. QRS 时限＞0.12s   B. $R_Ⅰ$＞1.5mV

C. R_{V_5}＞2.5mV   D. R_{V_5}＋S_{V_1}＞4.0mV

E. ST-T 改变

12. 慢性冠状动脉供血不足时,心电图上可出现的改变是 （　）

A. ST 段呈水平型下移   B. ST 段呈下垂型下移

C. ST 段抬高伴 T 波高耸   D. ST 段呈弓背型下移

E. T 波低平、双相或倒置

13. 期前收缩可发生于 （　　）

    A. 健康人 　　　　　　　　　　　B. 麻醉

    C. 电解质紊乱,如低钾血症、低镁血症 　　D. 手术过程中

    E. 服用某些药物,如抗心律失常药

14. 心房颤动的心电图特点是 （　　）

    A. 出现"f"波 　　　　　　　　　B. R-R 间距不等

    C. "f"波频率为 200～450 次/min 　　D. QRS 波形态大多正常

    E. P-R 间期<0.12s

15. 心律失常可表现为 （　　）

    A. 冲动的起源异常 　　　　　　　B. 发放冲动的频率异常

    C. 冲动的传导顺序异常 　　　　　D. 冲动的传导速度异常

    E. 发放冲动的节律异常

16. 属于冲动起源异常所致的心律失常有 （　　）

    A. 房性期前收缩 　　　B. 逸搏心律 　　　C. 房室分离

    D. 预激综合征 　　　　E. 室性期前收缩

17. 属于被动性异位心律的是 （　　）

    A. 窦房传导阻滞 　　　B. 心房颤动 　　　C. 交界性逸搏

    D. 心室颤动 　　　　　E. 室性逸搏

18. 缓慢性心律失常,心室率<45 次/min,律齐,可能是 （　　）

    A. 交界性心律 　　　　B. 窦房传导阻滞 　　C. 心室自搏心律

    D. 二度 I 型房室传导阻滞 　　E. 三度房室传导阻滞

19. 阵发性室上性心动过速包括 （　　）

    A. 房性心动过速 　　　B. 心房颤动 　　　C. 交界性心动过速

    D. 心房扑动 　　　　　E. 窦性心动过速

20. 心电图上出现室性融合波可见于 （　　）

    A. 房性心动过速 　　　　　　　　B. 交界性心动过速

    C. 室性心动过速 　　　　　　　　D. 室性并行心律

    E. 心房扑动

21. 阵发性室性心动过速的心电图特征是 （　　）

    A. 室律绝对规整 　　　　　　　　B. 可见心房激动夺获心室

    C. 可见室性融合波 　　　　　　　D. 无窦性 P 波

    E. 无异位 P 波

22. 阵发性室性心动过速的临床表现是 （　　）

    A. 按压颈动脉窦能终止发作

    B. 容易引起晕厥

    C. 颈静脉搏动与心率一致

    D. 第一心音强弱不等

    E. 脉搏短绌

23. 稳定型心绞痛发作时,心电图的表现常是　　　　　　　　　　　　(　　)

    A. ST 段抬高　　　　　　　　　　　　B. ST 段水平型下移

    C. QRS 波增宽　　　　　　　　　　　　D. ST 段下斜型下移

    E. T 波倒置

24. 房性期前收缩的心电图特点为　　　　　　　　　　　　　　　　(　　)

    A. 提前出现的异位 P 波,P-R 间期＞0.12s

    B. QRS 波形态与正常窦性 QRS 波一样

    C. 期前收缩后有代偿间歇,代偿间歇一般不完全

    D. T 波方向与主波方向相反

    E. 异位 P 波与窦性 P 波形态相同

25. 慢性肺源性心脏病的常见心电图改变是　　　　　　　　　　　　(　　)

    A. 低电压　　　　　　　　B. 心电轴右偏　　　　　　　　C. 肺性 P 波

    D. 右心室肥厚　　　　　　E. 左心室肥厚

26. 右心室肥大的心电图诊断依据包括　　　　　　　　　　　　　　(　　)

    A. 电压 $R_{V_1} + S_{V_5} = 1.05mV$　　　　　B. aVR 导联 R/S＞1 或 R＞0.5mV

    C. 心电轴左偏　　　　　　　　　　　　D. $R_{V_5} + S_{V_1}$＞4.0mV

    E. 心电轴右偏＞90°以上

27. 室性期前收缩如发生在易损期,容易出现　　　　　　　　　　　(　　)

    A. 阵发性室性心动过速　　　　　　　　B. 窦性停搏

    C. 心室颤动　　　　　　　　　　　　　D. 房室传导阻滞

    E. 阵发性室上性心动过速

28. 室性心动过速最常发生于　　　　　　　　　　　　　　　　　　(　　)

    A. 急性心包炎　　　　　　　　　　　　B. 急性心肌梗死

    C. 高钾血症　　　　　　　　　　　　　D. 低钾血症

    E. 风湿性心脏病伴二尖瓣狭窄

29. 以下属于心房颤动心电图特征的是　　　　　　　　　　　　　　(　　)

    A. P 波消失,代以"f"波

    B. R-R 间距非常不规则

    C. QRS 波群形态一般正常

    D. QRS 波频率为 250～350 次/min

    E. 以 V_1 导联表现最为典型

30. Q-T 间期延长见于　　　　　　　　　　　　　　　　　　　　(　　)

    A. 心肌梗死　　　　　　　B. 低血钾　　　　　　　　C. 洋地黄作用

    D. 心动过缓　　　　　　　E. 低血钙

31. 心电图低电压可见于　　　　　　　　　　　　　　　　　　　(　　)

    A. 肺气肿　　　　　　　　　　　　　　B. 心包积液

    C. 甲状腺功能亢进　　　　　　　　　　D. 心肌梗死

    E. 肥胖

32. 分析复杂心律失常心电图时,应特别注意观察　　　　　　　　（　　）

A. P 波形态及 P-P 间距规律性

B. QRS 波形态及 R-R 间距规律性

C. ST 段偏移及 T 波形态

D. P 波与 QRS 波的关系

E. 室壁激动时间

33. 心电图心室率<50 次/min 可见于　　　　　　　　　　（　　）

A. 窦性心动过缓　　　　　　　　　　B. 房性期前收缩二联律未下传

C. 二度房室传导阻滞　　　　　　　　D. 三度房室传导阻滞

E. 窦性静止或窦房传导阻滞

34. 下列哪几项是左心室肥大的诊断标准　　　　　　　　　（　　）

A. V_5 导联的 R 波＋V_1 导联的 S 波>3.5mV(男性)

B. QRS 波群时限>0.16s

C. Ⅰ导联的 R 波＋Ⅲ导联的 S 波>2.5mV

D. 心电轴左偏 $0°\sim-30°$

E. ST 段压低超过 0.05mV,T 波低平或倒置

35. 心电图应用的范围是　　　　　　　　　　　　　　（　　）

A. 心律失常的诊断　　　　B. 心脏传导障碍　　　　C. 心肌梗死

D. 心瓣膜病变的诊断　　　E. 心功能检查

（俎德玲　郑和豪）

第七章　社会与心理评估临床思维指导

【教学内容】

1.心理评估。

2.社会评估。

【教学重点与难点】

1.教学重点:情绪的评估方法、压力的评估方法和角色功能的评估。

2.教学难点:情绪的评估方法以及焦虑和抑郁自评量表的使用。

【教学基本要求】

1.了解生活事件量表的使用和家庭关怀度指数问卷的应用。

2.熟悉家庭功能的评估以及焦虑和抑郁自评量表的使用。

3.掌握情绪的评估方法、压力的评估方法和角色功能的评估。

【知识要点】

一、基本概念

1.心理评估

2.评定量表

3.压力反应

4.社会角色

5.家庭

6.压力源

7.能力

8.个性

9.社会支持

10.文化休克

二、思考提示

1.简述心理评估的内容及临床用途。

2.简述在整个疾病的全过程中可能发生的一些与患者角色不相符合的行为。

3.简述提高交谈效果的技巧。

4.试述心理评估的方法。

5.简述家庭功能评估的内容和方法。

6.试述角色功能的评估方法。

【知识链接】

一、基本概念

1.心理评估:指运用多种方法从各方面获得信息以对某一心理现象进行系统、全面、深入的客观描述。

2.评定量表:是对自己主观感受和他人行为的客观观察以进行量化描述的一种方法。

3.压力反应:指由压力源引起的机体非特异性适应反应,包括生理、情绪、认知和行为等方面的反应。

4.社会角色:是指与人的社会地位、身份相一致的一整套权利、义务和行为模式。

5.家庭:是建立在婚姻、血缘或收养关系基础上,亲属间密切合作、共同生活的组织。家庭是社会最基本的单位,个体和家庭不可分割。

6.压力源:指一切使机体产生压力反应的因素。

7.能力:指人们成功完成某种活动所必需的个性心理特征,包括个体的实际能力和个体的潜在能力。

8.个性:指具有特殊性质的人,个体的整个心理面貌,即具有一定倾向性的各种心理特征的总和。

9.社会支持:指从社会关系中获得的支持。

10.文化休克:指人们生活在陌生的文化环境中所产生的迷惑与迷失。

二、思考提示

1.心理评估就是应用观察、晤谈、心理测验和实验等多种方法,对个体的某一心理现象做全面、系统和深入的客观描述。临床心理评估的用途:①单独或辅助做出心理诊断;②指导心理障碍或医学疾病的护理措施制订,并常作为判断效果的指标;③为估计心理障碍或医学疾病预后提供依据;④是医学科学或心理学研究的方法;⑤其他,如预测个体未来成就等。

2.在整个疾病的全过程中可能发生的一些与患者角色不相符合的行为有:①角色行为缺如,即未能进入角色。角色行为冲突,患者角色与其他角色发生心理冲突。②角色行为减退,因其他角色冲击患者角色,从事了不应承担的活动。③角色行为强化,安于患者角色的现状,期望继续享有患者角色所获得的利益。④角色行为异常,指患者受病痛折磨感到悲观、失望、不良心境导致行为异常,如攻击、病态固执、抑郁、厌世,直至自杀。

3.提高交谈效果的技巧包括:①注意倾听;②体会患者感受;③善用问句,引导话题;④及时和恰当的反应;⑤抓住主要问题。

4.心理评估包括情绪评估、压力和压力应对评估。情绪评估的方法有会谈、外显行为的观察、生理指标的观察、行为动机的分析及量表评定法。压力的评估方法有交谈法、观察和测量、生活事件量表的使用。

5.家庭功能评估的内容有了解家庭成员的情况,家庭类型、结构,家庭资源和存在的压力,家庭功能发挥的程度、存在问题及原因,家庭健康照顾功能的发挥,家庭对评估对象支持作用的发挥等。评估方法有交谈、观察和家庭关怀度指数问卷的应用。

6.角色功能的评估方法有交谈和观察。

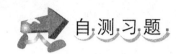 自测习题

一、单项选择题

1. 下列叙述中不正确的是　　　　　　　　　　　　　　　　　　　　　（　　）
   A. 科学观察是一个主动的认识过程
   B. 护理程序的第一个步骤是对评估对象的健康状况进行评估
   C. 健康评估就是指心理评估和社会评估
   D. 信息资料的收集对评估至关重要
   E. 健康评估是对患者健康的评估

2. 情绪体验于内的称为　　　　　　　　　　　　　　　　　　　　　　　（　　）
   A. 情感　　　　B. 感情　　　　C. 表情　　　　D. 情操　　　　E. 应激

3. 情绪体验于外的称为　　　　　　　　　　　　　　　　　　　　　　　（　　）
   A. 情感　　　　B. 感情　　　　C. 表情　　　　D. 情操　　　　E. 心境

4. 下列不属于情绪的作用的是　　　　　　　　　　　　　　　　　　　　（　　）
   A. 满意　　　　B. 自信　　　　C. 厌恶　　　　D. 应激　　　　E. 思维

5. 外显行为是指　　　　　　　　　　　　　　　　　　　　　　　　　　（　　）
   A. 皮肤苍白　　　　　　　B. 食欲减退　　　　　　　C. 呼吸加快
   D. 血压升高　　　　　　　E. 心率减慢

6. 情绪评估使用的量表是　　　　　　　　　　　　　　　　　　　　　　（　　）
   A. LES　　　　　　　　　B. SAS　　　　　　　　　C. APGAR
   D. SBS　　　　　　　　　E. SCL-90

7. 使用 SAS 时不正确的是　　　　　　　　　　　　　　　　　　　　　（　　）
   A. 根据最近一周的情况评估　　　　　　B. 正常人总分在 50 分以下
   C. 20 项评分得数相加就是总分　　　　　D. 55 分肯定是轻度焦虑
   E. 应在相同情境下进行评估

8. 下列概念中错误的是　　　　　　　　　　　　　　　　　　　　　　　（　　）
   A. 压力是非特异性的
   B. 一切能使机体产生压力的反应都是压力源
   C. 压力反应可以来自生理、情绪、认知和行为
   D. 以机体对压力的适应水平来评价压力应对有效
   E. 个性能影响个体对压力的认知

9. 下列哪一项是压力评估的量表　　　　　　　　　　　　　　　　　　　（　　）
   A. LES　　　　B. SAS　　　　C. APGAR　　　　D. SDS　　　　E. EPQ

10. 压力评估的内容不包括　　　　　　　　　　　　　　　　　　　　　（　　）
    A. 角色缺如　　　　　　　B. 恋爱失败　　　　　　　C. 自然灾害
    D. 父母不合　　　　　　　E. 环境改变

11. 社会评估的内容包括　　　　　　　　　　　　　　　　　（　　）

　　A. 社会角色、所属家庭、文化、所处环境　　　B. 社会、人口、文化、语言

　　C. 经济基础和上层建筑　　　　　　　　　　　D. 心理、生理、家庭、文化

　　E. 个体对自我形象的认知评估

12. 下列不是角色缺如的是　　　　　　　　　　　　　　　　（　　）

　　A. 意识不到自己有病　　　　　　　　　　　　B. 对疾病持否定态度

　　C. 对恢复正常生活没有信心　　　　　　　　　D. 拒绝就医

　　E. 患者角色行为减弱或消失

13. 疾病好转还是沉溺于患者角色属于　　　　　　　　　　　（　　）

　　A. 角色缺如　　　　　　　B. 角色冲突　　　　　　　C. 角色强化

　　D. 角色消退　　　　　　　E. 角色改变

14. 一位患病领导把工作带到病房里以致进一步影响身体康复是　（　　）

　　A. 角色缺如　　　　　　　B. 角色冲突　　　　　　　C. 角色强化

　　D. 角色消退　　　　　　　E. 角色泛化

15. 一护理人员自身住院但因工作需要没有完全康复就又上班是　（　　）

　　A. 角色缺如　　　　　　　B. 角色冲突　　　　　　　C. 角色强化

　　D. 角色消退　　　　　　　E. 角色错位

16. 不符合家庭功能评估观察项目的是　　　　　　　　　　　（　　）

　　A. 居住条件　　　　　　　B. 家庭气氛　　　　　　　C. 文化差异

　　D. 亲密程度　　　　　　　E. 健康照顾

17. 家庭功能评估使用的量表是　　　　　　　　　　　　　　（　　）

　　A. LES　　　　B. SDS　　　　C. SAS　　　　D. APGAR　　　　E. HRSD

18. 不符合家庭定义的是　　　　　　　　　　　　　　　　　（　　）

　　A. 是社会最基本的单位

　　B. 了解个体的家庭有助于评价个体的健康状况

　　C. 没有血缘关系的不能作为家庭评估的因素

　　D. 家庭是满足个体需求的一个场所

　　E. 非婚姻家庭也是家庭类型的一种

19. 家庭关怀度指数问卷是了解　　　　　　　　　　　　　　（　　）

　　A. 家庭经济　　　　　　　B. 家庭出身　　　　　　　C. 家庭功能

　　D. 家庭类型　　　　　　　E. 家庭教育

20. 正确的评估资料不包括　　　　　　　　　　　　　　　　（　　）

　　A. 从评估对象本人获取信息　　　　　　　　　B. 还要从亲友处获取信息

　　C. 要全面了解包括所有的个人隐私　　　　　　D. 注意不同年龄的特点

　　E. 也可以从社区获取信息

21. 心理健康的重要标志是　　　　　　　　　　　　　　　　（　　）

　　A. 人的自我概念　　　　　B. 人的认知水平　　　　　C. 情绪状态

　　D. 个性特征　　　　　　　E. 对压力源的认识

22. 利用 Zung 焦虑自评量表测得某人标准分为 65 分,则该患者患有 　　　(　　)

    A. 轻度焦虑 　　　　　　B. 中度焦虑 　　　　　　C. 重度焦虑

    D. 极重度焦虑 　　　　　　E. 不能确定

23. 文化的核心要素不包括 　　　　　　　　　　　　　　　　　　　(　　)

    A. 价值观 　　　B. 信念 　　　C. 信仰 　　　D. 习俗 　　　E. 道德

24. 以下是关于住院患者文化休克的叙述,但哪一项除外 　　　　　　(　　)

    A. 对环境的陌生感 　　　　　B. 对检查治疗的恐惧感 　　　C. 对疾病的担忧感

    D. 对责任护士的熟悉感 　　　E. 对饮食的不适应感

25. 下列哪一项不是家庭的内部资源 　　　　　　　　　　　　　　　(　　)

    A. 财力支持 　　　　　　B. 精神支持 　　　　　　C. 信息支持

    D. 结构支持 　　　　　　E. 亲友支持

二、多项选择题

1. 心理、社会评估应着重于 　　　　　　　　　　　　　　　　　　(　　)

    A. 评估对象的日常行为、习惯和日常功能的有效水平

    B. 评估对象的心理过程,特别是疾病发展中的心理活动

    C. 评估对象的压力源、压力反应及其应对方式

    D. 评估对象的角色和角色适应反应

    E. 家庭作用的评估

2. 临床比较常用的心理评估项目有 　　　　　　　　　　　　　　　(　　)

    A. 情绪评估 　　　　　　B. 社会评估 　　　　　　C. 压力与压力应对评估

    D. 家庭评估 　　　　　　E. 健康评估

3. 有关情绪的定义,下列叙述中正确的是 　　　　　　　　　　　　(　　)

    A. 是人对主观世界的一种特殊反应

    B. 是主体对外界刺激给予肯定或否定的心理反应

    C. 是人对客观事物是否符合自己需要而产生的态度体验

    D. 也叫情感

    E. 与社会需要和社会活动相联系的高级感情称为情操

4. 情绪的评估方法有 　　　　　　　　　　　　　　　　　　　　　(　　)

    A. 会谈 　　　　　　　　　　　B. 外显行为的观察

    C. 生理指标的观察 　　　　　　D. 行为动机的分析

    E. 量表评定法

5. 下列属于压力源的是 　　　　　　　　　　　　　　　　　　　　(　　)

    A. 饥饿 　　　B. 焦虑 　　　C. 炎热 　　　D. 经济困难 　　　E. 失眠

6. 不属于压力评估内容的有 　　　　　　　　　　　　　　　　　　(　　)

    A. 脉搏、呼吸 　　　　　　B. 高兴或愤怒 　　　　　　C. 离婚

    D. 高考失败 　　　　　　E. 意外惊吓

7. 以下关于社会概念的叙述中,正确的是 　　　　　　　　　　　　(　　)

    A. 是由一定的经济基础和上层建筑构成的整体

B. 是由共同的物质条件和生活方式而联系起来的人群

C. 由环境、语言、人口和文化四大因素组成

D. 是指一个大的环境

E. 人是在社会关系中有自我意识的实体

8. 角色的定义是　　　　　　　　　　　　　　　　　　　　　　（　　）

　　A. 又叫身份　　　　　　B. 有一定的义务　　　　　C. 是固定的

　　D. 同时可以有多种类型　　E. 有相适应的行为模式

9. 患者角色适应的影响因素有　　　　　　　　　　　　　　　　（　　）

　　A. 年龄　　　　B. 性别　　　　C. 家庭　　　　D. 经济　　　　E. 环境

10. 家庭结构包括　　　　　　　　　　　　　　　　　　　　　　（　　）

　　A. 单亲家庭　　　　　　B. 家庭资源　　　　　　C. 价值观

　　D. 权力结构　　　　　　E. 角色结构

（李胜琴）

第八章　护理诊断与评判思维实践指导

【教学内容】

1. 临床思维方法。
2. 临床诊断的方法、内容和格式。
3. 护理诊断与医疗诊断的差异。
4. 护理诊断的思维方法和步骤。

【教学重点与难点】

教学重点与难点包括护理诊断的概念、陈述、种类、功能性健康形态分类法,护理诊断与医疗诊断的区别,护理诊断的思维方法和步骤。

【教学基本要求】

1. 了解临床思维的形式和方法以及临床诊断的方法和内容。
2. 熟悉临床诊断思维的基本原则以及合作性问题的概念和陈述。
3. 掌握护理诊断的概念、陈述和种类,以及功能性健康形态分类法;护理诊断与医疗诊断的区别;护理诊断的思维方法和步骤。

【知识要点】

一、基本概念
1. 临床思维
2. 护理诊断
3. 合作性问题
4. 演绎诊断法
5. 临床概念
6. 临床判断
7. 临床推理
8. 临床假设
9. 临床经验
10. 临床直觉
11. 临床想象
12. 临床灵感

13. 临床机遇

14. 类比诊断法

15. 筛选诊断法

16. 排除诊断法

17. 经验治疗诊断法

18. 北美护理诊断协会

19. 护理诊断的首优问题

二、思考提示

1. 医疗诊断的内容有哪些?

2. 叙述医疗诊断的格式,并举例说明。

3. 简述临床诊断思维的基本原则。

4. 护理诊断由哪几部分组成?

5. 相关因素可以是来自哪些方面的因素?

6. 护理诊断的陈述方法有几种? 分别用于描述哪种护理诊断? 试举例说明。

7. 列出护理诊断的种类,每种类型列举一个护理诊断名称。

8. 简述护理诊断与医疗诊断的区别。

9. 合作性问题如何陈述? 举例说明。

10. 护理诊断的过程需要经过哪些步骤?

11. 护理诊断排序的注意事项有哪些?

【知识链接】

一、基本概念

1. 临床思维:是指医护人员在诊治患者的过程中,对疾病现象进行调查研究、分析综合、判断推理的一系列思维活动。

2. 护理诊断:是护理人员针对个体、家庭、社区对现存的或潜在的健康问题或生命过程的反应所做出的临床判断。

3. 合作性问题:又称潜在并发症(potential complication,PC),是指不能通过护理人员的独立手段解决的由疾病、治疗、检查所引起的并发症,需要医护人员共同处理。

4. 演绎诊断法:是指医护人员在长期的临床实践中接触到许多患者,积累了诊断和处理同一类疾病的丰富经验,运用个别到一般的归纳法形成关于某一疾病的诊断标准或原则,然后以此标准为大前提,以患者的临床表现为小前提,进行逻辑推理。

5. 临床概念:是指人体生理、病理等客观现象及其特有属性在医护人员思维中的反映。

6. 临床判断:是对临床概念之间存在的各种关系的判断,是对临床概念内涵的揭示,是对客观医学对象寓有医学内容的判断形式,是医学内容和逻辑形式的统一。

7. 临床推理:是传统的形式逻辑推理在医疗过程中的具体应用,是由一个或几个已知的临床判断推出一个新的临床判断的思维形式。

8. 临床假设:假设是根据人们已有知识,对所观察到的事物和现象做出的一种尚待证明的初步设想或初步看法,是人们对事物现象的本质和规律的推理性的说明或假定性理论解释。把假设应用到临床过程中便是临床假说。

9.临床经验:是指临床医护人员在临床实践中获得的诊治和护理患者的知识、方法和技能,它对于掌握医学理论、引导临床思维、促进临床发现等都具有重要的作用。

10.临床直觉:是指在临床实践中,医护人员利用大脑中储存的医学理论知识和临床经验,对眼前的患者迅速做出的诊断或判断。

11.临床想象:是医护人员在原有知识的基础上,对记忆中的表象经过重新组合与加工,而创造出新的形象、新的概念,或引起猜测和联想的思维活动。它是临床直觉的外延。

12.临床灵感:是指医护人员在丰富的临床实践经验基础上,对于曾经反复探索而不求甚解的问题,因某种偶然因素的激发而顿然醒悟,对所探讨的问题豁然开朗而得出答案的思维现象,它是临床医护人员进行创造性思维的重要形式之一。

13.临床机遇:是指在临床实践中导致科学发现的客观事件。

14.类比诊断法:医生将患者的症状、体征和辅助检查资料综合成为一个现实模型,将这一现实模型与医生熟悉的理论模型或经验模型进行对照、比较,从而得出初步诊断的一种方法。

15.筛选诊断法:是在对患者错综复杂的临床表现进行综合分析的基础上,首先提出几种假设诊断,再根据不同疾病的特异性征象,取得临床上的直接证据,以直言推理的形式,肯定其中某一疾病,舍弃那些证据不足的疾病的一种诊断方法。

16.排除诊断法:是当就诊者所患疾病在无特异性诊断依据的情况下,医生依据患者的临床表现,首先采用"大包围"的方式,提出一组包括全部可能的诊断,然后根据各种疾病的特点,有针对性地搜集临床资料,经过反复比较和鉴别,依次排除可能性较小的疾病,最后留下不能排除的疾病,即为所得诊断的一种方法。

17.经验治疗诊断法:是指临床上遇到一些疑难病症或一些非典型表现的疾病,通过各种手段和诊断方法一时很难确诊,患者又不能等待进一步检查,为了不丧失治疗的时机,可以以某一个可能性较大的疾病作为诊断目标,采取针对性较强的治疗措施,密切观察治疗反应,并在治疗的同时进一步搜集临床资料,最后根据治疗效果或者又取得了诊断某病或否定某病的证据,从而达到确诊或排除某种疾病的一种方法。

18.北美护理诊断协会:North American Nursing Diagnosis Association(NANDA),于1982年由美国的全国护理诊断分类小组改名而来,之后每2年召开1次会议,专门研究讨论、制定和修改护理诊断。

19.护理诊断的首优问题:是指直接威胁患者生命,需要立即采取行动去解决的问题。

二、思考提示

1.医疗诊断的内容有:①病因诊断;②病理形态诊断;③病理生理诊断;④疾病的分型与分期;⑤并发症的诊断;⑥伴发疾病的诊断。

2.医疗诊断的格式:①病因诊断;②病理形态诊断;③病理生理诊断;④并发症;⑤伴发病。举例:①风湿性心瓣膜病;②二尖瓣关闭不全;③左心功能不全,心功能Ⅲ级;④亚急性感染性心内膜炎;⑤慢性支气管炎。

3.临床诊断思维的基本原则:①早期诊断原则;②动态诊断原则;③综合诊断原则;④具体性诊断原则。

4.护理诊断的组成:①P——健康问题(problem),即护理诊断的名称,是对护理对象的健康状态或疾病的反应的概括性描述。②E——病因(etiology),即相关因素,是指促成护理诊断成立和维持的原因或情境。③S——症状与体征(signs and symptoms),是指患者的主客观表现,还包括实验室检查及特殊检查结果,也就是该护理诊断的诊断依据。

5.相关因素可来自以下几个方面:①疾病方面,如"体液过多"的相关因素可以是右心功能衰竭;"体液不足"的相关因素可以是上消化道出血。②与治疗有关,如行气管插管上呼吸机的患者可以出现"语言沟通障碍",白血病患者在化疗期间可出现"有感染的危险"。③心理方面,如"活动无耐力"可以因病后患者处于较严重的抑郁状态而导致。④情境方面,即涉及环境、有关人员、生活经历、生活习惯、角色等方面的因素,如"营养失调:高于机体需要量"的相关因素可以是不良的饮食习惯(如晚餐进食过多、饱餐后静坐)或饮食结构不合理、脂类摄入过多等。⑤发展方面,是指与年龄相关的各方面,包括认知、生理、心理、社会、情感的发展状况,如老年人发生便秘,常与活动少、肠蠕动减慢有关。

6.护理诊断的陈述方法包括以下三种。①三部分陈述法:即 PES 公式,由 P、E、S 三部分组成,一般用于现存的护理诊断的叙述。举例:皮肤完整性受损(P):压疮(S):与长期卧床有关(E)。②二部分陈述法:即 PE,只包含诊断名称和相关因素。一般适用于潜在性及可能性护理诊断叙述。诊断的描述一般为"有……的危险""有……的可能"。举例:有体液不足的危险(P):与频繁呕吐有关(E);有自我形象紊乱的危险(P):与化疗后脱发有关(E)。③一部分陈述:只有 P,这种陈述方式用于健康的和综合的护理诊断。举例:"寻求健康行为""强暴创伤综合征""废用综合征"等。

7.护理诊断的种类:①现存的护理诊断,是护士对个体、家庭或社区已出现的健康问题或生命过程的反应所做出的描述。举例:体液不足。②有危险的护理诊断,是护士对易感的个体、家庭或社区的健康状况或生命过程可能出现的反应所做出的临床判断,一般应有导致易感性增加的危险因素存在。举例:有体液不足的危险。③可能的护理诊断,是已有资料支持这一护理诊断,但资料尚不充分,需进一步搜集资料予以排除或确认某一现存的或有危险的护理诊断。举例:有体液不足的可能。④健康的护理诊断,是指对个体、家庭或社区从特定的健康水平向更高层次的健康水平发展的护理诊断。举例:母乳喂养有效。⑤综合的护理诊断,是指由特定的情境或事件而引起的一组现存的或有危险的护理诊断。举例:废用综合征。

8.护理诊断和医疗诊断的区别见表 8-1。

表 8-1 护理诊断和医疗诊断的区别

区别内容	护理诊断	医疗诊断
临床判断的对象及内容	对个人、家庭、社区现存的或潜在的健康问题的反应做出临床判断	对个体病因、病理解剖、病理生理变化做出临床判断
决策者及职责范围	护士	医生
诊断数目及可变性	数目较多,并可随着患者病情发展的不同阶段和不同反应而随时发生变化	较少,在疾病发展过程中相对稳定
举例	(1)疼痛:心前区疼痛;(2)活动无耐力;(3)恐惧;(4)便秘	心肌梗死

9.合作性问题的陈述:"潜在并发症:××××"或"PC:××××"。如潜在并发症:出

血性休克;潜在并发症:低钾血症。PC:心律失常;PC:肠穿孔。

10.护理诊断的步骤如下。①整理资料:核实资料,资料的分类;②分析资料:找出异常,找出可能的护理诊断及其相关因素;③确定护理诊断:使用 NANDA 认可的护理诊断,贯彻整体护理观念,遵循"一元化原则",注意各个护理诊断之间的区别,知识缺乏的诊断有其特殊性;④护理诊断排序:按照对生命活动的影响程度分类,按照马斯洛(Maslow)需要层次理论排序等。

11.护理诊断排序的注意事项有:①了解护理对象对解决问题的意愿;②护理诊断顺序的可变性;③"有危险的护理诊断"和"潜在并发症"排序常常也被列为首优问题;④其他,如安排同时解决几个问题,但护理重点还应放在首优问题上。

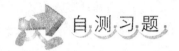

自测习题

一、单项选择题

1.下列哪一项不是临床思维的特征 （　　）

    A.间接性 　　　　　　　　B.概括性 　　　　　　　　C.与语言共存性

    D.能动性 　　　　　　　　E.全面性

2.1816 年,法国医生雷奈克从小儿的游戏中得到启示,发明了听诊器,这是 （　　）

    A.临床机遇 　　　　　　　B.临床灵感 　　　　　　　C.临床想象

    D.临床直觉 　　　　　　　E.临床假设

3.在临床实践中,护士利用自身储备的医学理论知识和临床经验,对患者的病情变化迅速做出判断,这是 （　　）

    A.临床机遇 　　　　　　　B.临床灵感 　　　　　　　C.临床想象

    D.临床直觉 　　　　　　　E.临床推理

4.医生根据患者的症状和体征,对患者的疾病诊断做出初步设想,这是 （　　）

    A.临床判断 　　　　　　　B.临床假设 　　　　　　　C.临床推理

    D.临床概念 　　　　　　　E.临床想象

5.医护人员在临床实践中获得的诊治和护理患者的知识、方法和技能,称为 （　　）

    A.临床直觉 　　　　　　　B.临床灵感 　　　　　　　C.临床经验

    D.临床概念 　　　　　　　E.临床机遇

6.医护人员必须用发展、变化的观点看待疾病,及时补充和更正初步诊断,这是遵循临床诊断思维的哪一原则 （　　）

    A.早期诊断原则 　　　　　　　　　　　B.动态诊断原则

    C.综合诊断原则 　　　　　　　　　　　D.具体性诊断原则

    E.及时诊断原则

7.所谓"同病异症""异病同症",提示医护人员在进行临床诊断思维过程中应遵循 （　　）

    A.早期诊断原则 　　　　　　　B.动态诊断原则 　　　　　　　C.综合诊断原则

    D.具体性诊断原则 　　　　　　E.及时诊断原则

8. WHO的高血压诊断标准是：未用抗高血压药情况下，SBP≥140mmHg和（或）DBP≥90mmHg。某患者测量的具体血压为130/95mmHg，诊断为高血压。医生运用了哪种临床诊断方法（　　）

　　A. 类比诊断法　　　　　　　　B. 演绎诊断法　　　　　　　C. 筛选诊断法

　　D. 排除诊断法　　　　　　　　E. 试验治疗诊断法

9. 医生对张先生的临床表现与十二指肠溃疡的典型临床表现进行对照、比较，得出"十二指肠溃疡"的初步诊断。医生运用了哪种临床诊断方法（　　）

　　A. 类比诊断法　　　　　　　　B. 演绎诊断法　　　　　　　C. 筛选诊断法

　　D. 排除诊断法　　　　　　　　E. 试验治疗诊断法

10. 某患者拟诊为"肺结核"，医生给患者应用抗结核药物治疗，症状减轻，X线检查原有病灶缩小，治疗有效，确诊为"肺结核"。医生运用了哪种临床诊断方法（　　）

　　A. 类比诊断法　　　　　　　　B. 演绎诊断法　　　　　　　C. 筛选诊断法

　　D. 排除诊断法　　　　　　　　E. 试验治疗诊断法

11. "先天性心脏病"属于（　　）

　　A. 病理形态诊断　　　　　　　B. 病理生理诊断　　　　　　C. 病因诊断

　　D. 并发症诊断　　　　　　　　E. 伴发病诊断

12. 某"风湿性心瓣膜病"患者，"心功能Ⅲ级"属于（　　）

　　A. 病理形态诊断　　　　　　　B. 病理生理诊断　　　　　　C. 病因诊断

　　D. 并发症诊断　　　　　　　　E. 伴发病诊断

13. "二尖瓣狭窄"属于（　　）

　　A. 病理形态诊断　　　　　　　B. 病理生理诊断　　　　　　C. 病因诊断

　　D. 并发症诊断　　　　　　　　E. 伴发病诊断

14. "室性期前收缩"属于（　　）

　　A. 病理形态诊断　　　　　　　B. 病理生理诊断　　　　　　C. 病因诊断

　　D. 并发症诊断　　　　　　　　E. 伴发病诊断

15. 书写医疗诊断时，一般写在最前面的是（　　）

　　A. 病理形态诊断　　　　　　　B. 病理生理诊断　　　　　　C. 病因诊断

　　D. 并发症诊断　　　　　　　　E. 伴发病诊断

16. 书写医疗诊断时，一般写在最后面的是（　　）

　　A. 伴发病诊断　　　　　　　　B. 病理生理诊断　　　　　　C. 病因诊断

　　D. 并发症诊断　　　　　　　　E. 病理形态诊断

17. 在20世纪50年代最早提出护理诊断概念的是（　　）

　　A. Florence Nightingale　　　　B. McManus　　　　　　　C. Virginia Fry

　　D. NANDA　　　　　　　　　　E. 王琇瑛

18. NADNA成立于（　　）

　　A. 1973年　　B. 1975年　　　C. 1982年　　　　D. 1986年　　　　E. 1988年

19. 1980年，谁首次对护理诊断的概念向国内做了介绍（　　）

　　A. 王琇瑛　　B. 袁剑云　　C. 李式鸾　　　D. 林菊英　　　　E. NANDA

20. 护理诊断的组成不包括 （　　）

A. 健康问题　　　　　　B. 相关因素　　　　　C. 症状和体征

D. 诊断依据　　　　　　E. 定义

21. 不能作为护理诊断依据的是 （　　）

A. 症状　　　　　　　　B. 有关的病史　　　　C. 有关的推理

D. 存在的危险因素　　　E. 体征

22. 下列护理诊断中不正确的是 （　　）

A. 语言沟通障碍：不能说话，与气管插管有关

B. 有皮肤完整性受损的危险：与昏迷、大小便失禁有关

C. 可能发生压疮：与高位截瘫有关

D. 有自理能力缺陷的可能：与静脉点滴引起的右臂功能障碍有关

E. 有母乳喂养增强的潜力

23. 下列哪一项不是护理诊断的类型 （　　）

A. 现存的护理诊断　　　　　　　　　B. 有危险的护理诊断

C. 健康的护理诊断　　　　　　　　　D. 潜在并发症：心排血量减少

E. 可能的护理诊断

24. 主要症状和体征是护理诊断的 （　　）

A. 健康问题　　　　　　B. 相关因素　　　　　C. 诊断依据

D. 陈述方法　　　　　　E. 定义

25. 下列护理诊断中应列在首位的是 （　　）

A. 生活不能自理　　　　B. 焦虑　　　　　　　C. 气体交换受损

D. 有皮肤完整性受损的危险　　E. 营养失调

26. 护理诊断的相关因素中不包括 （　　）

A. 年龄因素　　　　　　B. 心理社会因素　　　C. 家庭遗传因素

D. 环境因素　　　　　　E. 疾病因素

27. 护理诊断："营养失调：低于机体需要量：与患者长期慢性失血有关，表现为乏力，皮肤黏膜苍白"，其中"营养失调"属于护理诊断的 （　　）

A. 健康问题　　　　　　B. 诊断依据　　　　　C. 相关因素

D. 症状　　　　　　　　E. 体征

28. 呼吸系统最常见的护理诊断是 （　　）

A. 气体交换受损　　　　B. 低效型呼吸形态　　C. 清理呼吸道无效

D. 活动无耐力　　　　　E. 焦虑

29. 既阐明其意义，又借此与其他诊断相鉴别的是护理诊断的 （　　）

A. 健康问题　　　　　　B. 定义　　　　　　　C. 相关因素

D. 诊断依据　　　　　　E. 症状和体征

30. 对现存的护理诊断的记录方式是 （　　）

A. P　　　　　　　　　B. PE　　　　　　　　C. EP

D. ESP　　　　　　　　E. PSE

31. 对高危状况的护理诊断的记录方式是 　　　　　　　　　　　　　　（　　）

A. P　　　　　B. PE　　　　　C. EP　　　　　D. ESP　　　　　E. PSE

32. 对健康状况的护理诊断的记录方式是 　　　　　　　　　　　　　　（　　）

A. P　　　　　B. PE　　　　　C. EP　　　　　D. ESP　　　　　E. PSE

二、多项选择题

1. 临床思维的特征是 　　　　　　　　　　　　　　　　　　　　　　（　　）

A. 间接性　　　　　　　　B. 概括性　　　　　　　　C. 能动性

D. 与语言共存性　　　　　E. 客观性

2. 属于临床思维形式的是 　　　　　　　　　　　　　　　　　　　　（　　）

A. 临床推理　　B. 临床假设　　C. 临床概念　　D. 临床判断　　E. 临床直觉

3. 临床思维中遵循形式逻辑学的方法有 　　　　　　　　　　　　　　（　　）

A. 定义法　　　B. 比较法　　　C. 分类法　　　D. 类比法　　　E. 归纳法

4. 临床诊断思维的基本原则有 　　　　　　　　　　　　　　　　　　（　　）

A. 早期诊断原则　　　　　B. 诊断一次完成原则　　　C. 综合诊断原则

D. 具体诊断原则　　　　　E. 动态诊断原则

5. 临床常用的诊断方法有 　　　　　　　　　　　　　　　　　　　　（　　）

A. 类比诊断法　　　　　　B. 演绎诊断法　　　　　　C. 筛选诊断法

D. 排除诊断法　　　　　　E. 试验治疗诊断法

6. 医疗诊断的内容包括 　　　　　　　　　　　　　　　　　　　　　（　　）

A. 病因诊断　　　　　　　B. 病理形态诊断　　　　　C. 病理生理诊断

D. 疾病的分期和分型　　　E. 并发症的诊断

7. "风湿性心脏病、二尖瓣狭窄、右心功能不全（心功能Ⅲ级）、亚急性感染性心内膜炎"
包含哪几个方面的诊断内容 　　　　　　　　　　　　　　　　　　（　　）

A. 病因诊断　　　　　　　B. 病理形态诊断　　　　　C. 病理生理诊断

D. 伴发病诊断　　　　　　E. 并发症诊断

8. 属于护理诊断相关因素的有 　　　　　　　　　　　　　　　　　　（　　）

A. 生理因素　　B. 心理因素　　C. 治疗因素　　D. 情境因素　　E. 发展因素

9. 护理诊断的组成有 　　　　　　　　　　　　　　　　　　　　　　（　　）

A. 健康问题　　B. 相关因素　　C. 诊断依据　　D. 陈述方法　　E. 定义

10. 护理诊断的种类有 　　　　　　　　　　　　　　　　　　　　　　（　　）

A. 现存的护理诊断　　　　B. 有危险的护理诊断　　　C. 可能的护理诊断

D. 健康的护理诊断　　　　E. 综合的护理诊断

11. 下列有关合作性问题的描述中,正确的是 　　　　　　　　　　　　（　　）

A. 需要医护人员共同处理

B. 疾病、治疗、检查引起的并发症

C. 护理的重点是监测和预防

D. 描述方法举例:潜在并发症:心律失常

E. 属于护理诊断范畴

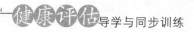

【附录】

护理诊断分类系统 Ⅱ

2001 年，NANDA 提出了新的护理诊断分类框架，它是一个"多轴系健康形态框架（a multiaxial health patterns framework）"，分 6 个轴系（axes），13 个范畴（domains）；每个范畴内可以划分为 1～6 个类别（classes）。这 6 个轴系是：诊断概念；剧烈度（从急性到慢性）；护理单元（个人、家庭和社区）；发展阶段（从婴儿到老年人）；可能性（现存的、危险的、机会或能增强的潜力等）；特性描述（如改变、减弱、增加、缺陷、紊乱、障碍、有效、无效等）。13 个范畴是：健康促进；营养与代谢；排泄与交换；活动与休息；感知与认知；自我感知；角色与关系；性与生殖；应对与应激耐受；生活原则；安全与保护；舒适；生长与发育。2013 年，NANDA 调整了 13 个范畴的护理诊断，护理诊断增加至 216 项。

领域 1，健康促进：缺乏娱乐活动；久坐的生活方式；社区健康缺失；有危险倾向的健康行为；健康维护无效；有免疫状况改善的趋势；无效的保护；自我健康管理无效；有自我健康管理改善的趋势；家庭治疗方案管理无效。

领域 2，营养与代谢：母乳不足；无效性婴儿喂养方式；营养失调：低于机体需要量；营养失调：高于机体需要量；有增进营养的准备；有营养失调的危险：高于机体需要量；吞咽功能受损；有血糖水平不稳定的危险；新生儿黄疸；有新生儿黄疸的危险；有肝功能受损的危险；有电解质失衡的危险；有体液平衡改善的趋势；体液不足；体液过多；有体液不足的危险；有体液失衡的危险。

领域 3，排泄与交换：功能性尿失禁；溢出性尿失禁；反射性尿失禁；压力性尿失禁；急迫性尿失禁；有急迫性尿失禁的危险；排尿障碍；有排尿功能改善的趋势；尿潴留；便秘；感知性便秘；有便秘的危险；腹泻；胃肠动力失调；有胃肠动力失调的危险；排便失禁；气体交换障碍。

领域 4，活动与休息：失眠；睡眠剥夺；有睡眠改善的趋势；睡眠形态紊乱；有废用综合征的危险；床上活动障碍；身体活动障碍；借助轮椅活动障碍；移位能力障碍；步行能力障碍；能量场紊乱；疲乏；漫游；活动无耐力；有活动无耐力的危险；低效性呼吸形态；心排血量减少；有胃肠灌注无效的危险；有肾脏灌注无效的危险；自主换气障碍；外周组织灌注不足；有心脏组织灌注不足的危险；有脑组织灌注不足的危险；有外周组织灌注不足的危险；呼吸机依赖；持家能力障碍；有自理能力增强的趋势；沐浴自理能力缺失；穿着自理能力缺失；进食自理能力缺失；如厕自理能力缺失；忽视自我健康管理。

领域 5，感知与认知：单侧身体忽视；环境认知障碍综合征；急性意识障碍；慢性意识障碍；有急性意识障碍的危险；冲动控制无效；知识缺乏；有知识增进的趋势；记忆功能障碍；有沟通增强的趋势；语言沟通障碍。

领域 6，自我感知：绝望；有自尊受损的危险；有孤独的危险；自我认同紊乱；有自我认同紊乱的危险；有自我概念改善的趋势；长期自尊低下；情境性自尊低下；有长期自尊低下的危险；有情境性自尊低下的危险；自我形象紊乱。

领域 7，角色与关系：母乳喂养无效；母乳喂养中断；有母乳喂养增进的趋势；照顾者角色紧张;有照顾者角色紧张的危险;养育功能障碍;有养育功能改善的趋势;有养育功能障碍的危险;有依附关系受损的危险;家庭运作无效;家庭运作中断;有家庭运作改善的趋势;人际关系失常;有人际关系改善的趋势;有人际关系失常的危险;父母角色冲突;无效性角色行为;社交障碍。

　　领域 8,性与生殖:性功能障碍;性生活形态无效;生育过程无效;有生育过程改善的趋势;有生育过程无效的危险;有母婴共扰的危险。

　　领域 9,应对与应激耐受:创伤后综合征;有创伤后综合征的危险;强暴创伤综合征;迁移应激综合征;有迁移应激综合征的危险;活动计划无效;有活动计划无效的危险;焦虑;防卫性应对;应对无效;有应对增强的趋势;社区应对无效;有社区应对增强的趋势;妥协性家庭应对;无效性家庭应对;有家庭应对增强的趋势;对死亡的焦虑;无效性否认;成人厌弃生存;恐惧;悲伤;复杂性悲伤;有复杂性悲伤的危险;有增进能力的趋势;无能为力;有无能为力的危险;个人恢复能力障碍;有恢复能力增强的趋势;有恢复能力受损的危险;持续性悲伤;应激负荷过重;自主神经反射失调;有自主神经反射失调的危险;婴儿行为紊乱;有婴儿行为紊乱的危险;有婴儿行为调节改善的趋势;颅内调适能力降低。

　　领域 10,生活原则:有希望增强的趋势;有精神安适增强的趋势;有决策能力增强的趋势;抉择冲突;道德困扰;不依从;宗教信仰受损;有宗教信仰增强的趋势;有宗教信仰受损的危险;精神困扰;有精神困扰的危险。

　　领域 11,安全与保护:有感染的危险;清理呼吸道无效;有误吸的危险;有出血的危险;牙齿受损;有眼干燥症的危险;有跌倒的危险;有受伤的危险;口腔黏膜受损;有围手术期体位损伤的危险;有周围血管神经功能障碍的危险;有休克的危险;皮肤完整性受损;有皮肤完整性受损的危险;有婴儿猝死综合征的危险;有窒息的危险;外科手术后恢复延迟;有热损伤的危险;组织完整性受损;有创伤的危险;有血管创伤的危险;有对他人施行暴力的危险;有对自己施行暴力的危险;自残;有自残的危险;有自杀的危险;污染;有污染的危险;有中毒的危险;有碘造影剂不良反应的危险;乳胶过敏反应;有过敏反应的危险;有乳胶过敏反应的危险;有体温失调的危险;体温过高;体温过低;体温调节无效。

　　领域 12,舒适:舒适受损;有舒适增进的趋势;恶心;急性疼痛;慢性疼痛;社交孤立。

　　领域 13,生长与发育:有不成比例生长的危险;生长发育迟缓;有发育迟缓的危险。

(范晓江　徐淑芬)

第九章　健康评估记录实践指导

【教学内容】

1. 健康评估记录的基本要求。
2. 健康评估记录的格式与内容。
3. 护理病程记录。
4. 健康教育计划。

【教学重点与难点】

1. 教学重点:健康评估记录的基本要求;混合式入院护理评估单的格式和内容;一般患者和危重患者护理记录的内容;首次护理记录,日常护理记录,手术前后护理记录,出院、转科、转院的护理记录,死亡护理记录的内容和方法;健康教育计划的内容。

2. 教学难点:开放式和混合式入院护理评估单的格式和内容;一般患者和危重患者护理记录的内容;首次护理记录,日常护理记录,手术前后护理记录,出院、转科、转院的护理记录,死亡护理记录的内容和方法。

【教学基本要求】

1. 了解开放式和表格式入院护理评估单的格式和内容,以及健康教育计划的内容。

2. 熟悉健康评估记录的基本要求;混合式入院护理评估单的格式和内容;一般患者和危重患者护理记录的内容;首次护理记录,日常护理记录,手术前后护理记录,出院、转科、转院护理记录,死亡护理记录的内容和方法。

【知识要点】

一、基本概念

1. 健康评估记录
2. 入院护理评估单
3. 开放式入院护理评估单
4. 表格式入院护理评估单
5. 混合式入院护理评估单
6. 病程护理记录
7. 危重患者护理记录
8. 首次护理记录

9. 健康教育计划

10. 护理计划单

二、思考提示

1. 健康评估记录的基本要求有哪些?

2. 简述一般患者护理记录的格式和内容。

3. 简述危重患者护理记录的格式和内容。

4. 病程护理记录按住院过程分类包括哪些?

5. 病程护理记录的注意事项有哪些?

6. 健康教育计划的内容有哪些?

7. 首次护理记录的内容有哪些?

8. 简述手术后护理记录应重点记录的内容。

【知识链接】

一、基本概念

1. 健康评估记录:是护理人员在患者入院时及整个住院过程中,通过交谈、观察、护理体检、查阅记录等方法所收集的资料及实施的护理活动,经过整理、分析、归纳形成的文字记录。健康评估记录包括入院护理评估、护理病程记录和健康教育计划,其目的在于记载护理对象住院过程中动态的健康状况变化。

2. 入院护理评估单:又称护理病历首页,是患者入院后首次进行的系统的健康评估记录,其内容包括患者的一般情况、健康史、身体评估、实验室检查及其他检查结果、医疗诊断和护理诊断等。该评估单要求护理人员在本班内完成。

3. 开放式入院护理评估单:开放式入院护理评估单要求护理人员用描述性语言记录所收集到的资料,因而自由度较大,有助于使用者自主发挥能力和评判性思维能力的培养。

4. 表格式入院护理评估单:是一种事先印制好的评估表格,可以指导护理人员全面、系统地收集和记录患者的入院资料,避免遗漏,因其记录的方式是在备选项中打"√",可有效地减少书写的时间和书写负担,同时也增加了记录资料的一致性。

5. 混合式入院护理评估单:是在采用表格式入院护理评估单的同时留出一定的空间用以描述各种有价值的发现。该形式既可保证资料记录的一致性,又可提供有价值的信息。

6. 病程护理记录:是指在患者从入院到出院期间,护士按照护理程序及遵照医嘱,对患者实施整体护理过程的客观、真实、动态的记录。

7. 危重患者护理记录:是指护士根据医嘱和病情对危重患者住院期间护理过程的客观记录。

8. 首次护理记录:是患者入院后的第1次护理记录,要求对患者入院时的健康状况及拟实施的主要护理措施等做出简要的描述。

9. 健康教育计划:是指对患者及其家属进行健康教育的具体实施方案。

10. 护理计划单:是护士为患者在其住院期间所制订的个体化护理计划及效果评价的全面、系统的记录。

二、思考提示

1. 健康评估记录的基本要求有:①内容要客观、真实、全面,健康评估记录必须真实、客观地反映护理对象的健康状况。②描述要精练、准确,要使用中文和规范的医学词汇或术语,通用的外文缩写,无正式中文译名的症状、体征、疾病名称等可使用外文。③格式要规范,应按规范的格式、内容和要求及时书写,并注明日期和时间,然后签名或盖章。④填写要完整,字迹要清晰。书写过程中出现错别字时,应用原色笔在错别字上划双线或做出修改并签名,不得采用刮、粘、涂等方法掩盖或去除原来的字迹。⑤除特殊说明外,应当使用蓝黑墨水或碳素墨水书写。⑥上级护理人员有审查及修改下级护理人员书写的健康评估记录的责任。修改和补充时用红色水笔,修改人员签名并注明修改日期。⑦因抢救急危重病患者,未能及时书写的,须在抢救结束后 6h 内据实补记,并加以注明。

2.一般患者护理记录的格式和内容:应有患者姓名、病区(科室)、住院病历号(或病案号)、床号、页码、记录日期和时间等一般项目。其内容应包括能反映患者的客观病情变化、实施的护理措施和护理效果。

3.危重患者护理记录的格式和内容:除一般护理记录单的内容外,危重患者护理记录单还应在表格中注明记录的内容,包括体温、脉搏、呼吸、血压、意识状态、出入液量、基础护理、特殊情况与处理等。

4.按住院过程的病程护理记录分为首次护理记录,日常护理记录,手术前后护理记录,出院、转科、转院护理记录和死亡护理记录。

5.病程护理记录的注意事项有:①应尽可能使用描述性语言,做到精练、概括,防止重复;②负责护士在书写过程中应及时与主管医师沟通患者的病情;③应当具有动态和连续反映的特点,文字记录首起空两格;④"健康教育"只需写主要内容;⑤涉及中医内容,应使用中医术语;⑥虽为一般患者,但对某些项目有频繁记录要求的,可使用危重患者护理记录单记录。

6.健康教育计划的内容有:①疾病的病因、诱因、发生及发展过程;②可采取的治疗、护理方案;③有关检查的目的及注意事项;④饮食、休息和活动、用药、情绪控制等方面的注意事项;⑤疾病的预防和护理措施;⑥出院康复指导等。

7.首次护理记录的内容有:①患者主要的住院原因,即主诉和简要现病史;②目前的主要心身症状、体征及重点的辅助检查结果;③治疗原则及主要用药;④主要护理诊断,由于护理诊断体系还不够完善,目前很多医院趋向于不写;⑤主要护理措施及护理效果;⑥需要向下一班护理人员交代的主要事项。

8.手术后护理记录应重点记录的内容有患者返回病室时间、麻醉清醒状态、生命体征、伤口敷料情况、术后体位、引流情况、术后主要医嘱及执行情况等。

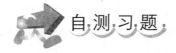
自测习题

一、单项选择题

1.按 PES 公式记录,常用于 （　　）

  A.护理评估记录   B.护理诊断记录   C.列出预期目标时

  D.护理计划执行时   E.护理效果评价时

2.护理病历的主体部分是 （ ）

    A.护理评估记录   B.护理诊断记录   C.预期目标

    D.护理计划   E.护理效果评价

3.护理效果评价的依据和标准是 （ ）

    A.护理评估记录   B.护理诊断   C.预期目标

    D.护理计划   E.护理计划执行情况

4.按 PIO 公式记录,常用于 （ ）

    A.护理评估时   B.提出护理诊断时   C.列出预期目标时

    D.执行护理计划时   E.护理效果评价时

5.下列哪一项不符合健康评估记录的基本要求 （ ）

    A.描述内容要用规范的医学词汇

    B.可用修改液掩盖错别字

    C.未能及时书写的,须在抢救结束 6h 内据实补记

    D.应当使用蓝黑墨水

    E.上级护士修改时用红色水笔,签全名并注明修改日期

6.健康评估记录通常要求护理人员在什么时间内完成 （ ）

    A.2h 内   B.4h 内   C.6h 内   D.本班内   E.24h 内

7.下列关于护理病程记录的叙述中,不妥的是 （ ）

    A.不能使用描述性语言

    B.及时与主管医生沟通患者的病情

    C.“健康教育”只需写主要内容

    D.对某些有频繁记录要求的项目,可使用危重患者护理记录单记录

    E.反映连续性、动态性的特点

8.患者,男性,45 岁,因患消化性溃疡住院治疗。以下主诉书写最规范的是 （ ）

    A.腹痛伴食欲减退,乏力 2d

    B.节律性上腹部疼痛,伴反酸 3 个月,黑便 2d

    C.腹痛伴低热 2d

    D.右下腹疼痛伴呕吐 3 次

    E.不规则腹痛 2d

9.住院病案不包括 （ ）

    A.医疗记录   B.护理记录   C.病区报告   D.体温单   E.医嘱单

10.抢救急危重患者时,未能及时书写护理记录,抢救结束后何时应补写 （ ）

    A.3h 内如实补记   B.4h 内如实补记   C.5h 内如实补记

    D.6h 内如实补记   E.6h 后再如实补记

11.健康评估记录的书写 （ ）

    A.依据主观性资料评估   B.依据护士的主观判断评估

    C.不能以主观臆断代替真实而客观的评估   D.以患者的自我评价为准

    E.完全依据实验室检查资料评估

12. 健康评估记录时, 如果确实需要改错, 应当 （　　）

    A. 可以刀刮错处

    B. 可以胶粘错处

    C. 可以将错处涂黑

    D. 用双横线划在原错字上, 并签名和注明时间

    E. 可以将错处漂白

13. 一级护理的患者, 健康评估记录的间隔时间应当为 （　　）

    A. 至少每天记 1 次, 随病情变化随时记录　　　　B. 至少 2d 记 1 次

    C. 至少 3d 记 1 次　　　　　　　　　　　　　D. 至少 4d 记 1 次

    E. 白天记 1 次

14. 二级护理的患者, 健康评估记录的间隔时间应当为 （　　）

    A. 每周记 2 次, 随病情变化随时记录　　　　　B. 每周记 1 次

    C. 每 2 周记 1 次　　　　　　　　　　　　　D. 每 3 周记 1 次

    E. 每 2d 记 1 次

15. 三级护理的患者, 健康评估记录的间隔时间应当为 （　　）

    A. 每周记 1 次, 随病情变化随时记录

    B. 每周记 1 次

    C. 每 2 周记 1 次

    D. 每 2 周记 1 次, 随病情变化随时记录

    E. 每周记 2 次

二、多项选择题

1. 健康评估记录的内容有 （　　）

    A. 一般情况　　　　　　　B. 健康史　　　　　　　C. 身体评估

    D. 实验室检查结果　　　　E. 医疗诊断

2. 一般患者护理记录主要包括 （　　）

    A. 患者主诉　　　　　　　B. 患者身心整体情况　　C. 护士的主观判断

    D. 护理措施　　　　　　　E. 护理效果

3. 首次护理记录包括 （　　）

    A. 主诉和简要现病史　　　B. 患者身心整体情况　　C. 治疗原则

    D. 护理措施和护理效果　　E. 需要向下一班护理人员交代的注意事项

（范晓江　凌杨青）

第十章 常见疾病健康评估的临床思维指导

项目 10-1 心力衰竭综合评估的临床思维指导

【任务展示】

王某某,女性,90岁,高中文化,退休工人。主诉:胸闷、气闭、乏力2年,再发1周。请为该老年患者进行入院护理评估及临床思维与判断,完成护理工作。

【护理评估】

一、交谈

患者2年前无明显诱因下出现胸闷气闭,活动后加重,无咳嗽、咳痰,无心悸、胸痛,至我院我科住院治疗,诊断为"1.心力衰竭;2.慢性阻塞性肺疾病",予呋塞米、螺内酯利尿,降低心脏负担,环磷腺苷普胺针营养心肌,奥美拉唑护胃等治疗后,症状好转出院。患者1周前受凉后出现胸闷气闭,咳嗽、咳痰,痰少、质黏、色白,今家属为求进一步诊治遂来我院就诊,门诊拟"1.心力衰竭;2.慢性阻塞性肺疾病"收入我院。患者既往有"慢性支气管炎"病史21年余,心力衰竭2年。否认"冠心病、糖尿病"等内科病史,否认"肝炎、结核"等传染病病史,否认输血、外伤史。

手术史:无。

过敏史:无药物、食物过敏史。

二、身体评估

T 36.8℃,P 84次/min,R 20次/min,BP 130/64mmg,SpO_2 73%(未吸氧)。患者神志清,精神软,形体消瘦,缓慢步入病房。全身皮肤、黏膜无黄染及出血点,浅表淋巴结未及肿大;双瞳孔等大等圆,对光反射灵敏;颈软无抵抗,气管居中,双侧甲状腺未及肿大;两肺呼吸音低,可及少许湿啰音;心率84次/min,律齐,各瓣膜听诊区未及病理性杂音;腹部平,未见胃肠型及蠕动波,触诊腹部柔软,肝脾肋下未触及、未扪及包块,无压痛及反跳痛,移动性浊音阴性,双肾区叩击痛阴性;双下肢无水肿,双侧巴宾斯基征阴性。舌淡,苔薄,脉细。

三、实验室及其他检查

1.ECG:①窦性心动过速;②左心室高电压,心电轴右偏;③ST-T改变。

2.CT:①慢性支气管病变、肺气肿;②左肺底局限性肺气肿;③左下肺支气管轻度扩张;

④左支气管内痰栓可能,需结合临床;⑤心包少量积液。

3.心电图:三度房室传导阻滞,Ⅱ、Ⅲ、aVF 导联 ST-T 抬高,T 波倒置。

4.X 线胸片:两肺纹理增多增粗,主动脉弓弧形钙化;心脏彩色超声:室间隔近心尖段运动较低平,主动脉瓣退行性病变,二尖瓣、三尖瓣、肺动脉瓣轻度反流。

5.实验室检查:心肌损伤标志物心肌钙蛋白 19.1ng/mL,肌酸激酶 1069.7U/L,乳酸脱氢酶 304.6U/L,肌酸激酶同工酶 119.1U/L。血常规:白细胞计数 $7.6×10^9$/L,中性粒细胞百分比为 79.4%。

四、心理、社会评估

育有 3 子 2 女,家庭关系和睦,子女陪护周到;医保支付住院费用,家庭经济状况较好;性格开朗,患者及家属对所患疾病知识了解较少。

【临床思维与判断】

一、护理诊断

1.气体交换受损:与肺瘀血有关。

2.活动无耐力:与心排血量降低有关。

3.焦虑:与病程长、反复,年龄大及担心预后有关。

4.有跌倒的危险:与心力衰竭及年龄大有关。

5.知识缺乏:缺乏自我监控病情和治疗的相关知识。

6.体液过多:与体循环瘀血有关。

7.有皮肤完整性受损的危险:与长期卧床有关。

8.睡眠形态紊乱:与长期胸闷气闭有关。

二、潜在并发症

1.猝死。

2.出血。

3.休克。

4.心律失常。

5.洋地黄中毒。

【护理措施】

1.急性期监护:立即将患者安置于 ICU 病房,应用监护仪对其进行连续的心电、血压、呼吸等监测 5～7d,一旦发现导致心室颤动及心搏骤停的各种心律失常、休克、心力衰竭等严重并发症,及时予以纠正。详细记录患者监护情况,准备抢救车以及将除颤仪置于床旁。避免猝死的诱发因素,如饱餐、排便用力和情绪激动等。

2.一般护理:向患者及家属解释急性期卧床休息的必要性,取得他们的配合。急性心肌梗死后 1～3d 内绝对卧床休息,限制探视,保持情绪稳定,患者的生活护理由护理人员完成。第 4—6 天可在床上做四肢活动,日常活动均在床上进行;一周后无并发症的患者可逐渐过渡到床边活动。卧床期间,要做好肢体的活动锻炼和皮肤护理,防止下肢静脉血栓形成和压疮等并发症;保持大便通畅;半流质饮食,饮食要清淡、易消化、产气少、含适量维生素和纤维素,避免过饱,防止便秘。

3.镇静止痛:观察疼痛的性质、持续时间。疼痛时要尽快止痛,遵医嘱给予哌替啶或吗啡止痛;保持病室安静,稳定患者情绪,以减少心肌耗氧;持续吸氧,以增加心肌氧的供给;溶栓治疗和急诊行经皮冠状动脉腔内血管成形术(PTCA)是解除疼痛最根本的方法,对有适应证的患者,应配合医生积极做好各项准备工作。

4.用药护理:①控制输液速度和液体总量。24h 液体总量不超过 1500mL,滴速不超过 30 滴/min,过量及过速输液可致心脏负荷过重,导致肺水肿。②溶栓及抗凝药物使用期间要严密观察患者是否有抗凝过度引起的出血情况。患者皮肤、黏膜有无出血点、紫斑,以及患者大小便颜色及呕吐物,注意有无颅内出血的征象。

5.心理护理:急性心肌梗死患者因病情危急,疼痛剧烈,伴有濒死感,常存在恐惧心理,家属也非常紧张,护士在配合医生抢救的同时,应做好患者及家属的安慰工作;保持周围环境安静,避免不良刺激加重患者的心理负担;沉着冷静,有条不紊地进行工作,使患者产生信任感;用积极的态度和语言开导患者,帮助其树立战胜疾病的信心。

【健康教育】

1.向患者讲解冠心病、心肌梗死的病因等疾病知识。

2.指导患者避免过劳、情绪激动、饱餐、寒冷等诱因。

3.指导患者改变饮食习惯,限制动物脂肪及高胆固醇食物的摄入,宜多食富含维生素的新鲜蔬菜和水果,多食粗纤维食物,饮食宜清淡、易消化,少量多餐,避免过饱。

4.教会患者及家属心绞痛发作时的缓解方法。告知患者胸痛发作时应立即停止活动或含服硝酸甘油,如服用硝酸甘油不能缓解,心绞痛发作比以往频繁且程度加重的,应立即到医院就诊。

5.取得患者家属的支持和配合,告知疾病的预后。

6.指导患者遵医嘱用药,告知药物的作用与不良反应。

7.根据病情恢复情况逐步指导康复训练。

【任务回顾】

患者入院诊断 1."心力衰竭";2.慢性阻塞性肺疾病"。经抗感染、活血化瘀、强心、利尿等措施加以干预。到目前已住院 6d,T 36.5℃,P 104 次/min,R 19 次/min,BP 110/66mmHg。现患者仍存在胸闷气闭情况,活动或情绪波动时加重,偶有咳嗽、咳痰,痰少、质白黏,二便无殊,双下肢有轻度凹陷性水肿,活动后感乏力,胃纳一般,睡眠可。仍需住院治疗、观察。

患者住院 16d 后,胸痛胸闷消失,复查大便隐血正常,病情稳定出院。门诊随访。患者和家属掌握自我健康管理方法,治疗依从性好。

项目 10-2　心律失常护理技术应用的临床思维指导

【任务展示】

林某某,女性,46 岁,汉族,农民,小学文化。主诉:突发胸闷、气急 5d,家属搀扶送院就诊。请为该患者进行入院护理评估及临床思维与判断,完成护理工作。

【护理评估】

一、交谈

患者于 5d 前受凉后出现胸闷、心悸,与劳累活动无明显相关性;有咳嗽、咳痰,痰不多;有发热,体温未测;鼻塞。曾在当地诊所输液治疗 2d(具体用药不详),后体温下降,咳嗽、咳痰好转,但仍有轻度胸闷、心悸。为进一步诊治,遂来我院门诊,拟以"心律失常"收治入院。3 个月前曾有 1 次心悸发作,心电图示:窦性心律,轻度 T 波改变,未予特殊处理。

二、身体评估

T 36.2℃,P 64 次/min,R 19 次/min,BP 150/77mmHg。患者神志清,精神可,颈静脉无怒张,口唇无发绀,胸廓无畸形,两肺呼吸音粗,未闻及干、湿啰音,心率 64 次/min,心律不齐,可闻及期前收缩 8～10 次/min,心音中,未闻及病理性杂音,腹软,肝脾肋下未及,无压痛、反跳痛,双下肢无水肿。

三、实验室及其他检查

24h 动态心电图:窦性心律,室性期前收缩 3790 个,房性期前收缩 1091 个。心电图:窦性心律,轻度 T 波改变。心脏超声:左心室顺应性减退,二尖瓣、三尖瓣轻度反流。生化检查:C-反应蛋白为 9.4mg/L。血常规:白细胞计数 $2.11×10^9$/L,淋巴细胞百分比为 45.1%,中性粒细胞计数 $1.03×10^9$/L,淋巴细胞计数 $0.93×10^9$/L。凝血常规:凝血酶原时间为 9.9s。

四、日常生活形态评估

平素健康,饮食无特殊嗜好。自发病以来,患者胃纳、睡眠欠佳,大小便无殊,体重无明显变化。

五、心理、社会评估

育有 1 子 1 女,正处学龄期;家庭关系和睦,家属陪护周到;无医保,家庭经济负担较重;性格开朗,患者及家属对所患疾病了解较少。

【临床思维与判断】

一、护理诊断

1.舒适的改变:与胸闷、心悸有关。

2.焦虑:与心律失常反复发作、疗效不佳及缺乏相应的疾病知识有关。

二、潜在并发症

潜在并发症有心源性晕厥、猝死、心力衰竭。

【护理措施】

1.一般护理:①休息。出现胸闷、心悸、头晕等症状时应保证充足的休息与睡眠,睡时避免左侧卧位,以防不适。②饮食。给予富含纤维素的食物,以防便秘;避免过饱,忌饮咖啡、浓茶等。

2.病情观察:心电监护,动态监测心率、心律变化,及早发现危险征兆。监测生命体征、电解质变化,尤其是血钾。

3.严重心律失常的抢救配合:患者发生严重心律失常时应即刻采取以下措施:平卧,保持呼吸道通畅,给予高浓度、高流量吸氧;迅速建立静脉通道,便于抢救用药;准备抢救仪器、各种抗心律失常药物等,以便随时投入抢救;动态监测心电图、血压、呼吸、意识状态;遵医嘱使用抗心律失常药物,及时观察疗效及不良反应

4.用药护理:应用抗心律失常药物时,应严格按医嘱定时、定量给药,同时密切观察药物的不良反应及疗效,减少毒副作用。

5.介入治疗的护理:向患者及家属介绍介入治疗的目的及方法,以消除其紧张心理,使患者主动配合。

6.心理护理:心律失常患者常有焦虑、恐惧等负性情绪,护理应注意以下几点。①帮助患者认识自己的情绪反应,承认自己的感觉,指导其使用放松术;②安慰患者,避免与其他焦虑患者接触;③了解患者的需要,帮助其解决问题。

【健康教育】

1.疾病知识指导:向患者及家属讲解心律失常的原因和常见诱因,如情绪紧张、过度劳累、急性感染、寒冷刺激、不良生活习惯等。

2.生活指导:指导患者应劳逸结合,规律生活;保持情绪稳定,避免精神紧张、激动;改变不良饮食习惯;保持大便通畅,避免排便用力而加重心律失常。

3.用药指导:向患者说明所用药物的名称、剂量、用法、作用及不良反应,嘱患者坚持服药,且必须定时、定量。

4.自我监测指导:教会患者及家属测量脉搏的方法、心律失常发作时的应对措施及心肺复苏术,以便于其自我监测病情和自救。对安装心脏起搏器的患者,应向其讲解自我监测与家庭护理的方法。

5.定期复诊:定期复查心电图和随访,发现异常及时就诊。

【任务回顾】

患者,女性,51岁。2014年3月10日拟以"心律失常"收治入院。入院时胸闷气闭明显,活动后更甚。经抗心律失常、营养心肌、改善循环等对症治疗后病情好转。到目前住院3d,T 36.2℃,P 64次/min,R 19次/min,BP 150/77mmHg,精神好转,咳嗽减轻,气闭减轻,能下床活动,生活能自理,食欲良好。继续住院治疗、观察。

项目10-3　老年高血压综合评估的临床思维指导

【任务展示】

徐某某,男性,82岁,务农,文盲。主诉:发现血压升高3年余。口服降压药硝苯地平缓释片、卡托普利降压,血压控制不理想,今为系统治疗,家人陪伴入院。请为该老年患者进行入院护理评估及临床思维与判断,完成护理工作。

【护理评估】

一、交谈

患者于3年前体检时发现血压升高,无头晕、头痛、恶心、呕吐、胸闷、胸痛、心悸、乏力、咳嗽、咳痰,血压最高达180/120mmHg,口服硝苯地平缓释片、卡托普利降压,血压控制不理想,今为系统治疗入院。

二、身体评估

T 36.0℃,P 70次/min,R 19次/min,BP 224/100mmHg。患者神志清,精神软,两肺呼吸音清,未闻及湿啰音,心率70次/min,律齐,未闻及期前收缩,未闻及杂音,腹软,无压痛及反跳痛,肝脾肋下未及,胫前轻度水肿,四肢肌力Ⅴ级,病理征阴性。

三、实验室及其他检查

彩色超声检查(颈部血管):双侧颈动脉硬化伴斑块形成,右侧颈总动脉起始段狭窄。彩色超声检查(肝、胆、脾、胰、肾、输尿管、膀胱、前列腺):慢性血吸虫病。血常规:中性粒细胞百分比为72.4%,单核细胞百分比为3%。凝血常规:国际标准化比值为2.43。CT:老年性脑改变。心电图:窦性心律,完全性右束支传导阻滞,左心室高电压,ST-T改变。

四、日常生活形态评估

饮酒60多年,每天平均200g左右,无其他不良嗜好。自发病以来,神志清,精神软,胃纳差,睡眠欠佳,大小便正常,体重无增减。

五、心理、社会评估

育有3男2女,老伴已去世多年,由女儿陪伴,家庭关系一般;性格较内向,不善言辞。因血压升高住院,担心家庭的经济状况,担心自己成为家庭的负担,患者及家属对所患疾病知识了解较少。

【临床思维与判断】

一、护理诊断

1.有受伤的危险:跌倒,与急性低血压反应、血压增高致头晕、视力模糊有关。

2.知识缺乏:缺乏自我监控血压和药物治疗的有关知识。

二、潜在并发症

潜在并发症有脑血管病、高血压急症。

【护理措施】

1.一般护理:①休息与活动。注意休息,保证足够睡眠;保持病室安静;避免劳累、情绪激动、精神紧张;注意安全。②合理饮食。减轻体重,减少钠盐和脂肪摄入,补充钙和钾,戒烟,限酒。

2.病情观察:血压及症状监测;及时发现心、脑、肾损害征象;及早发现高血压急症;防止低血压反应,避免受伤。

3.用药护理:疗效评价及药物不良反应观察;告知患者及家属用药注意事项。

4.对症护理。

5.心理护理:减轻压力,保持心理平衡;指导患者使用放松术,如心理训练、音乐治疗和缓慢呼吸等。

6.高血压急症的护理:连续监测血压、心电图及呼吸、意识、瞳孔、尿量;立即卧床休息,抬高床头,限制探视,避免干扰;吸氧,保持呼吸道通畅;立即建立静脉通路,遵照医嘱,迅速、准确地给予降压药;防止坠床,防止唇舌咬伤。

【健康教育】

1.指导患者保持情绪舒畅,避免激动及过多紧张、焦虑。当有较大的精神压力时要设法释放,多向家属、朋友倾诉,多参加轻松愉快的业余活动,使自己生活在最佳的境界中。患者表示理解接受。

2.指导患者坚持有氧运动。有氧运动同减肥一样可以降低血压,如散步、慢跑、打太极拳、骑自行车等。患者表示理解接受。

3.指导患者饮食。饮食宜清淡、低盐、低胆固醇、低动物脂肪,每人每天摄盐量应控制在2~5g(约一小匙)。少量多餐,避免过饱。多吃蔬菜、水果,防止便秘。患者表示理解接受。

4.进食有利于降压的食物,如芹菜、茭白、萝卜、青菜、海带、菊花、西瓜、冬瓜、苦瓜等。患者表示理解接受。

5介绍食疗方。例如冬瓜鲩鱼汤:每次用冬瓜250~500g,鲩鱼200~500g(以鱼尾为好),先用油煎鱼尾至金黄色,然后与冬瓜一起,加入适量清水,煲3~4h,加食盐少许调味后服食,有平肝、祛湿热的作用。患者表示理解接受。

6.指导患者辅助降压的手法:双手十指微屈,从前额发际开始,经过头顶,梳至后发际36次,有降压效果。患者表示理解接受。

7.定时服用降压药,不可随意增减药量;服用降压药后不要马上起床活动,防止跌倒。除药物外,还要注意劳逸结合,注意饮食,适当活动,保持情绪激动,保证充足的睡眠,大便通畅,勿用力排便。患者表示理解接受。

【任务回顾】

患者入院诊断为高血压3级(极高危组),高血压性心脏病,周围动脉硬化症,慢性血吸虫病。入院后予以硝苯地平缓释片、卡托普利降压,环磷腺苷营养心肌,改善循环等对症治疗。住院 7d 后,血压恢复正常,胫前水肿消退,T 36.0℃,P 70 次/min,R 19 次/min,BP 150/70mmHg,复查 CT、血常规、心电图,各项指标稳定,病情好转出院。建议门诊随访。患者和家属掌握自我健康管理方法,治疗依从性好。

项目10-4　小儿支气管肺炎综合评估的临床思维指导

【任务展示】

陈某某,男性,37日龄。主诉:咳嗽、喉头痰鸣3d入院。请为该患儿进行入院护理评估及临床思维与判断,完成护理工作。

【护理评估】

一、交谈

患儿一周前在家中无明显诱因下出现咳嗽,以单咳为主,不剧烈,无气喘、气急,无恶心、呕吐,无发热,无发绀,无哭闹不安,吃奶可,睡眠安,初始未重视,未治疗。患儿咳嗽持续存在,今至某妇保院就诊,查血常规:WBC 13.5×10^9/L,N 29.6%,L 54.7%,RBC 3.55×10^{12}/L,HB 117g/L,PLT 356×10^9/L,HCRP 1mg/L,血液淀粉酶样蛋白6mg/L;X线胸片示:支气管肺炎可考虑。建议住院,但无床位,转入我院。门诊以支气管肺炎收治。

自发病以来,患儿哭声响、婉转,胃纳、睡眠可,解黄色稀糊状便10多次,尿量多,体重无明显改变。平素健康,否认有心血管、肺肝肾内分泌系统重要病史,否认肝炎、输血及血制品史,否认中毒史。

父亲有肾结石病史,母亲身体健康;否认近亲结婚,否认家族中有类似疾病患者,否认肝炎、结核等传染性疾病,否认家族中有遗传性疾病史及有遗传性倾向疾病史。

二、身体评估

T 37.1℃,P 142次/min,R 48次/min,BP 78/49mmHg。昏睡,体重4.7kg,身长50cm,胸围35cm,自主体位,正常面容。全身皮肤、黏膜色正常,无黄染,无水肿,未见皮疹及出血点。浅表淋巴结未触及肿大。头部外形大小正常,无畸形,前囟平软,面色红润。瞳孔左3cm,右3cm,对光反应敏感。五官无异常发现。跌倒评分2分,皮肤评分22分。

专科检查:颈部软,气管居中,甲状腺无肿大,颈静脉无怒张。胸部外形儿童胸,乳房对称,肋间隙无增宽或变窄。呼吸运动对称,叩诊清音,呼吸音粗,闻及少许痰鸣。心率142次/min,心音中等,律齐,未能闻及杂音。周围血管征阴性。腹部平坦,无压痛、反跳痛,肝脾未能触及,无包块,腹部皮下脂肪1cm,肾区叩击痛阴性。外生殖器无畸形。直肠肛门外观无畸形。四肢、脊柱无畸形,无压痛,活动可,四肢关节未见异常,肌张力无异常。

三、实验室及其他检查

血常规:WBC 13.1×10^9/L,N 30.2%,L 54.4%,RBC 3.52×10^{12}/L,HB 117g/L,PLT 357×10^9/L,HCRP 1mg/L,血液淀粉酶样蛋白6.1mg/L。

X线胸片:支气管肺炎。

四、心理、社会评估

患儿出生37d,父母陪护周到,家庭经济状况较好;安静、哭闹少;患儿家属对所患疾病知识了解不足。

【临床思维与判断】

一、护理诊断

1.气体交换受损：与肺部炎症造成的通气和换气障碍有关。

2.清理呼吸道无效：与呼吸道分泌物过多、黏稠以及咳嗽无力有关。

3.营养失调，低于机体需要量：与食欲减退、摄入不足及呼吸时能量消耗增加有关。

二、潜在并发症

1.感染。

2.窒息。

3.心力衰竭。

【护理措施】

1.一般护理：①保持病室环境舒适、安静，室内温度维持在 18～22℃，湿度维持在 50％～60％；空气新鲜，有良好的通风，避免刺激性气体及烟雾、尘埃。注意保暖，防止受凉。②人工喂养，少量多餐，加强营养，多补充水分。③指导家属多怀抱、拍背，减少哭闹，让患儿安静休息。平卧时肩颈部抬高，使气道通畅。

2.气体交换受损的护理：①置患儿于半卧位或抬高床头，尽量避免患儿哭闹，减少氧的消耗。②根据缺氧程度决定氧流量及供氧情况。③按医嘱给予抗感染药物，消除肺部炎症，促进气体交换，并观察药物疗效。④及时处理腹胀以免影响呼吸，可用中药或松节油热敷腹部，肛管排气或针灸天枢、神阙等穴位。若是低钾血症引起者，可按医嘱补充氯化钾。若为中毒性肠麻痹所致者，应禁食，予胃肠减压，按医嘱给予新斯的明以促进肠蠕动，消除腹胀，缓解呼吸困难。⑤观察患儿有无呼吸困难、发绀、烦躁及其他变化。

3.清理呼吸道的护理：①保持室内适当的温度和湿度，鼓励患儿多饮水，防止痰液黏稠不易咳出。②帮助患儿翻身、拍背，方法是五指并拢，稍向内合掌成空心状，由下向上、由外向内地轻叩背部，以利分泌物排出，也可进行体位引流。③给予超声雾化吸入以稀释痰液利于咳出，必要时及时吸痰，保持呼吸道通畅。

4.预防心力衰竭的护理：①安静休息，取半卧位，尽量减少刺激，必要时按医嘱给予镇静剂。②控制输液速度，滴速应控制在每小时 5mL/kg。③密切观察患儿病情，若出现呼吸加快、心率突然加速、肝脏短时间内迅速增大、心音低钝、颈静脉怒张等，应及时通知医生，并按心力衰竭进行护理。

5.密切观察病情，及时发现并发症：①发热持续不退或退而复升，中毒症状加重，呼吸困难，频繁咳嗽，咳出大量脓性痰，多提示可能并发肺脓肿。②若突然病情加重，出现剧烈咳嗽、呼吸困难、胸痛、发绀、脉率加快、烦躁不安、患侧呼吸运动受限等，应考虑并发脓胸或脓气胸的可能。③供给高热量、高蛋白、高维生素而又清淡、易消化的流质、半流质食物。

【健康教育】

1.保持病室整洁安静，空气流通，避免灰尘及异常气味的刺激。

2.喘咳期应卧床休息,禁止户外活动。喘咳明显时应取半坐卧位,并经常给予翻身,变换体位。

3.经常给予患儿拍背,方法是五指并拢,掌心中空,从下到上、从外到内拍背。

4.口腔护理,饭前、饭后均可用银花甘草液或盐水清洗口腔。

5.母乳喂养者,母亲饮食宜清淡、易消化,忌荤腥、油腻、辛辣食物。

6.恢复期可到户外活动,但不宜过劳。平时注意气候变化。

【任务回顾】

患儿因咳嗽、喉头痰鸣 3d 入院。入院后遵医嘱给予一级护理,人工喂养,血氧饱和度监测每 6 小时 1 次,给予阿莫西林钠克拉维酸钾 0.14g,微生泵注射,每 8 小时给药 1 次,抗感染及雾化吸入,人工喂养,加强营养等治疗及护理。住院 5d 后,患儿反应好,前囟平,咳嗽明显好转,无气喘;吃奶好,无呕吐。现 T 36.5℃,P 120 次/min,R 34 次/min,SpO$_2$ 98%。经家属要求,予好转出院。

项目 10-5　良性前列腺增生综合评估的临床思维指导

【任务展示】

王某某,男性,73 岁,工人,高中文化。主诉:进行性排尿困难 5 年余,加重 10d。家人陪伴入院。请为该老年患者进行入院护理评估及临床思维与判断,完成护理工作。

【护理评估】

一、交谈

患者于 5 年前无明显诱因下逐渐开始出现夜尿增多,每晚 3～4 次,伴尿线变细,射程缩短,排尿无力及排尿等待,每次持续 1～3min 后才能排尿,伴尿急,无尿后淋漓,无肉眼血尿,无畏寒、发热,无恶心、呕吐。每次自行予保列治片口服治疗,症状有所好转后停药,定期复查。10d 前无明显诱因下突然出现不能自行排尿,无恶心、呕吐,无咳嗽、咳痰,无晕厥。在当地医院予留置导尿,1 周后拔出导尿管再次出现不能自行排尿。今为求诊治来我院,门诊检查后拟以"前列腺增生、尿路感染"收治入院。

二、身体评估

T 36.7℃,P 82 次/min,R 20 次/min,BP 120/79mmHg。患者神志清,精神可,心肺无殊,腹平软,无压痛、反跳痛,肝脾肋下未及,移动性浊音阴性,肠鸣音无亢进,双肾区无明显叩击痛,双下肢无水肿。肛门指检:前列腺 6cm×5cm,质中,表面光滑,无结节,中央沟变浅。双肾区:无隆起,触诊无压痛,腹部触诊未及肿大肾脏,双肾区无明显叩击痛,未闻及血管杂音,双侧输尿管行径,深触诊无压痛,未及肿块。膀胱区:耻骨联合上未触及肿大膀胱,无压痛。外生殖器:无包皮过长,尿道口无红肿、无分泌物,阴囊无红肿。留置导尿管通畅,尿色混浊。

手术史:无。

过敏史:无药物、食物过敏史。

三、实验室及其他检查

1.尿常规:红细胞(＋＋)/HP。

2.B 超检查:前列腺增生。

四、心理、社会评估

育有 1 子 2 女,家庭关系和睦,子女陪护周到;医保支付住院费用,家庭经济状况良好;性格平和,患者及家属对所患疾病知识了解较少。

【临床思维与判断】

一、护理诊断

(一)术前

1.排尿形态改变:与前列腺增生有关。

2.有感染的危险：与排尿障碍及尿潴留有关。

3.知识缺乏：与缺乏疾病相关知识有关。

4.焦虑、恐惧：与缺乏相关手术知识、担心预后有关。

(二)术后

1.疼痛：与手术切口及引流管牵拉、放置有关。

2.引流失效的危险：与引流管放置不妥或脱落扭曲等有关。

3.沐浴自理能力缺失：与手术创伤、身体虚弱及术后各种导管的放置有关。

二、潜在并发症

1.肾衰竭。

2.尿路出血。

3.感染。

4.尿失禁。

【护理措施】

(一)术前护理

1.一般护理：嘱患者进食粗纤维、易消化食物；忌饮酒及进食辛辣食物；多饮水，勤排尿。

2.引流尿液：留置导尿，改善膀胱逼尿肌和肾功能。

3.心理护理：耐心向患者及其家属解释手术治疗的意义、手术的方式与方法、术后的注意事项。与家属配合，了解患者的心理与需求，观察患者的情绪反应，给予关心与心理支持。介绍同种疾病病友来现身说法。指导放松疗法，如深呼吸、听轻音乐等。

(二)术后护理

1.一般护理：平卧 2d 后改半卧位，固定和牵拉气囊尿管，防止患者活动时气囊移位导致出血。术后 6h，无恶心、呕吐，可进流质食物，鼓励多饮水，1～2d 后无腹胀，可恢复正常饮食。

2.病情观察：严密观察患者意识状态及生命体征变化。

3.对症护理

(1)膀胱冲洗护理：准确记录尿量、冲洗量和排出量；根据尿液色泽变化，合理调节膀胱冲洗滴速，注意保持留置导尿管通畅。根据医嘱合理使用止血药，合理安排补液顺序及滴速。

(2)膀胱痉挛护理：术后逼尿肌功能不稳定、导管刺激、血块堵塞冲洗管等均可引起膀胱痉挛，诱发疼痛和出血。麻醉清醒后取舒适的体位，以减轻疼痛。指导患者家属正确使用硬膜外镇痛泵。必要时给予灌注器行血块抽吸、导尿管牵引固定或再次手术。

(3)预防感染：术后注意观察体温变化，严格执行无菌操作。每天做好导尿管护理，每天2 次，保持引流通畅，注意观察引流液的颜色、质、量。鼓励患者多饮水。加强营养，增强抵抗力，给予高蛋白、高维生素的食物。遵医嘱使用抗生素，并观察用药后反应。注意观察切口愈合及辅料有无渗血渗液等情况，如有则及时更换。定期复查血常规、尿常规、尿培养，必要时查血培养。

(4)预防并发症：手术 1 周后，逐渐离床活动，保持大便通畅，防止着凉，避免用力咳嗽、咳痰。勿用力屏气排便等增加腹压，以防止前列腺窝出血。定时翻身防止压疮，加强基础护理,预防心肺并发症。

4.心理护理:稳定患者情绪,关心患者,做好心理疏导,避免情绪紧张。

【健康教育】

1.多饮水,保持小便通畅;多吃润肠通便的食物(如香蕉、蜂蜜等)预防便秘,保持大便通畅,以防再次出血;不要吃辛辣刺激的食物。

2.注意休息,适当活动;术后 3～6 周不要长时间的坐、骑车,不要坐长途汽车;手术后 1～2 个月不要过度活动(如跑步等),防止再次出血。

3.术后 3～6 个月可能出现溢尿情况,可进行肛门括约肌的收缩训练。

4.若出现血尿等出血征象,应及时就诊;若出现排尿费力、尿线变细等尿道狭窄症状时,应及时就诊,做尿道扩张。

5.按医嘱服药,定期复诊检查。

【任务回顾】

患者,男性,73 岁,拟以"前列腺增生、尿路感染"于 2012 年 7 月 27 日收治入院。入院后予完善各项检查及辅助检查,给予头孢哌酮抗感染治疗。根据病情及检查报告选择手术方案,做好术前准备。于 2012 年 7 月 31 日行耻骨上膀胱前列腺摘除术。14:00 返回病房,带回留置导尿,持续用生理盐水冲洗膀胱,留置导尿、膀胱造瘘管引流畅,呈淡血性液,负压球引流畅,呈淡血性液。医嘱予一级护理,禁食,3L/min 吸氧,心电监护,补液,头孢哌酮抗感染,卡络磺钠止血,营养支持治疗。心电监护示:窦性心律,偶见室性期前收缩。测 P 81 次/min,R 19 次/min,BP 110/56mmHg,SpO$_2$ 97%。术后病情稳定,8 月 1 日停吸氧。8 月 2 日予改二级护理、半流质饮食,停心电监护,患者体温升高,给予抗生素抗感染。8 月 4 日予改普食,停膀胱造瘘管引流。8 月 6 日予停膀胱冲洗,8 月 9 日拔出导尿管,8 月 13 日患者体温正常。8 月 14 日患者主诉无明显不适,活动自如,予出院。

心理演变:患者入院时处于焦虑、恐惧状态,现精神状况明显好转,积极配合治疗,心情开朗。

(李胜琴)

项目 10-6 糖尿病综合评估的临床思维指导

【任务展示】

冯某某,男性,79 岁,小学文化,农民。口干、多尿、多饮 15 年余,乏力、多尿 1 月余,步入病房。请为该老年患者进行入院护理评估及临床思维与判断,完成护理工作。

【护理评估】

一、交谈

患者 15 年前在无明显诱因下出现口干、多尿、多饮,体重下降,当地医院诊断为"糖尿病",应用甲苯磺丁脲(D860)、消渴丸降糖治疗,血糖控制可,服用 2 年后自行停药,期间自测血糖可;1 月前患者感乏力、尿量增多,伴双上肢末梢麻木,家人送至医院就诊。患者于 33 年前曾患肺结核,服用药物治疗,自诉已自愈。

二、身体评估

T 37℃,P 80 次/min,R 19 次/min,BP 150/90mmHg。身高 168cm,体重 65kg。神志清,双肺听诊呼吸音清。心率 80 次/min,律齐。双上肢末梢感觉麻木,下肢感觉正常,双侧浅感觉无减退。

三、实验室及其他检查

血管彩色超声示:双下肢动脉细小斑块形成;双侧颈动脉、椎动脉未见异常。头颅 MRI 示:①两侧基底节区及侧脑室旁脑白质、脑桥多发缺血灶,左侧胼胝体膝部微小脑软化灶;两侧筛窦、上颌窦、蝶窦及右侧额窦内炎症改变;②老年性脑改变;③磁共振脑血管造影:符合脑内动脉粥样硬化磁共振血管造影改变。空腹血糖 15.6mmol/L;尿肌酐 6358.8μmol/L,微量白蛋白 236.3mg/L,尿清蛋白肌酐比值 328.57μg/mg;糖化血红蛋白 7.11%;血常规、血生化未见明显异常。

四、日常生活形态评估

否认吸烟史,有饮酒史 40 余年,每天饮 250g 黄酒,平日忌糖饮食。胃纳、睡眠可,大小便无殊。

五、心理、社会评估

父母亲均已故(死因不详),大姐死于子宫颈癌,二姐死于糖尿病,一弟体健;育有 3 子,配偶及儿子均体健。农村医保支付住院费用,家庭经济条件一般。在家时患者单独生活,住院期间儿子轮流陪护照顾,对糖尿病危害性认识不足。

【临床思维与判断】

一、护理诊断

1. 营养失调:低于机体需要量,与体内胰岛素不足、葡萄糖不能被充分利用有关。
2. 知识缺乏:与糖尿病知识信息来源不足有关。

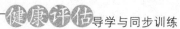

3. 有感染的危险：与高血糖、微循环障碍、机体防御功能减弱有关。

4. 焦虑：与担心疾病预后、治疗效果有关。

二、潜在并发症

1. 酮症酸中毒。

2. 感染。

3. 糖尿病肾病。

【护理措施】

1. 饮食护理：①糖尿病专科护士根据患者的理想体重及活动量，参照生活习惯等因素与营养师共同计算每日所需热量及碳水化合物、蛋白质、脂肪的比例，制订合理的饮食计划。②讲解合理饮食与疾病治疗的关系，嘱患者按时、按量进餐；说服患者严格遵循糖尿病饮食，鼓励多食含纤维素高的食物，保持大便通畅。

2. 用药护理：①按时监测血压、血糖及血酮体。②教育患者口服降糖药物，按时、按剂量服药，不可随意增量或减量。观察患者血糖、尿糖、尿量和体重的变化，评价药物疗效和药物剂量。③胰岛素注射治疗时要求剂量准确，用药时间正确，注射部位、方法正确，使用后密切观察有无低血糖、胰岛素过敏、注射部位皮下脂肪萎缩或增生等反应。④如果发生低血糖，应立即采取措施，并通知医生。

3. 预防感染：①严格执行无菌操作，有计划地更换注射部位，禁止用热水袋或毛巾湿敷。②正确剪指（趾）甲，避免皮肤抓伤、刺伤或其他损害。③皮肤受伤后应立即治疗，不使用刺激性强的消毒剂。④指导患者足部保健，如穿宽松的棉线袜子、温水洗脚、穿软底鞋，注意观察足部皮肤的颜色、温度和湿度变化。⑤保持口腔、会阴部清洁。⑥注意饮食卫生，防止肠道感染。⑦给患者和家属讲解预防感染的目的和意义。

4. 病情观察与护理：①密切观察患者病情变化，监测患者尿糖、酮体、血糖、血钾水平。②如患者出现尿酮体阳性，血糖升高，血 pH 值下降，电解质紊乱，应立即采取紧急措施，保证液体及胰岛素及时、准确地应用，记录 24h 出入液量，绝对卧床休息，注意保暖，严密观察生命体征及意识、瞳孔等变化，遵医嘱及时留取标本送检，做好皮肤、口腔、会阴部的护理，预防感染。

5. 心理护理：糖尿病患者因病情反复，常存焦虑情绪；保持周围环境安静，避免不良刺激加重患者的心理负担；善于沟通，使患者产生信任感；用积极的态度和语言开导患者，帮助其树立战胜疾病的信心。

【健康教育】

1. 解释糖尿病的一般发病机制、临床表现、常见并发症、治疗方法及愈后，认识糖尿病是一终身性疾病，目前尚不能根治，必须终身治疗。

2. 说明糖尿病的饮食管理、药物治疗与疾病康复的关系，掌握饮食治疗的具体要求和措施，长期坚持。

3. 了解体育锻炼在治疗中的意义，掌握体育锻炼的具体方法、副作用及注意事项，特别是运动时鞋、袜要适脚，以防足损伤。

4.讲解尿糖、血糖监测的意义及自行监测的方法。讲解应用胰岛素等药物的目的及注意事项,取得患者的配合,每日做好足的护理,预防各种感染,定期随访。

5.指导患者掌握预防和紧急处理低血糖的方法。

【任务回顾】

患者入院临床医疗诊断:2型糖尿病,糖尿病肾病Ⅲ期。入院后予以糖尿病饮食,指导运动,降压,调脂稳定斑块,胰岛素控制血糖,根据血糖调整胰岛素用量。患者大便隐血(＋)。查胃镜示:十二指肠球部溃疡(A_1期)伴出血;胃窦部多发性溃疡(A_1期);贲门炎(幽门螺杆菌阳性),予抗幽门螺杆菌治疗。患者尿清蛋白肌酐比值高,请肾内科会诊考虑慢性肾脏病,予ACEI、ARB控制蛋白尿。

患者住院16d,BP 135/75mmHg,血糖控制在正常范围,复查大便隐血正常,病情稳定出院。门诊随访。患者和家属掌握自我健康管理方法,治疗依从性好。

(郑迎夏)

第十一章 护理评估记录范例

【入院护理评估范例】

入院护理评估单

姓名：___王××___ 床号：___40___ 科室：___肝胆外科___ 住院号:70×××34

一、一般资料

姓名：___王××___ 性别：___男___ 年龄：___64___ 职业：___农民___

民族：___汉___ 籍贯：___衢江___ 婚姻：___已婚___ 文化程度：___小学___

入院时间:2015 年 7 月 11 日 入院方式:步行 ✓ 扶行 ☐ 轮椅 ☐ 平车 ☐

入院医疗诊断:胆囊结石伴胆囊炎

入院原因(主诉及简要病史)：___因"右上腹痛 1 周"入院。患者于 2015 年 7 月始无明显___ 诱因出现上腹部胀痛,以右上腹部明显,伴有右肩背部闷胀不适。在我院行腹部 B 超检查提示:胆囊结石伴胆囊炎,口服消炎利胆片后上述症状有所改善。之后数次在进餐后出现上腹部胀痛,症状同前所述,并反复加重。无反跳痛及肌紧张,墨菲征阳性,无恶心、呕吐、腹泻;无发冷、发热,皮肤、巩膜轻度黄染,未做任何治疗,急诊来我院就诊,门诊以"胆囊结石伴胆囊炎"收住。

既往史:___体健___

过敏史:无 ✓ 有 ☐(药物_____食物_____其他_____)

家族史:无

婚育史:有配偶,育有 1 子 2 女

二、生活状况及自理程度

1.饮食

基本饮食:普食 ☐ 软饭 ☐ 半流质 ✓ 禁食 ☐

食欲:正常 ✓ 增加 ☐(亢进_____天/周/月) 下降 ☐(_____天/周/月)

近期体重变化:无 ✓ 增加 ☐/下降 ☐_____kg/_____月(原因_____)

其他_____

2.睡眠/休息

休息后体力是否容易恢复:是 ☑　否 □(原因＿＿＿＿＿＿＿＿＿＿＿)

睡眠:正常 ☑　入睡困难 □　易醒 □　早醒 □　多梦 □　噩梦 □　过多 □

辅助睡眠:无 ☑　药物 □　其他＿＿＿＿＿＿＿＿＿＿＿

其他＿＿＿＿＿＿＿＿＿＿＿＿＿＿＿＿＿＿＿＿＿＿＿＿＿＿＿＿＿

3.排泄

排便 1 次/d　异常情况:便秘 □　腹泻 □　大便失禁 □

排尿 5～6 次/d　尿量 1200mL　颜色 淡黄色　异常情况:尿潴留、尿失禁

其他＿＿＿＿＿＿＿＿＿＿＿＿＿＿＿＿＿＿＿＿＿＿＿＿＿＿＿＿＿

4.活动

能否自理:能 ☑　否 □(进食 □　沐浴/卫生 □　着装/修饰 □　如厕 □)

活动能力:下床活动 ☑　卧床 □(能自行翻身/不能自行翻身)(原因＿＿＿＿＿＿＿)

步态:稳 ☑　不稳 □(原因＿＿＿＿＿＿＿＿＿＿＿)

5.嗜好

吸烟:无 □　偶尔 □　经常 □　20 年 5 支/d 已戒 □＿＿＿＿＿年

饮酒:无 □　偶尔 ☑　经常 □＿＿＿＿年＿＿＿＿mL/d 已戒 □＿＿＿＿年

6.其他＿＿＿＿＿＿＿＿＿＿＿＿＿＿＿＿＿＿＿＿＿＿＿＿＿＿＿＿＿

三、体格检查

T 37.0 ℃　P 70 次/min　R 18 次/min　BP 130/70 mmHg

身高 170 cm　体重 65 kg

1.神经系统

意识状态:清醒 ☑　意识模糊 □　嗜睡 □　谵妄 □　昏迷 □

语言表达:清楚 ☑　含糊 □　困难 □　失语 □

定向力:准确 ☑　障碍 □(时间＿＿＿＿　地点＿＿＿＿　人物＿＿＿＿　自我＿＿＿＿)

2.皮肤黏膜

皮肤颜色:正常 ☑　潮红 □　苍白 □　发绀 □　黄染 □

皮肤温度:温 ☑　凉 □　热 □

皮肤湿度:干燥 ☑　潮湿 □　多汗 □

皮肤完整性:完整 ☑　皮疹 □　出血点 □

　　　　　压疮 □(Ⅰ/Ⅱ/Ⅲ度)(部位/范围＿＿＿＿＿＿＿)

其他＿＿＿＿＿＿＿＿＿＿＿＿＿＿＿＿＿＿＿＿＿＿＿＿＿＿＿＿＿

3.口腔黏膜:正常 ☑　充血 □　出血点 □　溃疡 □　疱疹 □　白斑 □

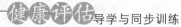

其他 _____

4.呼吸系统

呼吸方式:自主呼吸 ☑　机械呼吸 □　节律:规则 ☑　异常 □

频率:_____次/min

深浅度:深 □　浅 □　呼吸困难:无 ☑　轻度 □　中度 □　重度 □

咳嗽:无 ☑　有 □

痰:无 ☑　有 □(色_____量_____黏稠度_____易咳出/不易咳出)

其他 _____

5.循环系统

心律:规则 ☑　心律不齐 □　心率:_____次/min

水肿:无 ☑　有 □(部位/程度_____)

其他 _____

6.消化系统

胃肠道症状:恶心 □　呕吐 □(颜色_____性质_____次数_____总量_____)　嗳气 □　反酸 □　烧灼感/饥饿感 □

腹胀 □　腹痛 □(部位/性质_____)

腹部:软 ☑　肌紧张 □　压痛/反跳痛 □　包块 □(部位/性质_____)

腹水:无 ☑　有 □(腹围_____cm)

其他 _____

7.生殖系统

月经:正常 □　紊乱 □　痛经 □　量过多 □　绝经 □

其他 _____

8.认知/感觉

疼痛:无 □　有 ☑(部位/性质　右上腹　)

视力:正常 ☑　远/近视 □　失明 □(左/右/双侧)

听力:正常 ☑　耳鸣 □　重听 □　耳聋 □(左/右/双侧)

触觉:正常 ☑　障碍 □(部位_____)

嗅觉:正常 ☑　减弱 □　缺失 □

思维过程:正常 ☑　注意力分散 □　远/近记忆力下降 □　思维混乱 □

其他 _____

四、心理、社会方面

1.情绪状态:镇静 ☑　易激动 □　焦虑 □　恐惧 □　悲哀 □　无反应 □

2.就业状态:固定职业☐　丧失劳动力☐　失业☐　待业☐　务农☑

3.沟通情况:希望与人交往☑　语言交流障碍☐　不愿与人交往☐

4.医疗付费形式:自费☐　农保☑　公费☐　医疗保险☐　其他＿＿＿＿＿＿

5.与亲友关系:和睦☑　冷淡☐　紧张☐

6.遇到困难时最希望的倾诉对象:父母☐　子女☐　其他　配偶

五、入院介绍

责任医生　责任护士　病室环境　病室制度　大小便常规标本留取方法

【护理病历与护理计划范例】

科别:肝胆外科　床号:40　病案号:7014134　入院时间:2015 年 7 月 11 日

一、一般资料

姓名:王××　性别:男　年龄:64 岁　民　族:汉族　籍　贯:浙江衢江

婚姻:已婚　职业:农民　信仰:无　文化程度:小学　资料来源:患者

入院方式:自来　可靠程度:可靠　病历记录日期:2015 年 7 月 11 日

入院诊断:胆囊结石伴胆囊炎

二、患者健康状况和问题

(一)入院原因和经过

1.主诉:右上腹疼痛 1 周。

2.现病史:患者于 2015 年 7 月始,无明显诱因出现上腹部胀痛,以右上腹部明显,伴有右肩背部闷胀不适。在我院行腹部 B 超检查提示:胆囊结石伴胆囊炎,口服消炎利胆片后上述症状有所改善。之后数次在进餐后出现上腹部胀痛,症状同前所述,并反复加重。无反跳痛及肌紧张,墨菲征阳性,无恶心、呕吐、腹泻;无发冷、发热,皮肤、巩膜无黄染,未做任何治疗,急诊来我院就诊,门诊以"胆囊结石伴胆囊炎"收住。患者无全身关节肿痛;无言语不清,无意识模糊;饮食、睡眠可,二便正常,近日体重无明显增减。

(二)现在身体状况

1.饮食情况:未进食。

2.饮水情况:未进水。

3.大便情况:未解大便。

4.小便情况:小便 1 次。

5.睡眠情况:可。

6.自理程度:完全自理。

(三)既往身体状况

1.既往史:平素体健,否认"肝炎""结核"等慢性传染病病史,无"高血压""冠心病""胰腺炎"病史,无慢性咳嗽,无手术史,无食物及药物过敏,无输血史。

2.家族史:父母亲均已故,死因不详。兄妹 2 人,妹妹体健,否认家族遗传性疾病及传染病。

3.过敏史:无食物及药物过敏史。

4.婚育史:已婚已育,配偶及子女均身体健康。

5.个人史:生长于本地,无疫区居住史,有吸烟史 20 余年,平均 5 支/d,无饮酒史。无放射性毒物接触史,无重大精神创伤史,预防接种史不详。

6.嗜好:吸烟,余无特殊。

(四)心理、社会状况

1.人格类型(请在相应的选项上画"√")

独立 ☑/依赖 ☐   紧张 ☑/松弛 ☐   主动 ☐/被动 ☐   内向 ☑/外向 ☐

2.精神情绪状态:神志清楚,精神可。

3.对疾病和健康的认识:尚可。

4.医疗费用支付形式:农村合作医疗保险。

5.适应能力(患者角色):可。

6.住院顾虑:希望能够痊愈。

7.主要药物治疗(药物名称与原则)

(1)头孢西丁:抗感染。

(2)654-2 注射液:镇痛解痉。

(3)兰索拉唑:护胃。

(4)能量:补充营养。

三、体格检查(主要阳性体征)

T 37.0℃,P 70 次/min,R 18 次/min,BP 130/70mmHg。

专科情况:皮肤巩膜无黄染,腹部膨隆,未见胃肠型及蠕动波,无静脉曲张,右上腹胆囊区压痛明显,无反跳痛及肌紧张,肝胆脾肋缘下未触及,肝区叩击痛阳性,墨菲征阳性,腹部移动性浊音阴性,肠鸣音正常,未闻及气过水声。

四、与目前疾病密切相关的异常化验及辅助检查

1.腹部 B 超检查:胆囊结石并胆囊炎、胆囊积液。

2.心电图:未见明显异常。

3.血常规:WBC $7.4×10^9$/L,LPR 26.6%,MPR 2.4%,GPR 70%,RBC $5.2×10^{12}$/L,HGB 167g/L,HCT 45.9%,PLT $162×10^9$/L。

4.血液生化:CO_2 23mmol/L,K 4.25mmol/L,Na 141.7mmol/L,Cl 104.8mmol/L,TCa 1.10mmol/L,pH 7.39。HBsAg 阴性,Cr 101μmol/L,GLU 4.9mmol/L。

五、目前主要治疗及护理

治疗:给予①禁食;②补液,防止休克;③镇痛解痉(654-2 注射液 20mg);④营养支持;⑤抗感染(头孢西丁 3.0g)对症处理。必要时择期行手术治疗。

护理:禁食,遵医嘱给予解痉止痛抗感染药。给予心理护理,消除紧张情绪。防止休克,营养支持。

六、护理计划单

日期	护理诊断与相关因素	诊断依据	预期目标	护理措施与措施依据	评价	签名
术前 2015-07-11	急性疼痛:与胆囊结石、炎症刺激、胆囊包膜受牵拉有关	痛苦貌,弯腰屈膝,诉剑突下及右上腹疼痛明显,评分5分,伴后背部疼痛	1.患者能正确表达疼痛的部位、性质和持续时间。2.患者能配合完成应对疼痛的方法。3.患者疼痛缓解或可以忍受,表现为安静入睡	1.观察疼痛的部位、性质,持续时间及伴随症状。2.理解同情患者的感受,带助患者调整舒适的体位,并指导做深呼吸放松术来缓解疼痛。3.遵医嘱使用止痛药	患者闭目休息,疼痛缓解,疼痛评分2分	
	1.急性疼痛:与手术有关		患者能能配合完成应对疼痛的方法	1.观察疼痛的部位、性质,持续时间及伴随症状。2.患者取半卧位,指导其做深呼吸,与家人聊天,听音乐等来缓解疼痛。3.遵医嘱使用止痛药	能运用深呼吸动作来缓解疼痛	
术后 2015-07-13	2.营养失调:低于机体需要量,与患者禁食、手术创伤有关		1.患者低蛋白血症改善。2.血液生化指标恢复正常。3.营养状况改善、体重增加	1.禁食期间,给予静脉高营养液,同时注意补充电解质。2.进食期间,指导患者选择高蛋白、高碳水化合物,丰富维生素,低脂肪饮食。3.为患者提供良好的进食环境,注意患者的颜色搭配以刺激食欲。4.定期复查体重和血液生化指标	1.出院时,患者体重增加0.5kg。2.饮食基本荤素搭配。3.生化指标检查正常	

续表

日期	护理诊断	相关因素	预期目标	护理措施	评价
	3. 潜在并发症：出血、胆瘘和感染		患者生命体征平稳，未发生出血、胆瘘和感染并发症	1. 关注患者主诉，注意询问有无腹痛、腹胀、恶心、呕吐等情况。 2. 严密监测生命体征，观察有无发热、腹痛、黄疸及腹膜刺激症状；若腹部穿刺抽出胆汁，B超检查发现腹腔及肝下间隙积液，可诊断为胆瘘	患者生命体征平稳，未发生相关并发症
术后 2015-07-13	4. 知识缺乏：缺乏引流管护理及饮食保健方面的知识	从未接受过相关知识的宣教	患者能掌握引流管护理知识和术后康复知识	1. 保持引流管通畅，如自上向下挤压引流管，并检查有无折叠、扭曲、受压。 2. 注意胃管引流液的颜色、量及性状。 3. 引流袋每日更换，并保持在腰部平面以下，防止逆行感染。 4. 详细讲解术后饮食、活动与休息，切口保护、用药及定期复查时间	1. 胃管妥善放置 2. 患者掌握术后康复知识
	5. 有跌倒及坠床的危险：与手术麻醉有关		患者未发生跌倒及坠床	1. 评估患者。 2. 床两边加用护栏。 3. 家属24h陪护。 4. 下床活动时，护士旁边协助，视患者情况协助下床活动。 5. 穿防滑鞋，保持地面干燥。 6. 如有头晕不适，立即卧床并告知护理人员	患者卧床时，床两边加用护栏，家属陪伴，能穿防滑鞋，未发生跌倒及坠床

七、护理记录

日期	护理记录	签名
2015-07-11 10:00	患者王××,男性,40岁,主诉因"右上腹疼痛1周",拟以"胆囊结石伴胆囊炎"收入我院。入院查体:T 37.0℃,P 70次/min,R 18次/min,BP 130/70mmHg。神志清,自动体位,皮肤、巩膜无黄染,腹部略膨隆,软,右上腹胆囊区压痛明显,无反跳痛及肌紧张,墨菲征阳性,肠鸣音3次/min,既往体健,无药物过敏史。跌倒评分3分,ADL评分95分,BRARDEN评分21分。指导入院注意事项,能配合	
2015-07-11 10:30	患者取半卧位,痛苦貌,弯腰屈膝,诉剑突下及右上腹疼痛明显,评分5分,无恶心、呕吐,伴后背部疼痛。遵医嘱给予禁食、镇痛解痉(654-2注射液20mg)、抗感染(头孢西丁3.0g注射液)、营养对症支持治疗。指导做深呼吸缓解疼痛,能配合	
2015-07-11 11:00	患者闭目休息,疼痛缓解,评分2分	
2015-07-13 11:00	患者入院第3天,自诉腹痛不明显,无发热、寒战及其他不适,今日在全身麻醉下行"腹腔镜胆囊切除术";11:00回病房,神志清,对答切题,切口疼痛评分3分,无恶心、呕吐情况,带回一根胃管,引流出淡黄色液20mL,左前臂浅静脉留置接林格液(手术室带回300mL),输液通畅,无渗血、渗液情况,腹软,切口敷料干燥,遵医嘱予以去枕,取平卧位,头偏向一侧,予以2L/min鼻塞吸氧,禁食禁水、抗感染、护胃、止血、补液等对症支持治疗,跌倒评分6分,ADL评分20分,BRARDEN评分19分。向患者及家属讲解注意事项,能配合	
2015-07-13 14:00	患者生命体征平稳,神志清,予以垫枕头,取低半卧位,翻身扣背,皮肤完整,小便自解	
2015-07-14 10:00	患者术后第1天,T 37℃,P 72次/min,R 20次/min,BP 100/65mmHg;拔除胃管,患者诉切口疼痛,评分3分,无腹胀、恶心及呕吐;查体:腹部平软,切口敷料干燥无渗出,周围无红肿,肠鸣音2次/min;予以低脂流质饮食,指导进食开水、米汤等。患者穿防滑鞋,协助床边活动,稍感头晕,能耐受,床边活动3min	
2015-07-14 12:00	搀扶床边活动10min,进食米汤50mL,无恶心、呕吐情况	
2010-07-15 09:10	患者术后第2天,T 37℃,P 70次/min,R 20次/min,BP 105/70mmHg;患者精神好,室内活动,家属陪伴身边,诉切口疼痛较昨天明显缓解,遵医嘱予以低脂半流质饮食,指导进食稀饭、面条等清淡、易消化吸收的食物,能配合	
2015-07-15 12:00	患者中午进食稀饭加小菜1碗,无腹痛、腹胀情况	
2015-07-17 09:30	患者术后第4天,T 36.7℃,P 70次/min,R 20次/min,BP 120/70mmHg;患者室内活动,无腹痛、腹胀情况,腹软,切口敷料干燥,进食面条1碗,无不适,解黄色成形便1次,医嘱今日出院,向患者及其家属交代好出院事宜	

八、出院指导

病因诱因	胆石症与胆道疾病,大量饮酒和暴饮暴食
临床表现	腹痛、恶心、呕吐及腹胀,发热,低血压或休克,水电解质、酸碱平衡紊乱
主要治疗	禁食,止痛,抗生素,抑酸
健康指导	保持心情舒畅,通过适当的体育锻炼恢复体能
饮食指导	忌暴饮暴食,饮食宜清淡、易消化,忌煎炸、油腻及刺激性食物。告知患者低脂肪和少量多餐的意义,忌酒
功能锻炼	出院后 4～6 周,避免进行重体力劳动及过度疲劳
休闲指导	避免进行重体力劳动及过度疲劳。如有上腹部疼痛,应及时就诊。避免情绪激动,保持良好的精神
自我调节	注意休息,避免进行重体力劳动及过度疲劳。避免情绪激动,保持良好的精神。低脂饮食;继续抗感染、支持、对症治疗;门诊随访

（齐向红）

第十二章 综合练习

综合练习一

一、单项选择题(在每小题列出的 5 个备选项中,只有 1 个是符合题目要求的,错选、多选或未选均不得分。本大题共 40 小题,每小题 1 分,共 40 分)

1. 临床上发热最常见的原因是　　　　　　　　　　　　　　　　　　　(　)
   A. 感染　　　　　　　　　B. 无菌性坏死物质吸收　　　C. 变态反应性疾病
   D. 内分泌紊乱　　　　　　E. 体温调节中枢功能失常

2. 心力衰竭时呼吸困难的特点是　　　　　　　　　　　　　　　　　　(　)
   A. 吸气延长　　　　　　　B. 呼气延长　　　　　　　　C. 平卧位时加重
   D. 坐位时加重　　　　　　E. 伴三凹征

3. 溶血性黄疸的特点是　　　　　　　　　　　　　　　　　　　　　　(　)
   A. 结合胆红素增高　　　　B. 非结合胆红素增高　　　　C. 尿胆红素强阳性
   D. 尿胆素原阴性　　　　　E. 白陶土样便

4. 大咯血是指一天咯血量超过　　　　　　　　　　　　　　　　　　　(　)
   A. 50mL　　　　B. 100mL　　　　C. 150mL　　　　D. 300mL　　　　E. 500mL

5. 当血液中还原血红蛋白含量超过多少时会出现发绀　　　　　　　　　(　)
   A. 30g/L　　　B. 35g/L　　　C. 40g/L　　　D. 45g/L　　　E. 50g/L

6. 患者需用很强的刺激方能唤醒,答话缓慢,答非所问,属于　　　　　(　)
   A. 嗜睡　　　　B. 昏睡　　　　C. 意识模糊　　　D. 浅昏迷　　　E. 深昏迷

7. 肺气肿患者胸部叩诊呈　　　　　　　　　　　　　　　　　　　　　(　)
   A. 清音　　　　B. 浊音　　　　C. 实音　　　　D. 鼓音　　　　E. 过清音

8. 大量腹水触诊肝、脾时,常选择的触诊方法是　　　　　　　　　　　(　)
   A. 深部滑行触诊　　B. 双手触诊　　C. 冲击触诊　　D. 深压触诊　　E. 浅部触诊

9. 下列关于血压的描述中,不正确的是　　　　　　　　　　　　　　　(　)
   A. 正常人收缩压≤140mmHg　　　　　　　B. 正常人舒张压<90mmHg
   C. 正常脉压 30～40mmHg　　　　　　　　D. 低血压是指血压<90/60mmHg
   E. 高血压是指血压≥140/90mmHg

10. 紫癜是指皮下出血直径达到　　　　　　　　　　　　　　　　　　(　)
    A. 1～2mm　　B. 1～3mm　　C. 2～3mm　　D. 3～5mm　　E. 5～7mm

11. 颈静脉怒张见于　　　　　　　　　　　　　　　　　　　　　　　(　)
    A. 左心功能衰竭　　　　　　B. 右心功能衰竭　　　　　C. 肝硬化腹水

　　D. 风湿性心脏病伴二尖瓣狭窄　　　E. 高血压性心脏病

12. 可见扁桃体但未超过咽腭弓,应诊断为　　　　　　　　　　　　　　　( )

　　A. 扁桃体不肿大　　　　　　　B. 扁桃体Ⅰ度肿大　　　　　C. 扁桃体Ⅱ度肿大

　　D. 扁桃体Ⅲ度肿大　　　　　　E. 扁桃体极度肿大

13. 语音震颤增强见于　　　　　　　　　　　　　　　　　　　　　　　( )

　　A. 肺气肿　　　B. 肺不张　　　C. 气胸　　　　D. 胸膜增厚　　　E. 肺浅表大空洞

14. 一侧胸廓饱满,呼吸运动减弱,语音震颤消失,叩诊鼓音,听诊呼吸音消失,气管偏向健侧,最可能的诊断是　　　　　　　　　　　　　　　　　　　　( )

　　A. 肺不张　　　B. 肺实变　　　C. 气胸　　　　D. 肺气肿　　　E. 胸腔积液

15. 三凹征见于　　　　　　　　　　　　　　　　　　　　　　　　　　( )

　　A. 吸气性呼吸困难　　　　　　B. 呼气性呼吸困难　　　　　　C. 心源性呼吸困难

　　D. 混合性呼吸困难　　　　　　E. 中毒性呼吸困难

16. 肺部听诊湿啰音的特点是　　　　　　　　　　　　　　　　　　　　( )

　　A. 多在呼气末明显

　　B. 部位恒定,性质不易变,咳嗽后不消失

　　C. 持续时间短

　　D. 有些湿啰音听上去似哨笛音

　　E. 瞬间数目可明显增减

17. 听诊心尖部存在较响亮的收缩期杂音,无震颤。该杂音为　　　　　　　( )

　　A. 2 级　　　B. 3 级　　　C. 4 级　　　D. 5 级　　　E. 6 级

18. 心脏叩诊浊音界向左下扩大,提示　　　　　　　　　　　　　　　　( )

　　A. 左心室增大　　　　　　　　B. 右心室增大　　　　　　　　C. 左心房增大

　　D. 右心房增大　　　　　　　　E. 双心室增大

19. 下列关于心脏震颤和杂音的关系的描述中,正确的是　　　　　　　　　( )

　　A. 有杂音一定能触到震颤　　　　　　　B. 有震颤一定能听到杂音

　　C. 无震颤就听不到杂音　　　　　　　　D. 无杂音也可能触到震颤

　　E. 震颤与杂音产生的机制不同

20. 下列哪一项不是功能性收缩期杂音的特点　　　　　　　　　　　　　( )

　　A. 仅出现在肺动脉瓣区　　　　B. 持续时间短　　　　　　　　C. 较局限

　　D. 不传导　　　　　　　　　　E. 柔和吹风样

21. 周围血管征不包括　　　　　　　　　　　　　　　　　　　　　　　( )

　　A. 水冲脉　　　　　　　　　　B. 交替脉　　　　　　　　　　C. 枪击音

　　D. 毛细血管搏动征　　　　　　E. Duroziez 双重杂音

22. 墨菲征阳性见于　　　　　　　　　　　　　　　　　　　　　　　　( )

　　A. 急性胆囊炎　　　　　　　　B. 急性胆管炎　　　　　　　　C. 急性胃肠炎

　　D. 急性胰腺炎　　　　　　　　E. 急性腹膜炎

23. 肝浊音界消失见于　　　　　　　　　　　　　　　　　　　　　　　( )

　　A. 肺不张　　　　　　　　　　B. 气胸　　　　　　　　　　　C. 急性胃肠道穿孔

D. 肺气肿　　　　　　　　　　　E. 急性腹膜炎

24. 腹部叩诊移动性浊音(＋)提示腹水超过　　　　　　　　　　　　　　(　)

A. 300mL　　　B. 500mL　　　C. 800mL　　　D. 1000mL　　　E. 1500mL

25. 单一肢体的随意运动丧失,称为　　　　　　　　　　　　　　　　　(　)

A. 偏瘫　　　　B. 截瘫　　　　C. 脑瘫　　　　D. 交叉瘫　　　　E. 单瘫

26. 属于脑膜刺激征的是　　　　　　　　　　　　　　　　　　　　　(　)

A. 巴宾斯基征　　　　　　　　B. 奥本海姆征　　　　　　　　C. 查多克征

D. 布鲁津斯基征　　　　　　　E. 戈登征

27. 下列有关四肢形态异常体征的叙述中,不正确的是　　　　　　　　　　(　)

A. 膝内翻,又称"O"型腿　　　　　　　　B. 膝外翻,又称"X"型腿

C. 反甲,见于缺铁性贫血　　　　　　　　D. 杵状指,见于慢性肺脓肿

E. 指关节梭状畸形,见于风湿性关节炎

28. 依赖心电图检查确诊的疾病是　　　　　　　　　　　　　　　　　(　)

A. 心肌缺血　　B. 高血钾　　　C. 心肌梗死　　D. 心律失常　　E. 心绞痛

29. 提示下壁心肌梗死的心电图导联是　　　　　　　　　　　　　　　(　)

A. Ⅰ、aVL、V_6 导联　　　　　B. Ⅱ、Ⅲ、aVF 导联　　　　C. V_1—V_3 导联

D. V_1—V_5 导联　　　　　　　E. aVR、V_1、V_2 导联

30. 室性期前收缩的心电图特点是　　　　　　　　　　　　　　　　　(　)

A. 提早出现的 P′-QRS-T 波群　　　　　　B. QRS 波时限正常

C. P-R 间期＞0.12s　　　　　　　　　　　D. T 波与 QRS 波群主波方向相反

E. 代偿间歇不完全

31. 目测法提示心电轴左偏的征象是　　　　　　　　　　　　　　　　(　)

A. Ⅰ、Ⅲ 导联 QRS 波群主波向上

B. Ⅰ 导联主波向上,Ⅲ 导联主波向下

C. Ⅰ 导联主波向下,Ⅲ 导联主波向上

D. Ⅰ、Ⅲ 导联主波均向下

E. Ⅰ 导联主波向上,Ⅱ 导联主波向下

32. 胸片上见密度略高、较均匀的云絮状阴影,边缘模糊,属于哪种基本病变　(　)

A. 渗出　　　　B. 增殖　　　　C. 纤维化　　　D. 钙化　　　　E. 肿块

33. 下列哪一项不属于 X 线的特性　　　　　　　　　　　　　　　　　(　)

A. 穿透性　　　　　　　　　　B. 束射性　　　　　　　　　　C. 荧光效应

D. 感光效应　　　　　　　　　E. 电离效应

34. 腹部实质性脏器病变检查的首选方法是　　　　　　　　　　　　　(　)

A. 活体检查　　　　　　　　　B. CT 检查　　　　　　　　　C. 脏器功能检查

D. 超声检查　　　　　　　　　E. 造影检查

35. 结核性脑膜炎时,脑脊液最主要的特点是　　　　　　　　　　　　　(　)

A. 压力显著增高　　　　　　　B. 氯化物明显减少　　　　　　C. 糖含量略增加

D. 外观呈混浊脓性　　　　　　E. 蛋白定性阴性

36. 少尿是指成年人 24h 尿量少于 　　　　　　　　　　　　　　　　（　　）
　　A. 400mL　　B. 300mL　　C. 200mL　　D. 100mL　　E. 50mL

37. 蛋白尿是指 24h 尿中蛋白含量超过 　　　　　　　　　　　　　　（　　）
　　A. 50mg　　B. 100mg　　C. 150mg　　D. 200mg　　E. 300mg

38. 急性细菌性痢疾的大便是 　　　　　　　　　　　　　　　　　　（　　）
　　A. 柏油样黑便　　　　　B. 米泔水样便　　　　　C. 黏液脓血便
　　D. 洗肉水样血便　　　　E. 白陶土样便

39. 以下不是渗出液的特点的是 　　　　　　　　　　　　　　　　　（　　）
　　A. 液体呈黄色　　　　　B. 蛋白定性呈阳性　　　　C. 蛋白定量>30g/L
　　D. 细胞计数>500×10⁶/L　　E. 液体清澈透明

40. 护理诊断的构成不包括 　　　　　　　　　　　　　　　　　　　（　　）
　　A. 名称　　B. 定义　　C. 相关因素　　D. 诱发因素　　E. 诊断依据

二、名词解释（本大题共 5 小题，每小题 3 分，共 15 分）

1. 水冲脉

2. 龛影

3. 潮式呼吸

4. 症状

5. 强迫体位

三、简答题（本大题共 5 小题，每小题 6 分，共 30 分）

1. 试述常见全身性水肿的类型及其临床特点。

2. 简述咯血与呕血的鉴别要点。

3. 简述现病史所包括的内容。

4. 中性粒细胞病理性增高见于哪些情况？

5. 试述肌力的分级。

四、问答题（本大题共 2 题，第 1 小题 8 分，第 2 小题 7 分，共 15 分）

患者，女性，28 岁，因"胸闷、气促加重一周"入院。诊断为"风湿性心脏瓣膜病，二尖瓣狭窄"。

1. 为该患者进行身体评估，可能出现哪些体征？

2. 1 天前患者出现心悸，行心电图检查，Ⅱ导联和 aVR 导联的图形片段见下图。

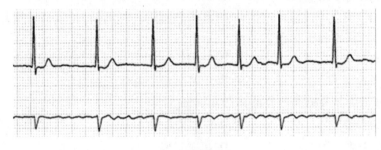

心电图

问该患者的心电图的诊断是什么？心电图有何特点？

综合练习二

一、单项选择题(在每小题列出的 5 个备选项中,只有 1 个是符合题目要求的,错选、多选或未选均不得分。本大题共 40 小题,每小题 1 分,共 40 分)

1.伤寒的常见热型为 　　　　　　　　　　　　　　　(　)

    A. 弛张热　　　B. 波状热　　　C. 稽留热　　　D. 间歇热　　　E. 不规则热

2.严重吸气性呼吸困难最主要的特点是 　　　　　　　(　)

    A. 端坐呼吸　　　　　　　B. 出现三凹征　　　　　　C. 呼气费力

    D. 呼气缓慢　　　　　　　E. 呼气时间延长

3.胆汁淤积性黄疸的特点是 　　　　　　　　　　　　(　)

    A. 结合胆红素正常　　　　B. 非结合胆红素增高　　　C. 尿胆红素强阳性

    D. 尿胆素原强阳性　　　　E. 粪色深黄

4.酸中毒大呼吸(Kussmaul 呼吸)见于 　　　　　　　(　)

    A. 喉肿瘤　　　　　　　　B. 支气管哮喘　　　　　　C. 气管异物

    D. 心源性哮喘　　　　　　E. 糖尿病酮症酸中毒

5.久病卧床、右心功能衰竭的患者其水肿最早出现于 　(　)

    A. 颜面　　　　B. 踝部　　　C. 足背　　　D. 尾骶部　　　E. 眼睑

6.中心性发绀的特点是 　　　　　　　　　　　　　　(　)

    A. 多出现在四肢末梢　　　B. 皮肤温暖　　　　　　　C. 加温可消失

    D. 按摩可消失　　　　　　E. 皮肤冰冷

7.不能鉴别咯血与呕血的是 　　　　　　　　　　　　(　)

    A. 病因　　　　　　　　　B. 出血前的症状　　　　　C. 出血方式

    D. 出血的量　　　　　　　E. 血中混合物

8.颈静脉怒张不出现于 　　　　　　　　　　　　　　(　)

    A. 右心功能衰竭　　　　　B. 心包积液　　　　　　　C. 左心功能衰竭

    D. 上腔静脉阻塞综合征　　E. 缩窄性心包炎

9.使气管移向患侧的疾病是 　　　　　　　　　　　　(　)

    A. 胸腔积液　　　　　　　B. 气胸　　　　　　　　　C. 胸腔肿瘤

    D. 肺不张　　　　　　　　E. 纵隔肿瘤

10.某女性患者,面色晦暗,双颊紫红,口唇轻度发绀。该患者为何种面容 　(　)

    A. 病危面容　　　　　　　B. 肝病面容　　　　　　　C. 肾病面容

    D. 二尖瓣面容　　　　　　E. 慢性病容

11.患者,男性,60 岁,自己发现左锁骨上有一鸡蛋大小的无痛性肿块,质地坚硬。首先考虑 　　　　　　　　　　　　　　　　　　　　(　)

    A. 乳腺癌　　　B. 肺癌　　　C. 胃癌　　　D. 鼻咽癌　　　E. 骨肉瘤

12.肺气肿患者的胸廓为 　　　　　　　　　　　　　　(　)

    A. 扁平胸　　　　　　　　B. 桶状胸　　　　　　　　C. 鸡胸

    D. 正常成人胸　　　　　　E. 一侧胸廓饱满

13. 语音震颤减弱见于　　　　　　　　　　　　　　　　　　　　　　（　　）
　　A. 肺浅表大空洞　　　　　　　B. 肺炎实变期　　　　　　　C. 压迫性肺不张
　　D. 肺梗死　　　　　　　　　　E. 气胸

14. 一侧胸廓饱满,呼吸运动减弱,语音震颤消失,叩诊呈浊音,听诊呼吸音消失,气管偏
　　向健侧,最可能的诊断是　　　　　　　　　　　　　　　　　　　　（　　）
　　A. 肺不张　　　B. 肺实变　　　C. 气胸　　　D. 肺气肿　　　E. 胸腔积液

15. 临床上用于计算前肋和肋间隙的标志是　　　　　　　　　　　　　　（　　）
　　A. 胸骨角　　　B. 肩胛下角　　　C. 第7颈椎　　　D. 锁骨上窝　　　E. 剑突

16. 抬举性心尖搏动提示　　　　　　　　　　　　　　　　　　　　　　（　　）
　　A. 左心房肥大　　　　　　　　B. 左心室肥大　　　　　　　C. 右心房肥大
　　D. 右心室肥大　　　　　　　　E. 全心增大

17. 第一心音增强见于　　　　　　　　　　　　　　　　　　　　　　　（　　）
　　A. 左心功能衰竭　　　　　　　B. 右心功能衰竭　　　　　　C. 二尖瓣关闭不全
　　D. 二尖瓣狭窄　　　　　　　　E. 病毒性心肌炎

18. 下列关于血压的描述中,不正确的是　　　　　　　　　　　　　　　（　　）
　　A. 正常人收缩压≤140mmHg　　　　　　　B. 正常人舒张压＜90mmHg
　　C. 正常脉压 30～40mmHg　　　　　　　　D. 低血压是指血压＜90/60mmHg
　　E. 高血压是指血压≥140/90mmHg

19. 梨形心的特点是　　　　　　　　　　　　　　　　　　　　　　　　（　　）
　　A. 心浊音界向左下扩大　　　　B. 心浊音界向左扩大　　　　C. 心浊音界向两侧扩大
　　D. 心腰部呈钝角　　　　　　　E. 心腰饱满或膨出

20. 二尖瓣狭窄最主要的体征是　　　　　　　　　　　　　　　　　　　（　　）
　　A. 二尖瓣面容　　　　　　　　B. 第一心音增强　　　　　　C. 肺动脉瓣第二音增强
　　D. 二尖瓣开放拍击音　　　　　E. 心尖部闻及"隆隆"样舒张期杂音

21. 心尖区触及舒张期震颤见于　　　　　　　　　　　　　　　　　　　（　　）
　　A. 室间隔缺损　　　　　　　　B. 主动脉瓣关闭不全　　　　C. 二尖瓣狭窄
　　D. 三尖瓣狭窄　　　　　　　　E. 动脉导管未闭

22. 反跳痛阳性表明　　　　　　　　　　　　　　　　　　　　　　　　（　　）
　　A. 腹内脏器炎性病变累及腹膜脏层
　　B. 腹内脏器炎性病变尚未累及腹膜脏层
　　C. 腹内脏器炎性病变累及腹膜壁层
　　D. 腹内脏器炎性病变尚未累及腹膜壁层
　　E. 腹腔有大量腹水

23. 上腹部出现明显振水音,常见于　　　　　　　　　　　　　　　　　（　　）
　　A. 急性胃炎　　　　　　　　　B. 胃穿孔　　　　　　　　　C. 胃癌
　　D. 消化性溃疡　　　　　　　　E. 幽门梗阻

24. 腹壁触诊揉面感,多见于　　　　　　　　　　　　　　　　　　　　（　　）
　　A. 胃肠道穿孔　　　B. 腹水　　　C. 癌性腹水　　　D. 卵巢肿瘤　　　E. 肠梗阻

25. 腹部叩诊呈移动性浊音（＋）提示腹水超过 （　　）

　　A. 300mL　　　B. 500mL　　　　C. 800mL　　　　D. 1000mL　　　　E. 1500mL

26. 一侧肢体的随意运动丧失，称为 （　　）

　　A. 偏瘫　　　　B. 截瘫　　　　　C. 脑瘫　　　　　D. 交叉瘫　　　　E. 单瘫

27. 以下属于病理反射的是 （　　）

　　A. 凯尔尼格征　　　　　　B. 闭目难立征　　　　　　C. 巴宾斯基征

　　D. 布鲁津斯基征　　　　　E. 霍纳综合征

28. 匙状指多见于 （　　）

　　A. 贫血　　　　　　　　　B. 慢性心功能不全　　　　C. 缺铁性贫血

　　D. 支气管扩张症　　　　　E. 缺钙

29. 提示广泛前壁心肌梗死的心电图导联是 （　　）

　　A. Ⅰ、aVL、V_6 导联　　　　B. Ⅱ、Ⅲ、aVF 导联　　　　C. V_1—V_3 导联

　　D. V_1—V_5 导联　　　　　E. aVR、V_1、V_2 导联

30. 心电图检查能确定诊断的是 （　　）

　　A. 期前收缩　　B. 左心室肥大　　C. 冠心病　　　D. 心肌缺血　　　E. 心肌炎

31. 室性期前收缩的心电图特点是 （　　）

　　A. 提早出现的 P′-QRS-T 波群　　　　　　B. QRS 波时限正常

　　C. P-R 间期＞0.12s　　　　　　　　　　　D. T 波与 QRS 波群主波方向相反

　　E. 代偿间歇不完全

32. 下列有关窦性 P 波的描述中，错误的是 （　　）

　　A. 在大部分导联呈钝圆形，可有轻度切迹

　　B. P 波方向在Ⅱ导联可向下

　　C. P 波时限＜0.12s

　　D. 心率在正常范围时，成人 P-R 间期为 0.12～0.20s

　　E. P 波规律出现，频率为 60～100 次/min

33. 十二指肠溃疡的 X 线直接征象是 （　　）

　　A. 痉挛性切迹　　　　　　B. 充盈缺损　　　　　　C. 胃窦痉挛

　　D. 龛影　　　　　　　　　E. 幽门畸形、梗阻

34. 胸片上见密度略高、较均匀的云絮状阴影，边缘模糊，属于哪种基本病变 （　　）

　　A. 渗出　　　　B. 增殖　　　　C. 纤维化　　　　D. 钙化　　　　E. 肿块

35. 下列哪一项不属于 X 线的特性 （　　）

　　A. 穿透性　　　B. 束射性　　　C. 荧光效应　　　D. 感光效应　　　E. 电离效应

36. 在进行磁共振成像检查前，评估对象必须除去的物品是 （　　）

　　A. 发带　　　　　　　　　B. 袜子　　　　　　　　　C. 金属首饰

　　D. 外衣裤　　　　　　　　E. 塑料物品

37. 诊断肝硬化最有价值的实验室检查是 （　　）

　　A. ALT　　　　　　　　　B. AST　　　　　　　　　C. AFP

　　D. A/G（清蛋白、球蛋白比值）　　E. AKP

38. 成人男性血红蛋白的正常参考值范围是 （ ）

    A. 100～140g/L   B. 110～150g/L   C. 120～160g/L

    D. 140～170g/L   E. 170～200g/L

39. 最能反映早期肾小球功能损害的检查项目是 （ ）

    A. 血清肌酐测定   B. 血清尿素氮测定   C. 内生肌酐清除率测定

    D. 酚磺肽排泌试验   E. 尿胆红素定性试验

40. 护理病历的内容不包括 （ ）

    A. 护理计划单   B. 医嘱单   C. 健康教育指导

    D. 护理记录   E. 护理病历首页

二、名词解释（本大题共 5 小题，每小题 3 分，共 15 分）

1. 负性心尖搏动

2. Kussmaul 呼吸

3. 充盈缺损

4. 核左移

5. 三凹征

三、简答题（本大题共 5 小题，每小题 6 分，共 30 分）

1. 健康史评估的内容包括哪些？

2. 简述中心性发绀与周围性发绀的主要异同点。

3. 简述意识障碍的程度评估。

4. 心脏功能性收缩期杂音有哪些特点？

5. 简述肝硬化腹水实验室检查的特点。

五、问答题（本大题共 3 题，第 1 小题 8 分，第 2 小题 3 分，第 3 小题 4 分，共 15 分）

某肺气肿患者手提重物后突然出现胸痛、呼吸急促、不能平卧。做胸部 X 线检查发现透明区，其中无肺纹理存在。查体：右侧胸廓膨隆，右侧呼吸运动减弱；气管向左侧移位，右侧语音震颤消失；叩诊呈鼓音，叩诊左侧呈过清音；听诊肺泡呼吸音消失。

1. 该肺气肿患者阳性体征有哪些？

2. 该患者目前出现了什么情况？

3. 提出两个主要的护理诊断。

（胡　静）

第十三章 健康评估课程整体设计

一、管理信息

课程名称:《健康评估》 　　　　制定时间:2015.8.21
课程代码:11311360 　　　　　　所属部门:医学院
制 定 人:吴忠勤、魏自太 　　　批 准 人:徐春岳(教研室主任)

二、基本信息

学分:4 分 　　　　　　　　　　课程类型:专业基础课
学时:34(理论)＋30(实践) 　　先修课程:生物化学
授课对象:护理、助产专业 　　　后续课程:正常人体结构、人体机能学、病原微生物
　　　　　　　　　　　　　　　　　　　　与免疫学基础、药物应用等

三、课程设计

1. 课程目标设计

(1)能力目标

总体能力目标:

①培养学生的护理理念,使学生学会从护理的角度去思考临床问题,并具有良好的职业情感。

②树立以人的健康为中心,尊重患者、关爱患者的强烈意识。

③形成同学之间互相交流、沟通、协作的学习氛围。

④养成终身学习、自主学习、善于保存资料的习惯,有一定的科研意识。

⑤培养良好的责任意识、团队沟通和团队合作能力。

单项能力目标:

①应用交流、沟通的技巧采集健康评估资料。

②能对评估对象进行系统、重点的身体评估;识别正常身体情况和异常体征,并解释临床意义。

③能正确收集临床常用的实验室检查的标本,规范心电图的描记,正确进行常用影像学检查的术前准备,并解释检查结果的临床意义。

④能对收集的健康评估资料进行分析、判断,提出初步护理诊断,并书写护理记录。

⑤有自学、查找资料、解决健康评估中所遇问题的能力。

(2)知识目标

①正确解释健康评估中相关的各种基本概念。

②熟悉常见症状的病因、临床特征及评估内容。

③描述身体评估的正常状况,熟悉异常时的临床意义。

④熟悉常用实验室检查及辅助检查结果的正常参考值和临床意义。

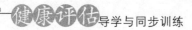

⑤具备参加国家护士执业资格考试和其他职业资格考试的基本理论知识。

2.课程内容设计

编号	模块名称	学时	实践
1	绪论,健康评估的方法	4	2
2	护理诊断	2	
3	身体评估	16	8
4	常见症状评估	10	2
5	常用实验室检查	12	6
6	心电图	10	4
7	影像学检查	6	6
8	心理评估与社会评估	2	
9	健康评估记录	2	2
	合计	64	30

3.能力训练项目设计

编号	能力训练项目名称	拟实现的能力目标	相关支撑知识	训练方式、手段及步骤	结果
1.1	健康资料的问诊	①收集健康资料的会谈技巧。②会谈的注意事项和非语言性沟通技巧	会谈技巧、解剖知识	教师确定病例要求→学生分组训练→书写实训报告	实训报告
2.1	身体评估（一般状态、头部）	①一般状态评估的内容与方法。②头部评估的内容及方法	身体评估的基本方法,视诊、触诊、叩诊、听诊方法的正确运用	教师示范并向学生讲解→学生分组训练→学生书写实训报告	实训报告
2.2	身体评估（肺、心脏）	①肺评估的内容及视诊、触诊、叩诊、听诊方法的正确运用。②心脏评估的内容及视诊、触诊、叩诊、听诊方法的正确运用	肺、心脏解剖结构的正确认识,四诊方法的正确运用	教师示范并向学生讲解→学生分组训练→学生书写实训报告	实训报告
2.3	身体评估（腹部）	腹部评估的主要内容及视诊、触诊、叩诊、听诊方法的正确运用	腹部解剖结构的正确认识,体表标志及分区	教师复习相关理论知识,示范并向学生讲解→学生分组训练→学生书写实训报告	实训报告
2.4	身体评估（脊柱、四肢、神经）	脊柱评估的内容及方法,四肢关节及运动功能,神经反射评估的内容和方法	脊柱、四肢,神经的构成及走向,神经反射	教师复习相关理论知识→示范并向学生讲解→学生分组训练→学生书写实训报告	实训报告
3.1	观察常见症状、体征	能辨认临床上常见的阳性体征	解剖知识,病理生理知识	学生观看录像→学生书写实训报告	实训报告

编号	能力训练项目名称	拟实现的能力目标	相关支撑知识	训练方式、手段及步骤	结果
4.1	分析血、尿、粪便化验单的生理意义	能够分析血、尿、粪便明显异常指标的生理意义	血、尿、粪便的组成成分和生理意义	教师复习相关理论知识→学生分头自行分析→教师抽问	实训报告
4.2	分析肝、肾化验单的生理意义	能够分析肝、肾明显异常指标的生理意义	肝、肾的生理功能	教师复习相关理论知识→学生分头自行分析→教师抽问	实训报告
4.3	血糖检查的步骤、参考值及临床意义	①能学会快速血糖检测方法。②能分析血糖数值的临床意义	血糖的产生等生理过程	教师向学生讲解→学生自行相互检测血糖→实训报告	实训报告
5.1	心电图的描记和临床应用	①能正确连接、操作、描记心电图。②能认识心电图的波形等基础知识	心脏的电生理学及结构	教师复习相关理论知识→教师向学生讲解并示范→学生分组检测心电图→实训报告	实训报告
5.2	异常心电图的临床分析	能分析常见异常心电图的波形特点及临床意义	心脏的电生理学及结构	教师复习相关理论知识→学生分析→教师抽问→教师讲解→学生实训报告	实训报告
6.1	观察各系统X线检查的正常表现；X线检查常见异常表现及临床意义	①能熟悉各系统X线检查的正常表现。②能认识X线检查常见异常表现的病变特点	X线检查的特点及长处	教师复习相关理论知识→教师利用数码设备向学生讲解→学生自行分析X线片特点→教师抽问	实训报告
6.2	各脏器B超检查的正常表现；B超检查常见异常表现及临床意义	①能熟悉各脏器B超检查的正常表现。②能认识B超检查常见异常表现的病变特点	B超检查的图像特点及长处	教师复习相关理论知识→教师利用数码设备向学生讲解→学生自行分析B超图像的特点→教师抽问	实训报告

续 表

编号	能力训练项目名称	拟实现的能力目标	相关支撑知识	训练方式、手段及步骤	结果
6.3	B超检查的实际程序、步骤、准备及特点	①能说出B超检查的优点。②能明确B超检查前的准备工作。③能辨别简单的B超动态图像	B超检查的图像特点	教师分组示教→学生分组观察→个别学生实际操作感受	实训报告
7.1	健康评估记录	①能说出健康评估记录的基本要求。②能书写健康评估记录	身体评估的要求和注意事项	观看影像资料→学生观察→学生独立书写健康评估记录	实训报告

4.进度表设计

序号	课时	单元标题	能力目标	能力训练项目编号	知识目标
1	2	1.1绪论 1.2健康评估的方法	收集健康资料的会谈技巧,健康史的内容	1.1	①掌握健康评估的概念。②熟悉健康史的内容,主观性资料和客观性资料。③熟悉功能性健康形态分类
2	2	2.1护理诊断	能够明确护理诊断的思维方法和步骤		
3	2	3.1身体评估的基本方法、一般评估、头颈部评估	能够进行一般状态评估、头颈部评估并熟悉其内容及方法	2.1	①掌握身体评估的五种基本方法,一般状态、头部评估的内容。②熟悉头部评估的内容
4	2	3.2胸部评估	①能够进行肺评估,正确运用视诊、触诊、叩诊、听诊方法。②心脏评估的内容及视诊、触诊、叩诊、听诊方法的正确运用	2.2	①掌握正常及异常胸廓;乳房触诊;肺评估的内容及视诊、触诊、叩诊、听诊方法的正确运用。②心脏评估的内容及视诊、触诊、叩诊、听诊方法的正确运用;血管评估的内容及方法,常见异常脉搏,周围血管体征
5	2	3.3腹部评估、肛门直肠和男性生殖器评估	能够正确进行腹部评估,正确运用视诊、触诊、叩诊、听诊方法触诊腹部	2.3	掌握腹部的体表标志及分区,腹部评估的主要内容及视诊、触诊、叩诊、听诊方法在腹部评估中的正确运用

序号	课时	单元标题	能力目标	能力训练项目编号	知识目标
6	2	3.4 脊柱、四肢与关节评估;神经系统评估	能够正确进行脊柱评估,四肢关节及运动功能的评估;神经反射的评估	2.4	熟悉脊柱评估的内容及方法,四肢关节及运动功能;神经反射评估的内容和方法
7	2	4.1 常见症状评估(发热、疼痛、咳嗽与咳痰、呼吸困难、发绀)	依据临床特点能辨别发热、疼痛、咳嗽与咳痰、呼吸困难,掌握其要点	3.1	①掌握:发热、疼痛、呼吸困难、咳痰的原因,护理评估的要点。 ②熟悉:发热、疼痛、呼吸困难、咳痰症状出现后患者的临床表现。 ③了解:发绀的原因
8	2	4.2 常见症状评估(水肿、咯血、脱水、心悸、皮肤黏膜出血)	能够掌握水肿、咯血的原因,护理评估的要点	3.1	①掌握:水肿、咯血的原因,护理评估的要点,各个症状的临床特征。②熟悉:水肿、咯血以及症状出现后患者的临床表现。 ③了解:发绀、皮肤黏膜出血的原因
9	2	4.3 常见症状评估(黄疸、恶心与呕吐、呕血与黑便、便血、腹泻、便秘)	能够掌握呕血与黑便的常见病因,护理评估的要点	3.1	①掌握:呕血与黑便原因的评估要点。 ②熟悉:呕血与黑便症状出现的临床表现。 ③了解:恶心、呕吐、腹泻、便秘、黄疸的原因,各个症状的临床特征
10	2	4.4 常见症状评估(排尿异常、抽搐与惊厥、眩晕、意识障碍、失眠)	能够掌握意识障碍的原因、评估要点和临床特征	3.1	①掌握:意识障碍的原因、评估要点和临床特征。 ②熟悉:意识障碍症状出现后患者的临床表现。 ③了解:排尿异常、抽搐与惊厥、失眠的原因,评估要点和临床特征

续　表

序号	课时	单元标题	能力目标	能力训练项目编号	知识目标
11	1	5.1 血、尿、粪便检查	能够分析血、尿、粪便明显异常指标的生理意义	4.1	①掌握：各项常用实验室检查的标本采集法；微生物学检查的标本采集方法与注意事项。②熟悉：血、尿、粪便一般检查的正常参考值及临床意义
12	2	5.2 肾功能、肝功能与肝脏疾病常用检查，脑脊液检查，浆膜腔积液检查	能够分析肝、肾明显异常指标的生理意义	4.2	①熟悉：肝、肾功能检查的临床意义。②了解：浆膜腔穿刺液检查的参考值及临床意义；脑脊液检查的适应证、禁忌证及标本采集和临床意义
13	2	5.3 临床常用生物化学检查、常用免疫学检查、血气分析和酸碱度测定	能够正确进行血糖检测，并掌握其临床意义	4.3	熟悉临床常用生物化学检查的参考值及临床意义；常用免疫学检查项目的临床意义
14	2	6.1 心电图基本知识	能够正确连接、操作、描记心电图；能够认识心电图的波形等基础知识	5.1	①掌握：心电图的测量方法，正常心电图的波形特点与正常值。②熟悉：心电图各波段的命名，常规心电图导联的体表连接部位；心电图的描记和临床应用价值
15	2	6.2 异常心电图	能够分析常见异常心电图的波形特点及临床意义	5.2	①掌握：急性心肌梗死的特征性心电图表现；正常窦性心律、房性期前收缩、室性期前收缩、阵发性室上性心动过速、阵发性室性心动过速、心房颤动、三度房室传导阻滞的心电图特征。②熟悉：交界性期前收缩、二度Ⅰ型房室传导阻滞、二度Ⅱ型房室传导阻滞、心室颤动的心电图特征

序号	课时	单元标题	能力目标	能力训练项目编号	知识目标
16	2	6.3 心电图的描记、分析和应用	能够掌握心电图的应用价值	5.2	①熟悉:心电图的描记和临床应用价值。②了解:心电监护仪电极的安放,心电监护仪上对几种高危心律失常情况的识别
17	2	7.1 影像学检查(X线检查、其他X线检查方法、X线检查中的防护原则和检查前的准备)	①能熟悉各系统X线检查的正常表现。②能认识X线检查常见异常表现的病变特点	6.1	①掌握:X线检查前患者的准备工作;CT检查前患者的准备工作。②熟悉:各系统X线检查的正常表现;X线检查常见异常表现及临床意义。③了解:各项影像学检查的常用方法及临床应用
18	2	7.2 影像学检查(MR成像检查、超声检查、核医学检查)	①熟悉各脏器B超检查的正常表现。②能认识B超检查常见异常表现的病变特点;能说出B超检查的优点;能明确B超检查前的准备工作;能辨别简单的B超动态图像	6.2/6.3	①掌握:超声检查前患者的准备工作。②了解:各项影像学检查的常用方法及临床应用
19	2	8.1 心理与社会评估	能够掌握情绪、压力的评估方法		①掌握:情绪的评估方法;压力的评估方法;角色功能的评估。②熟悉:家庭功能的评估;焦虑和抑郁自评量表的使用。③了解:生活事件量表的使用;家庭关怀度指数问卷的应用
20	2	9.1 健康评估记录	①能说出健康评估记录的基本要求。②能书写健康评估记录	7.1	①掌握:混合式入院护理评估单的格式和内容;一般患者护理记录和危重患者护理记录的内容;首次护理记录。②熟悉:健康评估记录的基本要求

5.第一堂课设计梗概

第一步:介绍本课程在专业课程体系中所处的地位,本课程的授课目标和考核要求,健康评估课程的学习方法和主要网站(10min)。

　　《健康评估》是以人的健康为中心,从护理角度出发,去评价评估对象的健康状态的一门专业基础课程,为专业必修课。护理评估是护理程序中的首要环节,贯穿于护理活动的整个过程。本课程的主要内容是如何收集评估对象的健康资料,如何判断健康资料的价值,具有很强的实践性,对学生职业能力培养和职业素质养成起着重要支撑或明显促进作用。

　　本课程的主要任务是通过教学使学生掌握健康评估的原理和方法,学会收集、综合、分析资料,概括诊断依据,提出护理诊断,并具备监测和判断病情变化的能力。该课程为进一步学习临床护理各科专业课程奠定基础,最终将课程中所学的知识运用到学习护理程序、健康宣教、疾病护理和促进健康的过程中去。

　　本课程的考核要求见"四、考核方案设计"内容。

　　第二步:介绍健康评估的发展简史(5min),健康评估的主要内容(10min),以及健康评估的学习方法、要求等。

　　第三步:介绍第二章(60min)内容:①健康评估资料的来源与分类;②健康资料的内容。

　　第四步:小结(5min)。

四、考核方案设计

　　1.基本思路

　　通过考核,了解学生掌握健康评估的原理和方法,收集、综合、分析资料,概括诊断依据,提出护理诊断,监测和判断病情变化的能力。在考核上,突出知识的应用及解决问题和分析问题的能力。

　　2.考核要求

　　考核方式:笔试(闭卷、开卷或一页开卷等)、口试、操作考试等。

　　各教学环节占总分的比例:实训、作业及平时测验占20%,期中考试占20%,期末考试占60%。

五、教材及资料

　　推荐教材:《健康评估》(诸葛毅主编)。

　　推荐参考书:《健康评估导学与同步训练》(诸葛毅、俎德玲主编)、《健康评估》(刘成玉主编)、《健康评估》(吕探云主编)。

六、其他需要说明的问题

　　实施《健康评估》教学时,应将理论密切联系实际,要合理安排课堂教学与实践教学。身体评估部分内容可安排在实践课上;注意安排护生去医院课间见习,尽早接触临床,练习护理病历书写、健康资料收集,培养临床思维。根据教学实际需要,教师可对教材内容进行取舍,有的内容可加以现场发挥,有的内容可安排学生自学;充分利用现有各种电化教学资源辅助教学,使教学活动更为丰富多彩。最后,适当布置作业。

(吴忠勤　魏自太)

参考答案

第一章 健康评估方法学习指导

一、单项选择题

1. C 2. A 3. A 4. A 5. A 6. B 7. D 8. D 9. B 10. C 11. A 12. E 13. A 14. B 15. D
16. C 17. B 18. C 19. D 20. E 21. C 22. A 23. E 24. C 25. A

二、多项选择题

1. ABCD 2. ABCDE 3. ABCDE 4. ABE 5. AE 6. ABDE

第二章 身体评估学习指导

实践一 一般状态检查、皮肤、浅表淋巴结评估

一、单项选择题

1. B 2. D 3. A 4. E 5. D 6. C 7. C 8. D 9. B 10. A 11. D 12. D 13. A 14. E 15. A
16. C 17. C 18. B 19. C 20. C 21. D 22. C 23. A 24. E 25. C 26. E

二、多项选择题

1. ADE 2. CD 3. ACE 4. ABCD 5. BC 6. ABE 7. ABC

实践二 头、颈部评估

一、单项选择题

1. D 2. D 3. B 4. A 5. B 6. C 7. A 8. B 9. D 10. C 11. B 12. B 13. B 14. D 15. D
16. C 17. D 18. D 19. A 20. E

二、多项选择题

1. AC 2. AD 3. AC 4. AC 5. ACE 6. CE

实践三 胸壁与胸廓、肺评估

一、单项选择题

1. A 2. C 3. B 4. E 5. D 6. B 7. A 8. C 9. C 10. E 11. C 12. B 13. D 14. D 15. E
16. B 17. C 18. A 19. E 20. B 21. B 22. B 23. B 24. B 25. E 26. D 27. D 28. B 29. B
30. C 31. D 32. C 33. E 34. B 35. C

二、多项选择题

1. ADE 2. AC 3. ACD 4. BE 5. BCDE 6. ABE 7. ABCDE

实践四 心脏评估及血管评估

一、单项选择题

1. D 2. C 3. B 4. B 5. D 6. A 7. B 8. E 9. E 10. E 11. A 12. C 13. E 14. C 15. A
16. B 17. A 18. C 19. B 20. D 21. B 22. C 23. D 24. E 25. D 26. E 27. D 28. E 29. D
30. C 31. D 32. A 33. D 34. D 35. C 36. D

二、多项选择题

1．ABC 2．BC 3．ABD 4．ABCD 5．ABCDE 6．ABD 7．ABCD

实践五　腹部评估

一、单项选择题

1．E 2．B 3．D 4．E 5．D 6．C 7．C 8．B 9．E 10．D 11．E 12．C 13．C 14．C 15．B
16．C 17．D 18．E 19．B 20．D 21．D 22．C 23．D 24．A 25．D 26．D 27．E 28．B 29．B
30．D 31．B 32．B 33．C 34．A 35．D 36．D 37．A 38．D 39．C 40．C 41．C

二、多项选择题

1．BCD 2．ABCD 3．ABCE 4．ABD 5．ABCDE 6．BC 7．ABCD 8．ACD 9．ABDE 10．BCD
11．BCD 12．ABC 13．ABCD 14．ABD

实践六　脊柱与四肢的评估

一、单项选择题

1．B 2．D 3．C 4．A 5．D 6．C 7．B 8．C 9．C 10．E 11．D 12．A 13．D 14．B 15．C
16．B 17．A 18．D 19．C 20．B 21．C 22．D 23．D

二、多项选择题

1．BCDE 2．ABCDE

实践七　神经系统的评估

一、单项选择题

1．D 2．E 3．C 4．B 5．E 6．B 7．E 8．C 9．C 10．E 11．B 12．C 13．C 14．A 15．D
16．A 17．E

二、多项选择题

1．BCDE 2．BCE 3．ABCD 4．ACD 5．BCDE 6．ABD 7．ABE

第三章　常见症状评估临床思维指导

一、单项选择题

1．B 2．C 3．D 4．D 5．C 6．B 7．D 8．D 9．D 10．A 11．D 12．A 13．B 14．A 15．D
16．B 17．E 18．B 19．C 20．E 21．D 22．C 23．E 24．C 25．C 26．E 27．C 28．D 29．E
30．C 31．E 32．E 33．C 34．A 35．B 36．E 37．D 38．B 39．C 40．A 41．C 42．B 43．D
44．A 45．B 46．D 47．D 48．A 49．C 50．E 51．A 52．D 53．A 54．E 55．A 56．C 57．B
58．A 59．D 60．D 61．C 62．B 63．A 64．B 65．D 66．E 67．A 68．A 69．A 70．B 71．E
72．C 73．D 74．A 75．C 76．B 77．E 78．A 79．A 80．C 81．E 82．B 83．B 84．C 85．E
86．B 87．A 88．E 89．C 90．A 91．E 92．D 93．B 94．A 95．A 96．C 97．C 98．E 99．B
100．D 101．B 102．B 103．D 104．B 105．A 106．D 107．D 108．A 109．B 110．C 111．C
112．D 113．A 114．A 115．B 116．D 117．D 118．C 119．B 120．A 121．B 122．C 123．C
124．C 125．A 126．A 127．D 128．B 129．B 130．D 131．D 132．C 133．B 134．E 135．E
136．A 137．A 138．B 139．C 140．B 141．E 142．C 143．D 144．C 145．E 146．C 147．C
148．A 149．D 150．E 151．D 152．A 153．C

二、多项选择题

1．ABCDE 2．ABCD 3．ABC 4．ABCDE 5．BCDE 6．ACD 7．ABD 8．ABCDE 9．ABCDE
10．ABCDE 11．ACDE 12．ABCDE 13．ABC 14．ABCDE 15．CD 16．ABCDE 17．ABE 18．ABCD
19．BCD 20．ABC 21．AC 22．ABCDE 23．BCDE 24．ABCE 25．ABCDE 26．ABCE 27．AC
28．ABCDE 29．ABCDE 30．BCE

第四章　常用实验检查临床思维指导

一、单项选择题

1.D　2.B　3.D　4.D　5.B　6.A　7.C　8.D　9.E　10.C　11.C　12.C　13.B　14.D　15.D
16.C　17.C　18.B　19.C　20.C　21.C　22.B　23.A　24.B　25.B　26.C　27.D　28.D　29.A
30.D　31.A　32.C　33.A　34.B　35.D　36.C　37.C　38.B　39.C　40.E　41.E　42.A　43.D
44.E　45.D　46.D　47.B　48.E　49.B　50.A　51.A　52.B　53.C　54.C　55.E　56.E　57.B
58.C　59.D　60.C　61.D　62.D　63.C　64.A　65.B　66.E　67.E　68.E　69.A　70.D　71.E
72.B　73.D　74.D　75.B　76.B　77.C　78.A　79.D　80.C　81.D　82.D　83.C　84.E　85.C
86.B　87.E　88.E　89.D　90.D　91.B　92.C　93.B　94.B　95.D　96.D　97.E　98.D　99.E
100.D

二、多项选择题

1.ABCDE　2.ABC　3.BCDE　4.ABDE　5.ABCDE　6.ABD　7.ABCDE　8.ABCD　9.ABCD
10.ABDE　11.ABD　12.ABCDE　13.BCD　14.ABCDE　15.ABCDE　16.AC　17.ABC　18.ABDE
19.ABCDE　20.ABD　21.ABCD　22.ABDE　23.BC　24.ABCE　25.ABD

第五章　影像学检查临床思维指导

一、单项选择题

1.D　2.A　3.C　4.E　5.A　6.D　7.B　8.A　9.D　10.C　11.C　12.A　13.C　14.C　15.A
16.A　17.D　18.B　19.A　20.D　21.B　22.C　23.D　24.C　25.B　26.D　27.D　28.B　29.B
30.B　31.D　32.A　33.A　34.A　35.D　36.D　37.B　38.D　39.B　40.A　41.C　42.B　43.B
44.C　45.C　46.B　47.C　48.A　49.C　50.B　51.C　52.C　53.B　54.C　55.B　56.A　57.D
58.A　59.C　60.B　61.A　62.D　63.E　64.C　65.D　66.B　67.A　68.D　69.E　70.D　71.E
72.B　73.B　74.D　75.D　76.C　77.A　78.A　79.A　80.A

二、多项选择题

1.ABC　2.CD　3.BCDE　4.ABCD　5.ABCE　6.BCD　7.ABCDE　8.AC　9.DE　10.ABC
11.ACE　12.ABCE　13.ABC　14.ABC　15.ABC　16.ABE　17.ABCD　18.ABCDE　19.ABCDE
20.ABCD　21.ABCDE　22.ABDE　23.ABC　24.ACD　25.ABDE　26.ACDE　27.ABCD　28.ABC
29.ABCDE　30.BCDE　31.BDE　32.AE　33.BDE　34.ABDE　35.ABCDE　36.ABCDE　37.ACDE
38.ABCD　39.ABC　40.BCDE　41.ABCD　42.ABCE　43.ABCD　44.ABDE　45.ABCDE　46.ABCD
47.ACE　48.BCDE　49.ABCDE　50.BD

第六章　心电图检查学习指导

一、单项选择题

1.D　2.E　3.D　4.E　5.A　6.E　7.C　8.B　9.D　10.D　11.D　12.B　13.A　14.C　15.C
16.B　17.B　18.C　19.A　20.D　21.C　22.B　23.E　24.E　25.E　26.D　27.E　28.A　29.E
30.E　31.C　32.E　33.D　34.A　35.D　36.C　37.D　38.C　39.C　40.A　41.D　42.B　43.D
44.C　45.E　46.C　47.D　48.B　49.D　50.C　51.E　52.E　53.C　54.B　55.D　56.A　57.D
58.E　59.E　60.B　61.A　62.B　63.E　64.E　65.C　66.E　67.B　68.E　69.B　70.D　71.A
72.C　73.E　74.E　75.E　76.D　77.C　78.D　79.D　80.E　81.D　82.C　83.C　84.B　85.C
86.C　87.B　88.B　89.D　90.E　91.E　92.D　93.C　94.A　95.B　96.D　97.A　98.D　99.D
100.C　101.B　102.D　103.C　104.A　105.D

二、多项选择题

1．BC 2．BC 3．ABD 4．ACD 5．BCE 6．ACD 7．AC 8．ABC 9．BD 10．ABD 11．BCD
12．ABDE 13．ABCDE 14．ABD 15．ABCDE 16．ABE 17．CE 18．ACE 19．AC 20．CD 21．BC
22．BD 23．BDE 24．ABC 25．ABCD 26．BE 27．AC 28．BD 29．ABC 30．ABDE 31．ABDE
32．ABD 33．ABCDE 34．CDE 35．ABC

第七章　社会与心理评估临床思维指导

一、单项选择题

1．C 2．B 3．C 4．D 5．A 6．B 7．C 8．D 9．A 10．A 11．A 12．C 13．C 14．B 15．D
16．C 17．D 18．C 19．C 20．C 21．A 22．A 23．E 24．D 25．E

二、多项选择题

1．ABCDE 2．ABC 3．BCDE 4．ABCDE 5．ABCDE 6．CDE 7．ABCE 8．ABDE 9．ABCDE
10．CDE

第八章　护理诊断与评判思维实践指导

一、单项选择题

1．E 2．A 3．D 4．B 5．C 6．B 7．D 8．B 9．A 10．E 11．C 12．B 13．A 14．B 15．C
16．A 17．B 18．C 19．C 20．E 21．C 22．C 23．D 24．C 25．C 26．C 27．A 28．C 29．A
30．E 31．B 32．A

二、多项选择题

1．ABCD 2．ABCDE 3．ABCDE 4．ACDE 5．ABCDE 6．ABCDE 7．ABCE 8．ABCDE 9．ABC
10．ABCDE 11．ABCD

第九章　健康评估记录实践指导

一、单项选择题

1．B 2．D 3．C 4．D 5．B 6．D 7．A 8．B 9．C 10．D 11．C 12．D 13．A 14．A 15．A

二、多项选择题

1．ABCDE 2．ABDE 3．ABCDE

第十二章　综合练习

综合练习一
一、单项选择题

1．A 2．C 3．B 4．E 5．E 6．B 7．E 8．C 9．A 10．D 11．B 12．B 13．E 14．C 15．A
16．C 17．B 18．A 19．B 20．A 21．B 22．A 23．C 24．D 25．E 26．D 27．E 28．D 29．B
30．D 31．B 32．A 33．B 34．D 35．B 36．A 37．C 38．C 39．E 40．D

二、名词解释

1．水冲脉：因脉压增大，脉搏骤起骤落，急促而有力，犹如水浪冲过，故称水冲脉。水冲脉见于主动脉瓣关闭不全、甲亢、严重贫血患者。

2．龛影：是胃肠道内壁因病变侵蚀造成的溃烂部分被造影剂充填后显示的影像。龛影是溃疡性病变的直接X线征象。

3．潮式呼吸：指呼吸由浅慢逐渐加快加深，达到高潮后，又逐渐变浅变慢，暂停数秒之后又出现上述状态的呼吸，如此周而复始，呼吸如潮水涨落样。潮式呼吸主要由呼吸中枢对CO_2的反应性降低而引起，临床见于药物引起的呼吸抑制、脑损伤等患者。

4.症状：是患者主观感受到的不适、痛苦的异常感觉或某些客观病态改变，如疼痛、乏力等。

5.强迫体位：指患者为减轻痛苦而被迫采取某种特殊的体位，如心、肺功能衰竭患者采取的强迫坐位。

三、简答题

1.常见全身性水肿的类型及其临床特点如下。

(1)心源性水肿：首先出现于身体下垂部位，并随体位改变而变化，颜面部一般不肿。

(2)肾源性水肿：疾病早期于早晨起床时眼睑与颜面水肿，以后可发展为全身性水肿。

(3)肝源性水肿：先出现踝部水肿，逐渐向上蔓延，全身性水肿不明显，常有腹水。

(4)营养不良性水肿：水肿分布从组织疏松处开始，然后扩展至全身，以低垂部位明显，立位时下肢明显。

2.咯血与呕血的鉴别要点见下表。

咯血与呕血的鉴别要点

项　目	咯　血	呕　血
病　因	肺结核、支气管扩张、肺炎、肺脓肿、肺癌、心脏病	消化性溃疡、肝硬化、胃癌
出血前症状	喉部痒感、胸闷、咳嗽	上腹不适、恶心、呕吐等
颜　色	鲜红	棕黑、暗红,有时鲜红
出血方式	咯出	呕出
血中混合物	痰、泡沫	食物残渣、胃液
反　应	碱性	酸性
黑　便	除非咽下,否则没有	有,可为柏油样,呕血停止后仍可持续数日
出血后痰的性状	常有血痰数日	无痰

3.现病史所包括的内容如下。

(1)患者疾病的发生、发展及演变。

(2)病因/诱因及起病过程。

(3)主要症状的特点：部位、性质、持续时间和程度、缓解或加剧因素。

(4)病情发展及演变：主要症状的变化或新症状的出现。

(5)既往诊治经过：伴随症状提示程度、缩小范围、排除其他。

(6)病程中一般状况。

4.中性粒细胞病理性增高见于：急性感染或炎症；广泛的组织损伤或坏死；急性溶血；急性失血；急性中毒；恶性肿瘤。

5.肌力分 0～5 级。0 级：完全瘫痪,肌肉无收缩；1 级：肌肉可收缩,但不能产生动作；2 级：肢体可在床面移动,但不能抬起；3 级：肢体能抗地心引力抬离床面,但不能克服阻力；4 级：肢体能对抗阻力,但力量较弱；5 级：正常肌力。

四、综合题

1.二尖瓣狭窄患者可能出现如下体征：视诊二尖瓣面容。触诊心尖部可触及舒张期震颤。叩诊轻度心浊音界无异常,中度以上心浊音界呈梨形。听诊心尖区"隆隆"样舒张中晚期杂音,心尖区 S_1 增强,P_2 亢进并分裂,部分可闻及开瓣音。

2.心电图诊断为心房颤动。心电图特点有：①P 波消失,代之以大小、形态、间距不一的小"f"波,频率为 350～600 次/min；②QRS 波呈室上型；③R-R 间距绝对不规则。

综合练习二

一、单项选择题

1.C　2.E　3.C　4.E　5.C　6.C　7.B　8.C　9.D　10.D　11.C　12.B　13.E　14.E　15.A　16.B　17.D　18.A　19.E　20.E　21.C　22.C　23.E　24.C　25.D　26.A　27.C　28.C　29.D

30．A 31．D 32．B 33．D 34．A 35．B 36．C 37．D 38．C 39．C 40．B

二、名词解释

1.负性心尖搏动:正常心脏收缩时,心尖搏动向外凸起,若心脏收缩时心尖反而向内陷者,则称为负性心尖搏动。

2.Kussmaul 呼吸:严重的酸中毒患者为排出体内较多的二氧化碳,调整酸碱平衡,可出现深而快的呼吸,称为 Kussmaul 呼吸或深长呼吸。

3.充盈缺损:是放射科的术语,指在钡剂造影时,由于病变向腔内突出形成肿块,即在管腔内形成占位性病变,因此造成局部造影剂缺损。充盈缺损常见于肿瘤或增生性炎症引起的肿块。

4.核左移:指正常外周血中中性粒细胞以 3 叶核居多,只有少量杆状核,杆状核与分叶核比为 1∶13,如外周血中杆状核细胞增多或同时出现晚幼粒细胞、中幼粒细胞、早幼粒细胞等,均称为核左移。核左移常见于各种病原体所致的感染。

5.三凹征:指吸气过程显著困难,吸气费力,严重者吸气时胸骨上窝、锁骨上窝和肋间隙明显凹陷。

三、简答题

1.健康史评估的内容包括一般项目、主诉、现病史、既往健康史、目前用药史、生长发育史、家族健康史及系统回顾。

2.中心性发绀与周围性发绀的主要异同点:从发病机制上看,它们都为血液中还原血红蛋白增多所致的发绀,但中心性发绀是由心肺疾病所致(肺性是由于通气、换气、弥散功能障碍所致;心性是由于右向左分流,使动脉血混入动脉血中所致),临床特点是全身性发绀,皮肤温暖,以口腔黏膜、舌为突出;而周围性发绀是由于体循环瘀血,周围组织氧耗过多或动脉缺血(休克),周围组织灌注不足、缺氧所致,临床特点是肢体末端及下垂部位明显,皮肤冷,加温和按摩后可减轻或消失。

3.意识障碍的程度评估如下。

(1)嗜睡:呈持续性睡眠状态,易唤醒,醒后能正确回答问题,但很快再次入睡。

(2)意识模糊:定向力障碍、谵妄、思维和语言不连贯,可有幻觉等精神异常。

(3)昏睡:处于沉睡状态,不易唤醒,在强刺激下可被唤醒,答非所问(不能正确回答问题),且很快又入睡。

(4)昏迷:①浅昏迷。意识大部分丧失,无自主运动,对声、光刺激无反应,但有防御反应,生理反射存在,生命体征基本稳定。②中度昏迷。对强烈刺激可有防御反应但弱,生理反射部分消失,角膜反射、瞳孔对光反射迟钝,生命体征有改变。③深昏迷。意识完全丧失,全身肌肉松弛,对任何刺激均无反应,生理反射全部消失,生命体征不稳定,大小便失禁。

4.心脏功能性收缩期杂音的特点有:多见于儿童、青少年,听诊部位多在肺动脉瓣区或心尖部,杂音性质柔和、吹风样,持续时间短促,杂音强度多≤2/6级,无震颤,传导局限,心脏大小正常。

5.肝硬化腹水为漏出液,实验室检查特点有:外观呈淡黄色,浆液性,清澈,透明;不自凝;比重<1.015;黏蛋白定性阴性;蛋白定量<25g/L;葡萄糖定量与血糖相近;细胞计数<100×10⁶/L,细胞分类以淋巴细胞和间皮细胞为主;细菌学检查阴性。

四、综合题

1.肺气肿体征如下:视诊桶状胸,呼吸运动减弱;触诊双侧胸廓扩张度及语音震颤减弱;叩诊过清音,肺下界下移及下界移动度变小,心浊音界缩小,肝浊音界下移;听诊双侧呼吸音减弱,呼气延长,心音遥远。

2.目前患者发生了自发性气胸。

3.主要护理诊断:①气体交换受损;②疼痛;③潜在并发症:肺或胸腔感染。

主要参考书目

[1]刘成玉.健康评估[M].北京:人民卫生出版社,2014.

[2]刘成玉,王元松.健康评估实训与学习指导[M].北京:人民卫生出版社,2014.

[3]薛宏伟.健康评估[M].北京:人民卫生出版社,2014.

[4]李胜琴.临床心理护理[M].杭州:浙江大学出版社,2014.

[5]张淑爱,刘岩峰.健康评估[M].武汉:华中科技大学出版社,2013.

[6]陈文彬,潘祥林.诊断学[M].北京:人民卫生出版社,2013.

[7]万学红.诊断学[M].北京:人民卫生出版社,2013.

[8]吕探云.健康评估[M].北京:人民卫生出版社,2012.

[9]吕探云,孙玉梅.健康评估学习指导及习题集[M].北京:人民卫生出版社,2012.

[10]姜亚芳,余丽君.健康评估[M].北京:中国协和医科大学出版社,2012.

[11]高健群.健康评估[M].北京:科学出版社,2012.

[12]张雅丽,陈淑英,钱爱群.健康评估[M].上海:复旦大学出版社,2011.

[13]吴永琴.任务导向的基础护理实验教程[M].杭州:浙江大学出版社,2011.

[14]刘惠莲.健康评估学习指导与习题集[M].北京:人民卫生出版社,2010.

[15]谢玉琳.健康评估实践实训学习指导[M].北京:中国医药科技出版社,2009.

[16]诸葛毅.健康评估学习荟萃[M].杭州:浙江大学出版社,2009.

[17]金华职业技术学院.护理专业教学改革课程标准[M].北京:高等教育出版社,2009.

[18]姜涌.健康评估实训指导与自测[M].沈阳:东北大学出版社,2008.

[19]童晓云.安徽省五年制护理专业高职规划教材健康评估[M].南京:东南大学出版社,2006.

[20]诸葛毅.健康评估[M].杭州:浙江大学出版社,2015.